Dr. med. Oliver Harney Nadine Roßa

Müssen wir damit zum Arzt?

Dr. med. Oliver Harney Nadine Roßa

Müssen wir damit zum Arzt?

Auf einen Blick in 55 Sketchnotes

Kindergesundheit von Baby bis Teenager

BELTZ

FSC www.fsc.org
MIX
Papier | Fördert gute Waldnutzung
FSC® C089473

Dieses Buch ist erhältlich als:
ISBN 978-3-407-86814-5 Print
ISBN 978-3-407-86815-2 E-Book (EPUB)

1. Auflage 2025

Illustrationen: Nadine Roßa, Berlin
Lektorat: Carmen Kölz
Coverillustration und Umschlaggestaltung: Nadine Roßa, Berlin

Herstellung und Layout: Sarah Veith
Satz: Publikations Atelier, Weiterstadt
Druck und Bindung: Beltz Grafische Betriebe, Bad Langensalza
Beltz Grafische Betriebe ist ein Unternehmen mit finanziellem Klimabeitrag (ID 15985-2104-1001).
Printed in Germany

Weitere Informationen zu unseren Autor:innen und Titeln finden Sie unter: www.beltz.de

Inhalt

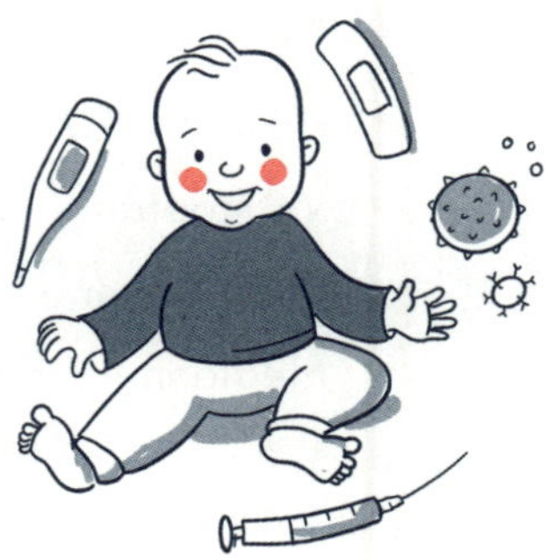

Säuglinge 77

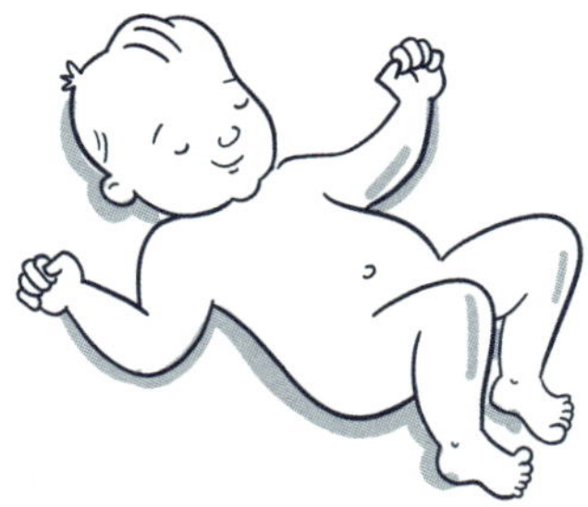

Kinder 119

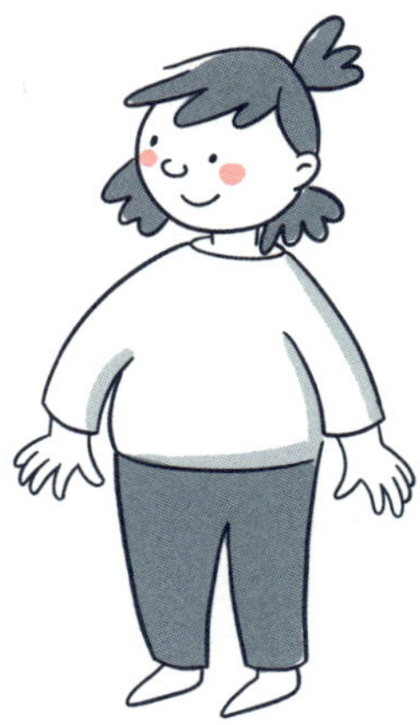

Jugendliche 173

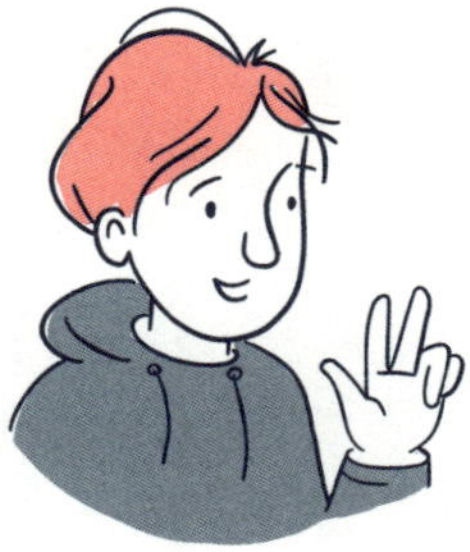

Spezielle Krankheiten 195

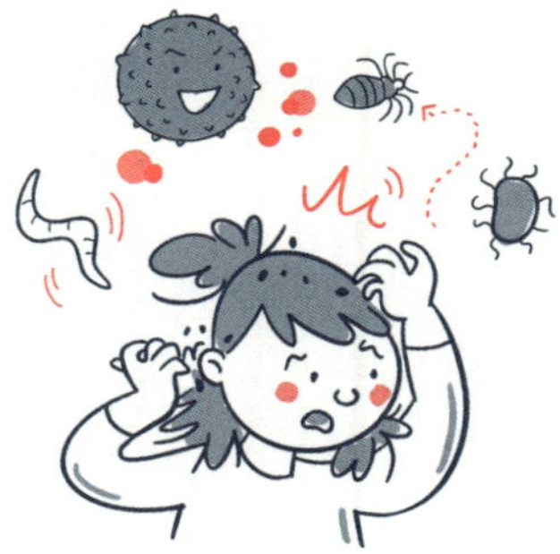

Anhang 245

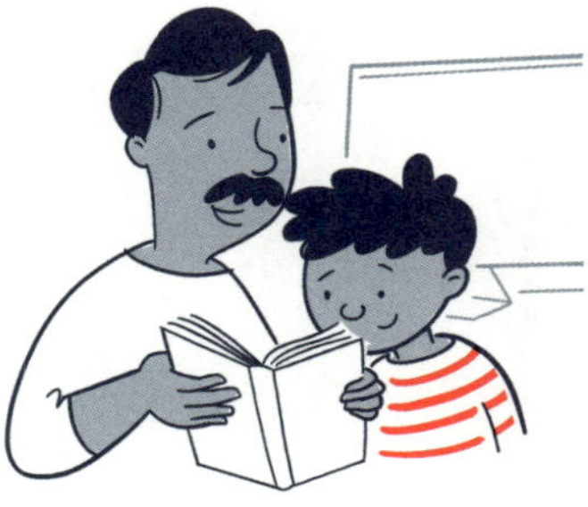

Warum Sketchnotes sich so gut für ein Buch über Kindergesundheit eignen

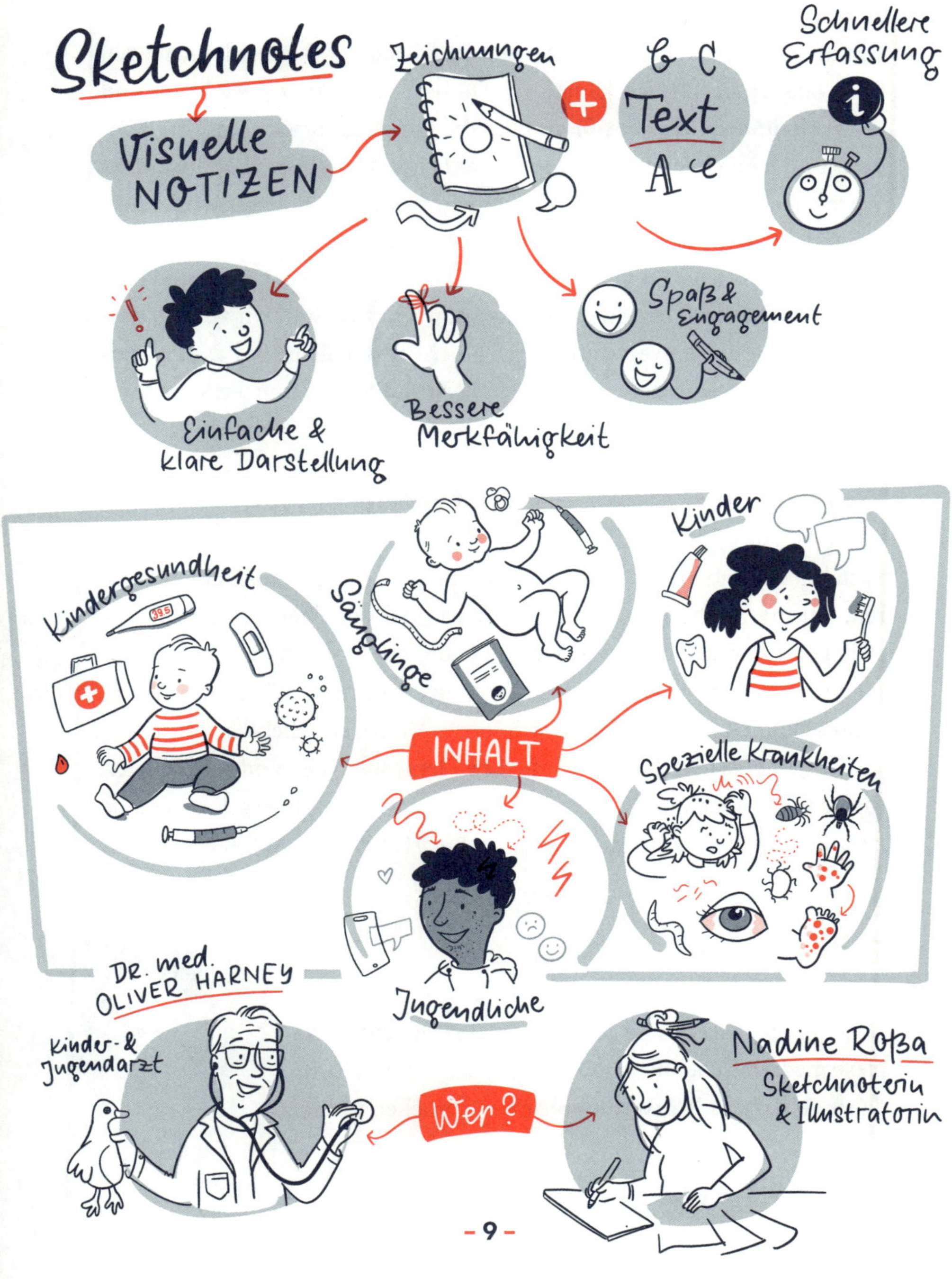

Das Wohlergehen unserer Kinder ist das Fundament für ein glückliches und erfülltes Leben. Doch die Welt der Medizin kann komplex und für Eltern manchmal auch einschüchternd sein, besonders wenn es um die Gesundheit unserer Kleinsten geht. Dieser Ratgeber möchte dir helfen, die wichtigsten medizinischen Themen rund um die **Kindergesundheit** auf eine zugängliche und verständliche Weise zu erfassen, damit du kompetent und schnell handeln kannst, wenn dein Kind krank ist, sich nicht wohl fühlt oder einen kleinen Unfall hat. Du bekommst **kurze, wichtige und überschaubare Informationen** über die normale Entwicklung von Kindern und häufige Symptome von Krankheiten, vor allem aber auch über Warnzeichen, bei denen du rasch handeln musst. Keine Frage wird häufiger gestellt als »**Müssen wir damit zum Arzt?«,** und dieses Buch versammelt die aus unserer Erfahrung häufigsten Unsicherheiten, Fragen und Probleme, mit denen Eltern in die Praxis kommen. Und weil wir wissen, dass ein Bild oft schneller verstanden wird als ein Text, haben wir das Medizinwissen zum ersten Mal in einer neuen Form aufbereitet – in Sketchnotes.

Was sind eigentlich Sketchnotes?

Sketchnotes sind **visuelle Notizen**, die Text und Zeichnungen kombinieren, um Informationen auf eine kreative und ansprechende Weise darzustellen. Ursprünglich dazu gedacht, persönliche Notizen visuell aufzubereiten, werden sie inzwischen auch genutzt, um Inhalte jeglicher Art zu veranschaulichen und erfreuen sich immer größerer Beliebtheit.

Sketchnotes bestehen aus einfachen Elementen wie handgezeichneten Bildern oder auch nur einfachen Symbolen, Pfeilen und Diagrammen, die zusammen mit kurzen Texten oder Stichworten ein Gesamtbild erzeugen.

Einfache und klare Darstellung

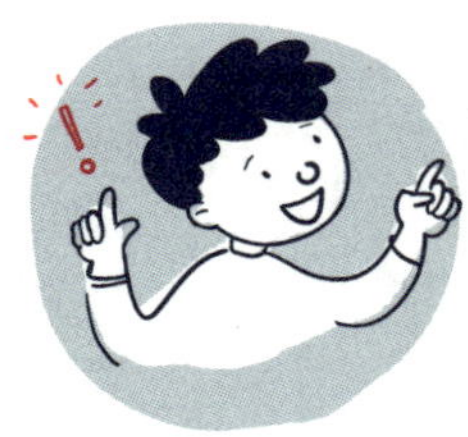

Die Kombination aus Zeichnung und Text macht komplexe medizinische Informationen leichter verständlich, da sie so auf **das Wesentliche** runtergebrochen werden.

Bilder können Zusammenhänge veranschaulichen und greifbarer machen. Dies ist besonders hilfreich, wenn es darum geht, medizinische Prozesse oder Anweisungen zu verstehen.

Bessere Merkfähigkeit

Wir Menschen können uns Informationen besser merken, wenn sie visuell unterstützt werden. Sketchnotes nutzen diese Eigenschaft des menschlichen Gehirns optimal aus, indem sie Wissen in einer Form präsentieren, sodass es leicht zu erfassen und zu behalten ist. Verbale und visuelle Informationen werden im Gehirn in unterschiedlichen, aber ähnlichen Arealen verarbeitet. Folglich werden Informationen, die aus Text und Bild bestehen, doppelt kodiert (Dual Coding) und **bleiben uns so besser im Gedächtnis**.

Schnelle Erfassung, Spaß und Engagement

Sketchnotes bieten die Möglichkeit, wichtige Informationen auf einen Blick zu erfassen. Dies ist besonders praktisch für dich als Elternteil, da du im Alltag oft wenig Zeit hast. Die kreativen, teils farbigen Elemente der Sketchnotes machen das Lernen und Verstehen von medizinischen Themen darüber hinaus eher zu einem spannenden Erlebnis. Wir möchten es dir leichter machen, dich mit den Informationen auseinanderzusetzen.

Unterstützung verschiedener Lernstile

Menschen lernen auf unterschiedliche Weisen. Manche bevorzugen das Lesen von Texten, andere lernen besser durch visuelle Hilfsmittel oder durch das Hören von Erklärungen. Ideal ist es, **alles zu kombinieren**. Sketchnotes bieten genau das: Ein Zusammenspiel aus visuellem Lernen und den Texten als gute Unterstützung für diejenigen, die über das Lesen lernen.

Welche Inhalte dich erwarten

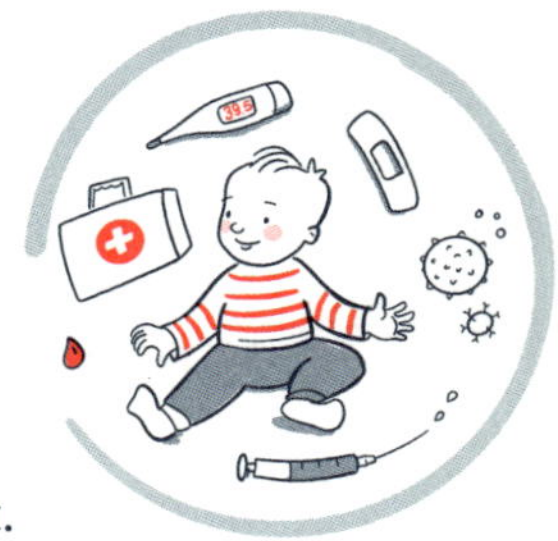

In diesem Elternratgeber findest du eine Vielzahl an Themen, die von den häufigsten Kinderkrankheiten über Vorsorgeuntersuchungen bis hin zu Notfallmaßnahmen reichen. Jedes dieser Themen wird durch Sketchnotes anschaulich erklärt, sodass du schnell und einfach die wichtigsten Informationen aufnehmen kannst.

- **Kindergesundheit**: Hier findest du Stichworte zur Ersten Hilfe bei Kindern, Tipps für den Kinderarztbesuch, schnelle Entscheidungshilfen bei Fieber und wann du mit deinem Kind in die Arztpraxis musst.
- **Säuglinge**: Alles, was dich medizinisch im ersten Lebensjahr beschäftigt. Welche Impfungen werden in Deutschland empfohlen, was ist der Inhalt der ersten Vorsorgeuntersuchungen, warum schreit dein Baby?
- **Kinder**: Jetzt sind sie schon älter. Wie entwickeln sich Sprache und Motorik, was musst du bei der Zahnpflege beachten, was passiert bei den Vorsorgen bis zur Einschulung?
- **Jugendliche**: Wir sind als Jugendärzte die Expert:innen für die Heranwachsenden. Was erwartet deinen Teenager bei der Jugenduntersuchung? Was, wenn ihn Kopf- oder Bauchschmerzen plagen? Wie ist das mit dem ADHS?
- **Spezielle Krankheiten**: Ein Überblick über häufige Beschwerden aus der Kinder- und Jugendarztpraxis, was du zuhause tun kannst, und wann du eine Ärztin brauchst.

Wie du dieses Buch nutzen kannst

Wir hoffen, dass dieser Elternratgeber dir eine wertvolle Unterstützung im Alltag bietet und dir hilft, die Gesundheit deines Kindes besser zu verstehen und zu fördern. Mit den Sketchnotes möchten wir dir nicht nur Wissen vermitteln, sondern auch Freude am Verstehen der Inhalte wecken. Dieser Ratgeber ist so gestaltet, dass du auf der ersten Seite jedes Themas mit einer einzelnen Sketchnote einen schnellen Überblick erhältst.

Du kannst gezielt nach kurzen Informationen in den Bildern suchen oder dich inspirieren lassen, die weiterführenden Erklärungen auf den Textseiten zu lesen. Hier werden die Stichpunkte aufgegriffen und detaillierter beschrieben.

Dieses Buch ist aus der Praxis eines Kinder- und Jugendarztes entstanden, es ersetzt kein Lehrbuch und verzichtet auf langatmige Texte, die du überall nachlesen kannst. Falls du dich aber **weiter informieren** möchtest: Am Ende des Buches haben wir einige Buchempfehlungen und Internetlinks aufgeschrieben, die viele der Themen vertiefen. Ansonsten: Frag deine Kinder- und Jugendärztin oder deinen Kinder- und Jugendarzt, sie werden dir gerne Auskunft geben.

Du kannst in die Sketchnotes auch eigene Notizen schreiben (warum nicht zeichnen?) oder kopieren, ausschneiden und aufhängen oder weitergeben. Da sie mit wenig Schrift und Sprache auskommen, sondern vor allem mit ihren anschaulichen Bildern arbeiten, lassen sie sich auch hervorragend in der Arbeit mit fremdsprachigen Eltern oder in der Erwachsenenbildung einsetzen.

Eine Schlussbemerkung zum Thema **Gendern**: Wir haben versucht, so konsequent wie möglich zu gendern. Gerade jedoch bei »Ärzten und Ärztinnen« wechseln wir zur besseren Lesbarkeit mal in die weibliche und mal in die männliche Form. Selbstredend sind stets beide gemeint.

Wer wir sind

Nadine Roßa:

Ich bin Sketchnoterin, Illustratorin, Visual Designerin und Visualisierungs-Expertin aus Berlin und habe über 20 Jahre Erfahrung im Bereich Design & Illustration. 2011 begegnete ich dann das erste Mal »Sketchnotes« auf einer Konferenz und ab da war es visuell um mich geschehen.

2017 erschien mein erstes Buch zu dem Thema »Sketchnotes – Visuelle Notizen für alle«, viele weitere sind gefolgt, z. B. der SPIEGEL-Bestseller »Die große Symbolbibliothek«.

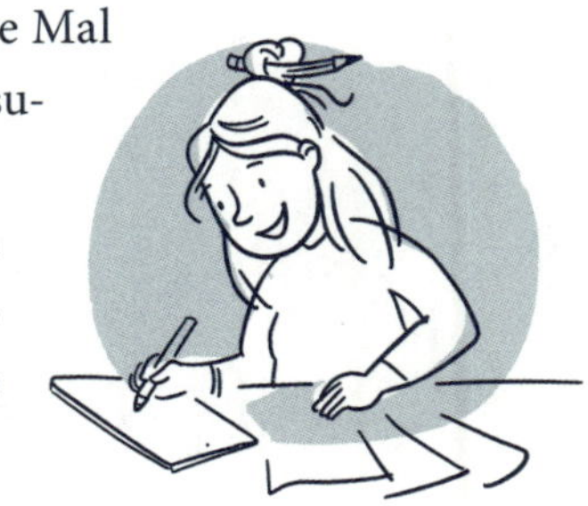

Ich gebe Workshops rund um das Thema Visualisierung, Sketchnotes und Visual Storytelling und habe dabei das Anliegen, komplexe Themen (auch medizinische) visuell auf den Punkt zu bringen.

Dr. med. Oliver Harney:

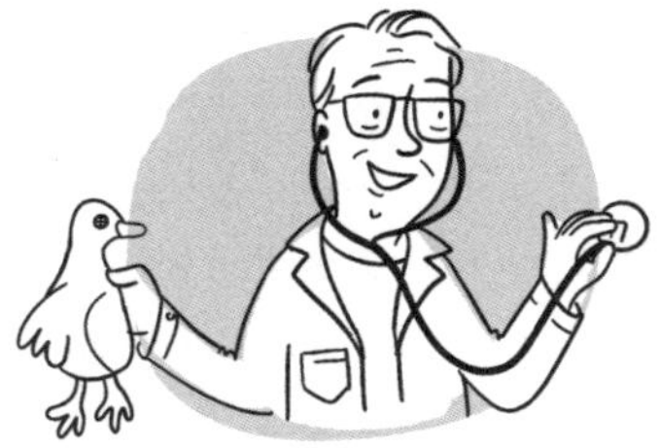

Ich bin Kinder- und Jugendarzt und nun seit 22 Jahren mit eigener Praxis in Baden-Württemberg niedergelassen. Seit 18 Jahren blogge ich als »kinderdok« auf der Website kinderdok.blog, zwischenzeitlich haben sich über 1500 Blogposts angesammelt. 2013 erschien mein erstes Buch *Babyrotz und Elternschiss*, verlegt bei Eichborn, meine Arbeit brachte mir 2017 den »Goldenen Blogger«-Preis für Engagement ein. Im »Tagesspiegel« aus Berlin darf ich seit 2019 zweimal im Monat eine Kolumne schreiben – ganz analog.

In meiner täglichen Arbeit bin ich immer daran interessiert, Eltern in einfacher Form komplexe Zusammenhänge der Kindergesundheit verständlich zu machen, durch Infoflyer und Broschüren, beim Schreiben im Blog oder in den Sozialen Medien. Ein geheimer Wunsch von mir: Gut zeichnen können. Ich entdeckte Nadines tolle Arbeiten im Internet und kaufte mir schließlich ihre Sketchnotes-Lehrbücher, weil sie es wie keine andere schafft, auch schwierige Themen auf freundlich-sympathische Art zu bebildern. Schließlich besuchte ich einen ihrer Zeichenkurse und fragte sie, ob sie sich eine Zusammenarbeit für einen Elternratgeber vorstellen könne. Sie konnte und brachte zudem ihre Expertise als Mutter ein. Hier ist das Ergebnis.

Für unsere Kinder. Für alle Kinder.

Kindergesundheit im Alltag

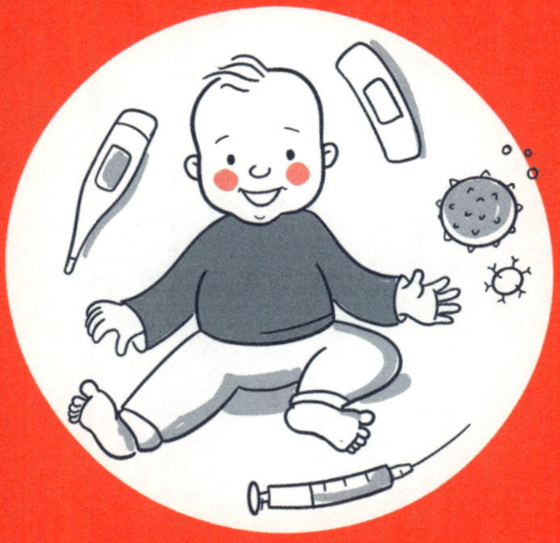

Tipps für den Kinderarztbesuch

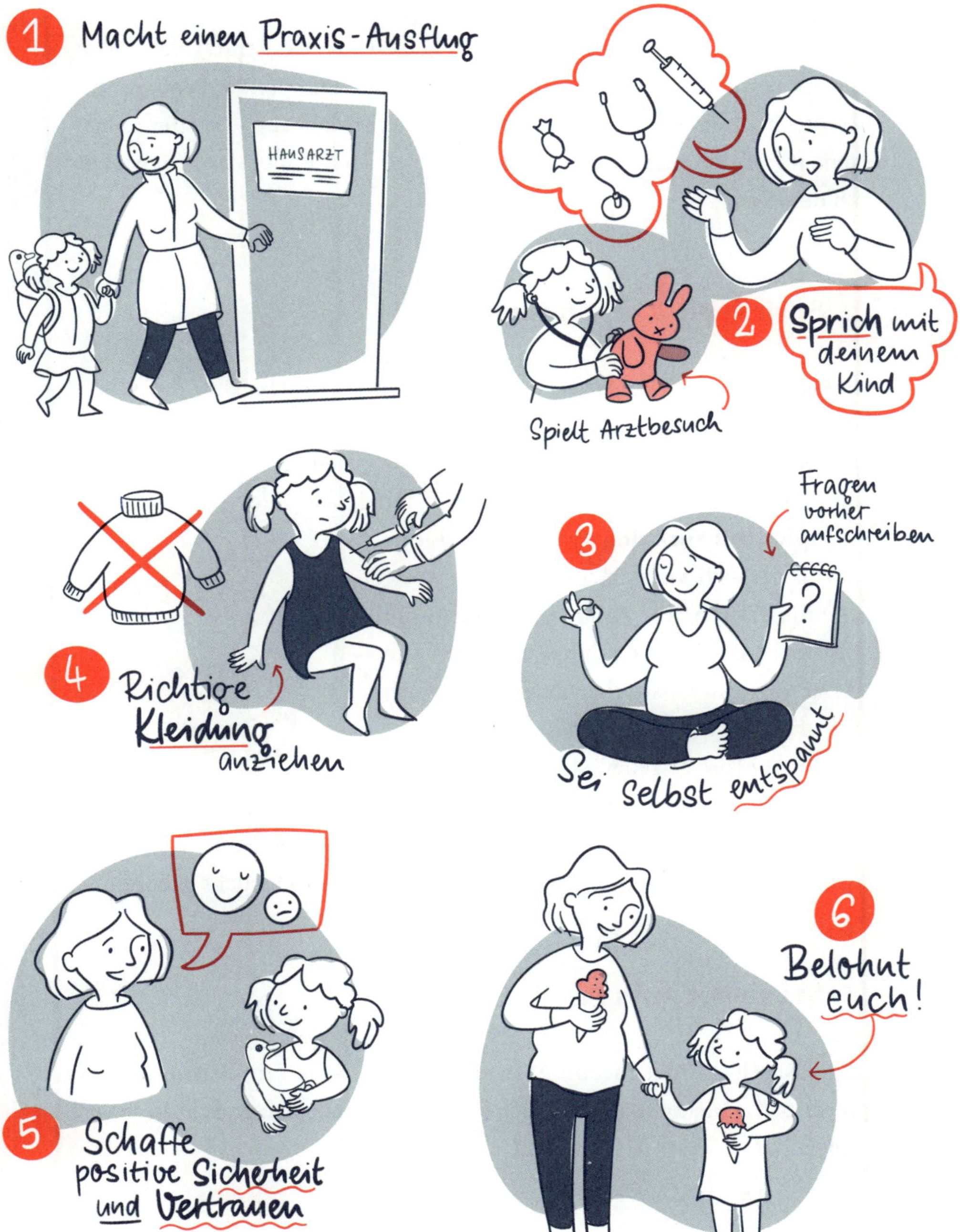
1 Macht einen Praxis-Ausflug
HAUSARZT
2 Sprich mit deinem Kind
Spielt Arztbesuch
3 Sei selbst entspannt
Fragen vorher aufschreiben
4 Richtige Kleidung anziehen
5 Schaffe positive Sicherheit und Vertrauen
6 Belohnt euch!

1. Macht einen Praxis-Ausflug

Kinder verstehen Dinge besser, wenn sie sie kennen. Also **nimm dein Kind mit**, wenn du selbst in eine Praxis musst, egal ob zum Zahnarzt, zu deiner Allgemeinärztin oder zur Tierärztin.

Wenn ihr einen Termin in einer für euch neuen Kinderarztpraxis habt, schaut vorher mal vorbei, damit euer Kind die **Räumlichkeiten kennenlernt**. Stellt die schönen Dinge heraus, die Einrichtung, die Spielzeugeisenbahn, das Aquarium, manchmal hängen auch Bilder des Praxisteams an der Wand.

2. Sprich mit deinem Kind

Erkläre deinem Kind, was beim Praxisbesuch passiert. **Übe** das schon, wenn es noch ein Säugling ist. **Sprich** über den Arztbesuch einen Tag vorher, erkläre die Untersuchung und die Impfung, wenn eine ansteht (das hast du vorher schon geklärt, bitte!).

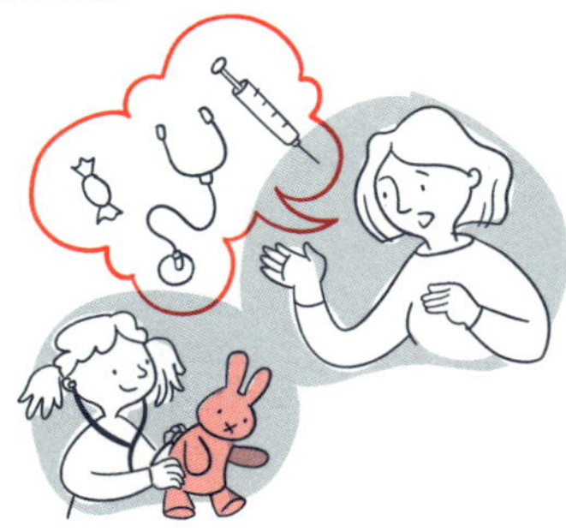

Spielt zuhause den Arztbesuch durch. Es gibt unendlich viele Bücher, die Praxisbesuche illustrieren, alle Kinderstars von Conni bis Benjamin Blümchen mussten schon zum Arzt. Wer es realistischer mag: es gibt auch Bilderbücher mit echten Fotos.

Arztkoffer erfreuen sich weiter großer Beliebtheit im Spielzeugladen. Da werden Kuscheltiere untersucht, Eltern und Großeltern abgehorcht und die Haustiere gesund gemacht. Hier wird vielleicht der Mediziner:innennachwuchs geboren.

3. Sei selbst entspannt

Du hast selbst Probleme mit Ärzten? Dann schick deine:n Partner:in zum Termin, der Mental Load darf sich ruhig auch auf mehreren Schultern verteilen.

Schreib dir alle Fragen auf, die du hast, wenn eine Vorsorgeuntersuchung ansteht. Wenn ihr einen kurzen Tagestermin oder einen Impftermin habt, stell dich bitte darauf ein, dass die Praxis das genau so plant: Mit wenig Zeit. Fürs Besprechen des aktuellen Problems oder der Impfung ist immer genug Luft. Für komplexere Themen machst du besser einen neuen Termin aus.

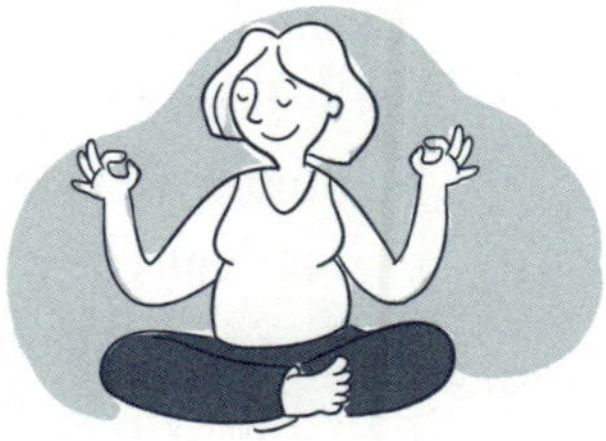

Nehmt euch Zeit: Fahrt früh los, seid vor dem Termin in der Praxis. So bleibt genug Zeit, einen Parkplatz zu suchen, nochmal aufs Klo zu gehen und sich in Stimmung zu bringen. Rennt draußen ein bisschen herum oder schaut euch die Umgebung an.

Dein Kind »verhungert« regelmäßig? Dann solltet ihr **vorher etwas essen**. Apfelschnitze, Keksdosen und Quetschis haben aber in der Praxis, vor allem im Sprechzimmer, nichts zu suchen.

4. Zieh deinem Kind die richtige Kleidung an

Für eine Impfung ist etwas **Kurzärmeliges** besser, für einen Säugling eine Hose (hier wird in den Oberschenkel geimpft). Bodys oder langärmelige Kleider sind bei größeren Kindern unpraktisch, da mehr ausgezogen werden muss als notwendig. Wenn ihr ins Wartezimmer müsst, dann **zieht Jacken oder Mäntel aus.** Nichts nervt Kinder mehr, als wenn ihnen zu warm wird.

Rituale sind wichtig, auch beim Arztbesuch: **Mach den Besuch zum Spiel**. Ihr zählt jedes Mal die Treppenstufen zur Praxis, ihr geht jedes Mal vorher in den Supermarkt oder den Spielzeugladen um die Ecke, um schon die Belohnung für später auszusuchen, ihr schaut jedes Mal das Conni-oder-wer-auch-immer-Arztbesuchsbuch an, ihr begrüßt alle MFAs (Medizinischen Fachangestellten), die Wartezimmer-Spieltiere und die Fische im Aquarium.

5. Schaffe positive Sicherheit und Vertrauen

Verschweige nichts, **spiele immer mit offenen Karten**. Dazu gehört schon, dass ihr überhaupt zum Arzt geht. Trotzdem macht der Ton die Musik: Betone, wie schnell eine Impfung geht, wie schnell die Praxis wieder verlassen wird, wie toll die Belohnung danach ist, und vor allem: Dass du immer dabei bist.

Mach aus dem Arztbesuch kein Drama und **benutze bitte keine Verneinungen**: »Heute gibt es keine Spritze, versprochen« ist genauso kontraproduktiv wie »Das tut gar nicht weh« oder »Der Doktor tut dir nichts«. Ist der rosa Elefant einmal im Raum, trampelt er alles kaputt.

Nehmt das **Lieblingskuscheltier** mit, um Vertrauen in einer unvertrauten und unsicheren Umgebung zu schaffen. Vertrautes bedeutet auch, sich so anzuziehen, wie man sich wohlfühlt. Ich habe schon kleine Prinzessinnen untersucht, geschminkte Katzen und Spidermänner.

6. Belohnt euch

Ein Praxisbesuch braucht keine Riesenbelohnung, es reicht eine Kugel Eis, eine Tüte Gummibärchen, ein dicker Kuss oder eine extralange Kuschelrunde. Viele Praxen haben selbst **kleine Belohnungen**: Traubenzucker, Stempel, Aufkleber, »Tattoos«, diese gruseligen Plastikmitbringsel usw. — aber Vorsicht: Das sind die Belohnungen der Praxis, bitte versprecht sie nicht, wenn ihr nicht wisst, ob es wirklich etwas davon gibt.

Und zuletzt, vergiss dich selbst nicht: **Tu dir selbst etwas Gutes**, vor und nach dem Arztbesuch deines Kindes. Du hast es dir genauso verdient.

Wann brauche ich dringend einen Arzt?

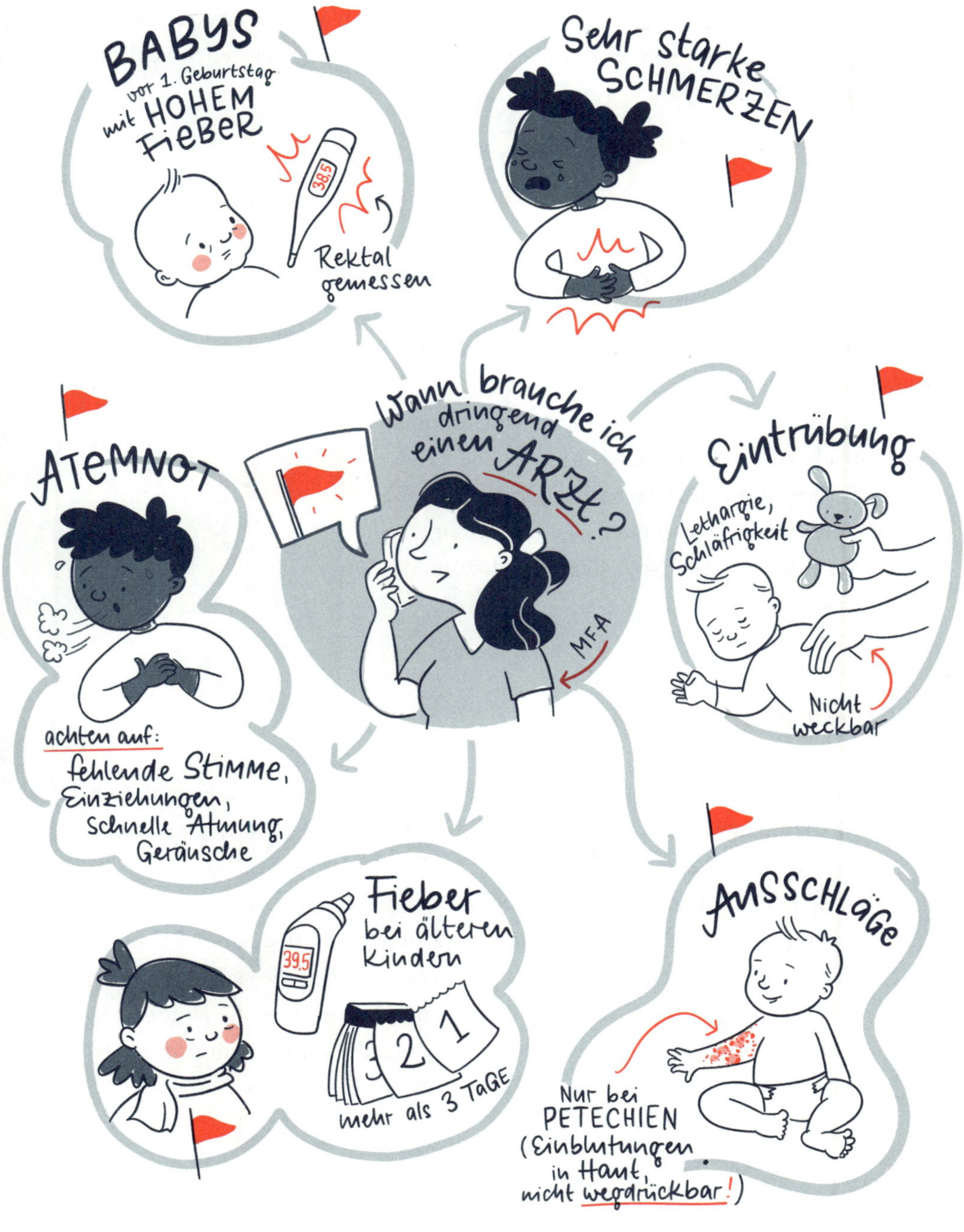

BABYS vor 1. Geburtstag mit HOHEM FIEBER
38,5
Rektal gemessen
Sehr starke SCHMERZEN
Wann brauche ich dringend einen ARZT?
MFA
ATEMNOT
achten auf:
fehlende STIMME, Einziehungen, Schnelle Atmung, Geräusche
Eintrübung
Lethargie, Schläfrigkeit
Nicht weckbar
Fieber bei älteren Kindern
39,5
3 2 1
mehr als 3 TAGE
AUSSCHLÄGE
Nur bei PETECHIEN (Einblutungen in Haut, nicht wegdrückbar!)

Die folgenden Punkte solltest du wirklich beherzigen bei der Frage, ab wann du mit deinem Kind dringend zum Arzt musst. Hier geht es um Symptome, die auch unsere Medizinischen Fachangestellten am Telefon aufhorchen lassen. Wir nennen sie die »Red Flags«. Gelistet sind hier keine schweren Stürze oder blutigen Verletzungen, denn da reagieren alle Eltern sofort. Hier geht es um klassische Symptome, hinter denen Schlimmeres stecken kann.

Babys vor dem 1. Geburtstag mit hohem Fieber

Bei **Säuglingen** zeigen sich viele Krankheitssymptome in den ersten 12 Lebensmonaten **noch ganz untypisch**. Manchmal trinken sie einfach nur schlechter oder sind müder als sonst.

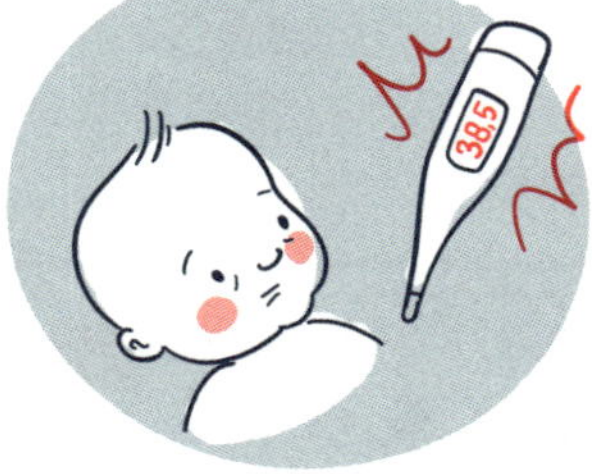

Fieber bedeutet natürlich nicht automatisch eine schwere Erkrankung, aber Temperatur **über 38,5 Grad bis zum ersten Geburtstag** ist immer ein Alarmzeichen und sollte abgeklärt werden. Noch dringender, wenn der Säugling jünger als 6 Monate ist.

Sehr starke Schmerzen

Kinder mit Schmerzen sollten diese nicht aushalten müssen. Es gibt gute Medikamente wie Paracetamol oder Ibuprofen, um ihr Leiden zu lindern. Bitte gebt sie auch.

Kinder, deren Schmerzen jedoch so stark sind, dass auch Analgetika nichts mehr ausrichten können, gehören zu einer Ärztin. Egal wo: **Schmerzen an Kopf, Bauch, Rücken, nach Stürzen**. Kinder, die sich nicht mehr beruhigen, Säuglinge, die nichts mehr trinken wollen, große Kinder, die sich vor Schmerzen nicht mehr bewegen (auch die stillen) – ab zum Arzt.

Atemnot

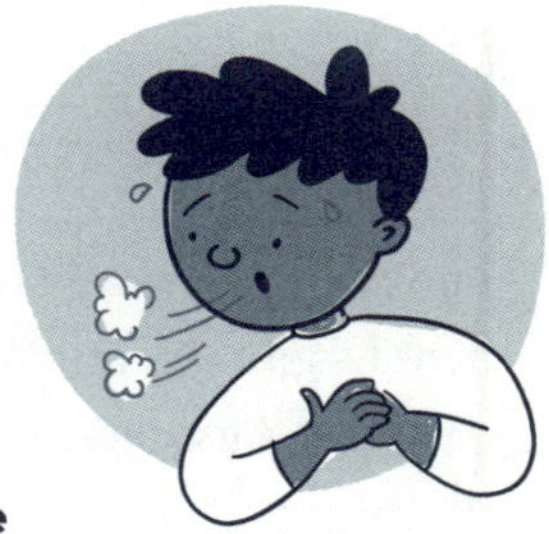

»Herr Doktor, mein Kind bekommt gar keine Luft«: das hören wir oft am Telefon und ist aus Sicht der Eltern ein weites Feld.

Achten solltest du auf eine **fehlende Stimme** (Säuglinge, die nicht mal mehr schreien), sogenannte Einziehungen (sichtbare Atmung an den Rippen oder oberhalb des Brustbeins), eine **sehr schnelle Atmung oder quietschende oder feinknisternde Geräusche**.

Atemprobleme können auch zu starker Blässe oder Dunkelverfärbung des Gesichtes führen (Zyanose), darauf sollten Eltern ebenfalls achten.

Eintrübung

Nichtansprechbarkeit, Lethargie, Bewusstlosigkeit, ungewöhnliche Schläfrigkeit – Synonyme gibt es viele. Eintrübung ist ein **absolutes Alarmzeichen**, egal in welchem Alter.

Natürlich sind Kinder müde, wenn sie krank sind. Wenn sie aber **nicht weckbar** sind oder teilnahmslos bleiben, sich gar nicht mit Spielen oder Ablenkung aufmuntern lassen, müsst ihr zum Arzt.

Fieber bei älteren Kindern, länger als drei Tage

Eltern kennen ihre Kinder am besten. Dass ein Kind mal länger als drei Tage fiebert, kommt vor. Trotzdem ist dies ein guter Zeitpunkt, eine Ärztin aufzusuchen, um eine **schlimmere Erkrankung auszuschließen**.

Eltern missverstehen diesen Zeitpunkt aber oft als Termin, an dem nun dringend eine Behandlung stattfinden muss (bedeutet meistens, dass ein Antibiotikum gewünscht wird). Eine ausgewachsene Virusinfektion (bei der übrigens Antibiotika gar nicht wirken) wie ein grippaler Infekt kann allerdings auch mal eine Woche oder sogar zehn Tage dauern. Eine **erneute Kontrolle** nach einer Woche ist dann eine gute Idee.

Ausschläge

Langsam: Nicht alle Kinder mit Pickelchen müssen sofort eine Ärztin sehen. Es gibt eigentlich **keine dermatologischen Notfälle**.

Aber: Ausschläge, vor denen wir Ärzte Angst haben, sind »**Petechien**« (flächige Einblutungen in die Haut ohne Pustelbildung). Sie sind daran erkennbar, dass Druck auf die Haut die Rötungen nicht verschwinden lässt, »sie blassen nicht ab«. Petechien können eine schwere Sepsis anzeigen, wie sie bei Hirnhautentzündungen vorkommt.

Bitte beachte

Umgekehrt bedeutet das: Ein Kind, dass zwar krank ist, aber

- älter als ein Jahr ist, noch gut trinkt oder isst, kein Fieber hat,
- über keine Schmerzen klagt, also auch lacht und spielt,
- ganz ruhig atmet, z. B. auch durch die Nase oder mit Schnuller im Mund,
- adäquat reagiert, antwortet, seinem Spielzeug nachgeht oder sich ablenken lässt vom Kranksein,

dürfte insgesamt zwar krank, aber nicht lebensbedrohlich erkrankt sein. Ein Anruf beim Kinderarzt kann jetzt die Nerven beruhigen und Tipps von der MFA einholen hat noch nie geschadet. Im Zweifelsfall sehen wir aber gerne das Kind in der Praxis an.

Tipps für Eltern von Neugeborenen

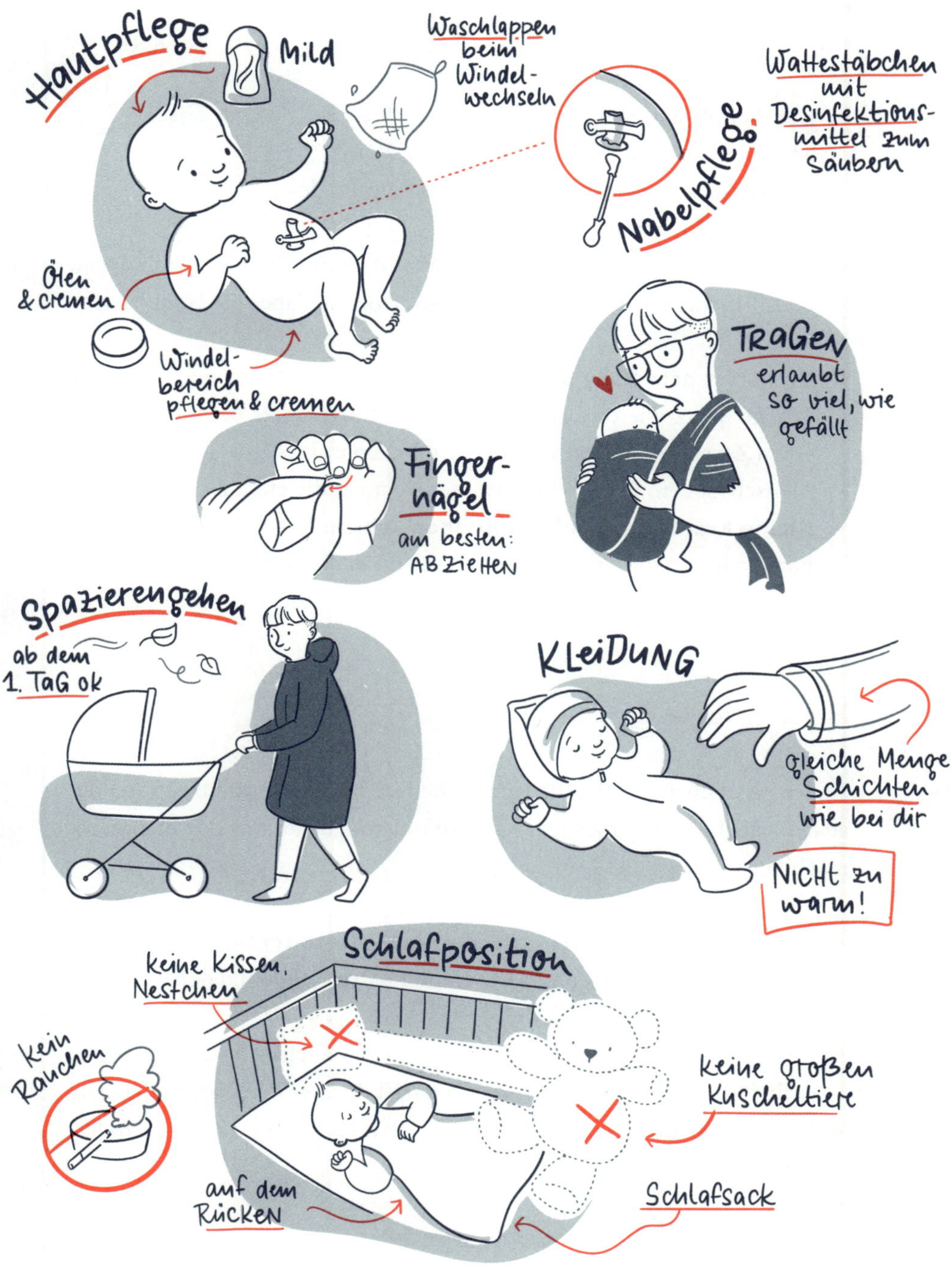
Hautpflege
Mild
Waschlappen beim Windelwechseln
Wattestäbchen mit Desinfektionsmittel zum Säubern
Nabelpflege
Ölen & cremen
Windelbereich pflegen & cremen
Fingernägel
am besten: ABZIEHEN
TRAGEN
erlaubt so viel, wie gefällt
Spazierengehen
ab dem 1. TAG ok
KLEIDUNG
gleiche Menge Schichten wie bei dir
NICHT zu warm!
Schlafposition
keine Kissen, Nestchen
Kein Rauchen
keine großen Kuscheltiere
auf dem RÜCKEN
Schlafsack

Hautpflege

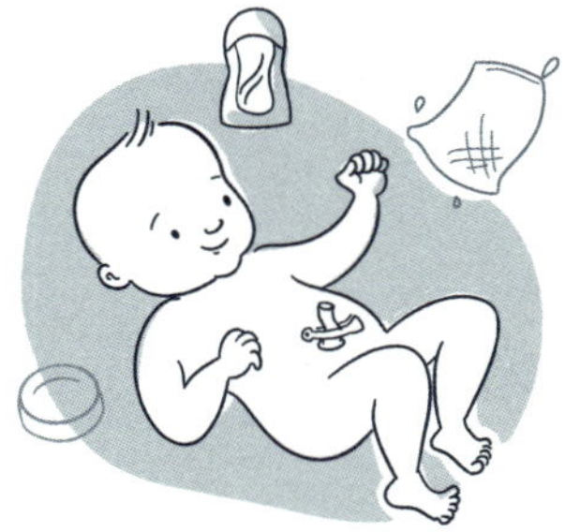

Weniger ist mehr: Die Haut deines Babys musst du nicht großartig pflegen. Trotzdem gibt es ein paar Dinge zu beachten:

- Der **Windelbereich** braucht immer Pflege – hier ist Zinkoxid das Mittel der Wahl. Du darfst bei jedem Wickeln die Haut am Po des Säuglings eincremen.
- Beim Windelwechseln benutze nur **Wasser und einen Waschlappen**. Feuchttücher sind okay für unterwegs, trocknen aber die Haut zu sehr aus.
- **Du darfst dein Baby baden**. Jeden Tag oder auch nur einmal in der Woche, ganz wie du und das Baby das mögt. Aber: Benutze immer einen Zusatz im Wasser wie Babyöl oder ein mildes Babyshampoo. Der Mensch ist kein Fisch. Pures Wasser trocknet die Haut zu sehr aus.
- **Kleine Kratzspuren oder Rötungen** können Hinweise sein, dass die Babyhaut zu trocken ist, dann darfst du auch ölen und cremen. Die meisten Eltern warten zu lange mit der Hautpflege.

Nabelpflege

In der Regel übernehmen die Hebammen in der Wochenbettzeit die Pflege des Nabels. Viel ist hier aber nicht zu tun, und du kannst das auch selbst machen:

- Ein Wattestäbchen oder -pad mit wenig **Desinfektionsmittel** (z. B. mit Octenidin) tränken und die Haut um den Nabel und den Nabelrest säubern.
- Irgendein Tüchlein oder eine Kompresse brauchst du nicht um den Nabel legen. Übrigens: Die Windel darfst du über den Nabel anziehen.
- Vorsicht bei **Rötungen** um den Nabelrest. Hier solltest du die Kinderärztin aufsuchen.

Fingernägel

Ja, man darf zu lange Fingernägel kürzen, auch wenn »der Vollmond nicht scheint«. Auch schon in den ersten Lebenswochen. Hier ranken sich viel zu viele Mythen.

- Die beste Technik ist das vorsichtige »Abziehen« eines Nagels, der seitlich eingerissen ist. Das geht bei kleinen Säuglingen wegen des **weichen Materials** noch sehr gut.
- Manche Eltern knabbern die Fingernägel ihrer Neugeborenen auch ab. Das ist für andere befremdlich, ist aber in Ordnung.
- Sonst benutze einen feinen Klipper oder eine **spezielle Nagelschere** für Säuglinge und lass dir die erste Nagelpflege von der Hebamme zeigen. Es wird »gerade« abgeschnitten, nicht »rund«.
- **Fußnägel** brauchst du und solltest du auch nicht schneiden. Es ist nicht nötig, solange Säuglinge so klein sind.
- Nägel schneidest du besser, **wenn das Baby schläft**. Bei zu viel Gestrampel nimm eine zweite Person dazu. Wie bei jeder Hautpflege gilt: Es muss sich für alle Beteiligten gut anfühlen, übe keinen Zwang aus.

Tragen

- Neugeborene lassen sich gerne tragen. Manche mögen es aber auch gar nicht. Erlaubt ist es **rund um die Uhr**, lass dir nichts anderes einreden.
- Sehr kleine Säuglinge sollten in einer **Liegeposition** getragen werden, am besten eignen sich dafür Wickeltücher. Größere Tragevorrichtungen benutzt du besser erst, wenn das Kind gut den Kopf halten kann (z. B. ab dem dritten Lebensmonat).

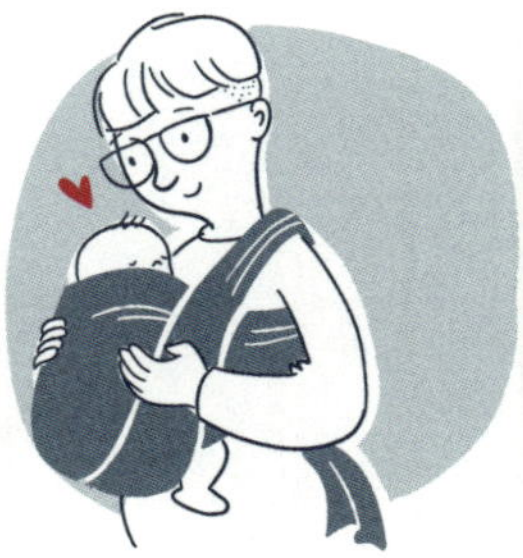

Spazierengehen

- Du darfst spazieren gehen. **Ab dem ersten Tag**. So lange du willst.
- Frische Luft schadet keinem Kind, die Umgebung kann aber manchmal anstrengend sein: Zwei Stunden in einem Einkaufscenter sind etwas anderes als zwei Stunden im Wald.

Kleidung

- **Ziehe dein Neugeborenes nicht zu warm an**. Ziehe dein Neugeborenes nicht zu warm an. Ziehe dein Neugeborenes nicht zu warm an.
- Eine gute Einschätzung ist: Die gleiche Menge Kleiderschichten, wie bei dir selbst.

Schlafposition

- Säuglinge sollten immer **auf dem Rücken** schlafen. Dies beugt dem Risiko eines plötzlichen Kindstodes vor.
- **Weitere Risiken**: Überwärmung im Kinderbett (bitte keine Nestchen, Kissen oder große Kuscheltiere mit ins Bett geben). Lass dein Kind am besten in einem Schlafsack schlafen. Passivrauchen (auch in der Atemluft der Eltern) ist ein zusätzliches Risiko.
- **Die Bauchlage** darf trotzdem im wachen Zustand oder beim Kuscheln mit den Eltern (Känguruhing) geübt werden.

Verbrennungen und Verbrühungen

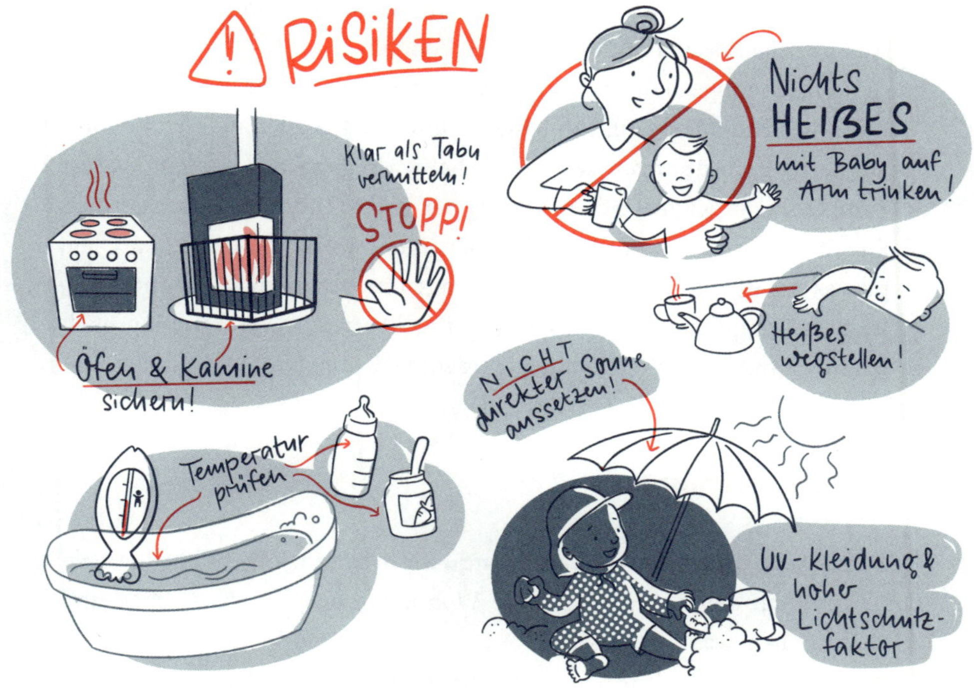

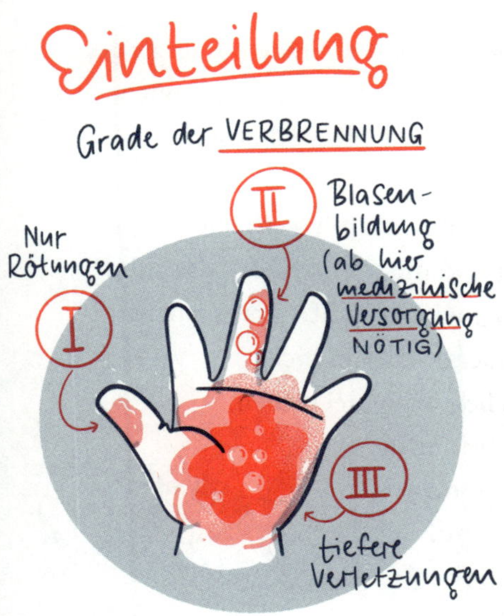
Einteilung
Grade der VERBRENNUNG
I
Nur Rötungen
II
Blasenbildung (ab hier medizinische Versorgung NÖTIG)
III
tiefere Verletzungen

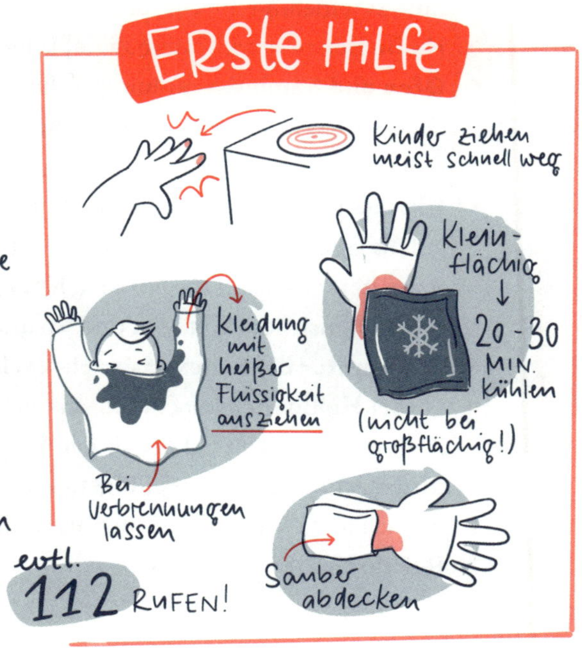
ERSTE HILFE
Kinder ziehen meist schnell weg
Kleinflächig
↓
20-30 MIN. kühlen
(nicht bei großflächig!)
Kleidung mit heißer Flüssigkeit ausziehen
Bei Verbrennungen lassen
evtl. 112 RUFEN!
Sauber abdecken

Es wird oft davor gewarnt, trotzdem passiert es regelmäßig: Ein Kind verbrennt sich am Backofen, an der Herdplatte oder verbrüht sich mit heißem Tee. Auch Sonnenbrand zählt zu den Verbrennungen und kann je nach Ausprägung Blasen und sogar Narben bilden.

Verbrennungen kommen vor allem im Sommer vor. Beim Grillen, beim unbeobachteten Umgang von Kindern mit Spiritus oder anderen Grillanzündern. Verbrühungen ganzjährig beim Umgang mit heißem Wasser zum Tee- oder Kaffeekochen. Das früher geübte Inhalieren über der heißen Wasserschüssel, mit Kamille oder irgendwelchen ätherischen Ölen, gibt es zum Glück kaum noch. Es ist auch medizinisch keine gute Idee, weil der Dampf die tiefen Atemwege gar nicht erreicht. Verbrennungsquellen im Herbst und Winter sind außerdem Heizungen und Kamine.

Risiken vorbeugen

- Bewusst machen, wo **Gefahrenquellen** lauern, mit offenen Augen (und auf den Knien) durch die Wohnung oder das Haus gehen und hinsehen, was Kinder sehen.
- Regulierbare **Heizapparate** gar nicht erst zu heiß stellen (die trockene Luft ist ohnehin schlecht für die Atemwege).
- **Heiße Rohre** mit Dämmmaterial isolieren (spart außerdem Energie).
- **Öfen und Kamine** weiträumig sichern: Schutzgitter aufstellen, offene Feuerstellen mit Funkenschutzgittern versehen. Sie sind absolute Tabubereiche für Kinder.
- Gleiches gilt für **Steckdosen**, hier nachdrücklich mit Nein oder Stopp auf die Gefahr hinweisen und keine Kompromisse eingehen – das Tabu muss stärker sein als die Neugier. Kinder wissen nicht, dass es zuhause Steckdosensicherungen gibt und woanders vielleicht nicht.
- **Temperatur bei Badewasser**, Fläschchen, Babybrei prüfen.
- Nichts **Heißes trinken**, wenn das Baby auf dem Arm oder auf dem Schoß, in der Trage oder im Tragetuch ist oder gestillt/gefüttert wird.
- Heiße Flüssigkeiten kippsicher und **außer Reichweite** des Babys abstellen.

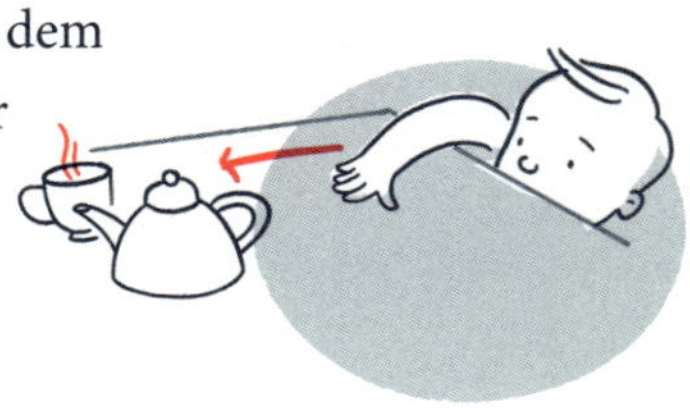

- Auf **Wärmflaschen** verzichten oder sie nur warm befüllen und gut verschließen.
- Babys nach dem Baden nicht mit dem **Föhn** trocknen. Den Föhn nicht zur Beruhigung ins Bettchen legen (kommt öfter vor, als man denkt).
- Temperatur von **Körnerkissen** am eigenen Unterarm oder den Lippen prüfen.
- **Heizdecken** gehören nicht ins Babybett.
- Auf eine **Wärmelampe** in direkter Nähe des Babys verzichten.
- Babys nicht der **direkten Sonne** aussetzen. Vorsicht, Sonnenbrand! Auch bei älteren Kindern regelmäßig, gerade am Meer und im Freibad, Sonnencreme mit einem guten Lichtschutzfaktor (mindestens LSF 30) verwenden, nachcremen und am besten auch UV-Schutzkleidung anziehen. Die Kopfbedeckung nicht vergessen.

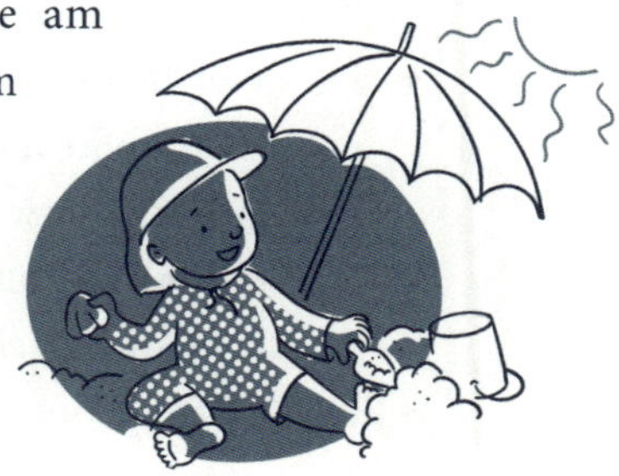

Einteilung von Verbrennungsgraden

- Man unterscheidet **verschiedene Grade** der Verbrennung/Verbrühung: Grad I (nur Rötungen), Grad II (Blasenbildung), Grad III (tiefere Verletzungen mit abgestorbenem Gewebe oder sehr großflächige, bei denen ein hoher Flüssigkeitsverlust droht).
- Eine **medizinische Versorgung** ist immer nötig bei einer verletzten Fläche (Grad II), die größer ist als die Handfläche der Betroffenen. Das ist bei Kindern sehr schnell erreicht. Nun ist das Risiko eines Flüssigkeitsverlustes über die Blasen und das Schmerzempfinden deutlich erhöht.

Erste Hilfe

- Ein **Verbrennen an Heizung und Herd** läuft meist glimpflich ab: Nur die Finger oder Handflächen berühren die heißen Platten, Glasabdeckungen oder Rohre. Die Kinder schrecken dank des eingebauten

Schutzreflexes schnell zurück, sodass die Hitze sofort weg ist von der Haut. Daher haben die Kinder »nur« verbrannte Fingerkuppen oder Handflächen.

- **Kleidung, die mit heißem Wasser** getränkt ist, sofort entfernen. Bei Verbrennungen mit Kleidung die Kleidung belassen (z. B. verbrannter Ärmel am Unterarm, der wird später im Krankenhaus entfernt).
- **Kleinflächige Verbrühungen** oder Verbrennungen bitte vorsichtig kühlen, am besten unter fließend handwarmem Wasser oder mit einem Kühlpäckchen (nicht gefroren!).
- **Kühlen** für 20 bis 30 Minuten fortsetzen.
- Bei **großflächigen** Verletzungen (größer als die Handfläche der Patient:innen) sollte nicht so lange gekühlt werden, um eine Unterkühlung des Körpers zu vermeiden.
- **Brandwunden** sauber abdecken und Schmerzmittel geben. Bitte nichts auf die Wunden schmieren!
- In die **Praxis** oder ins **Krankenhaus** fahren, um die verbrannten Flächen versorgen zu lassen. Bei Grad-III- oder sehr großflächigen Verletzungen den Rettungswagen rufen (Telefon 112).

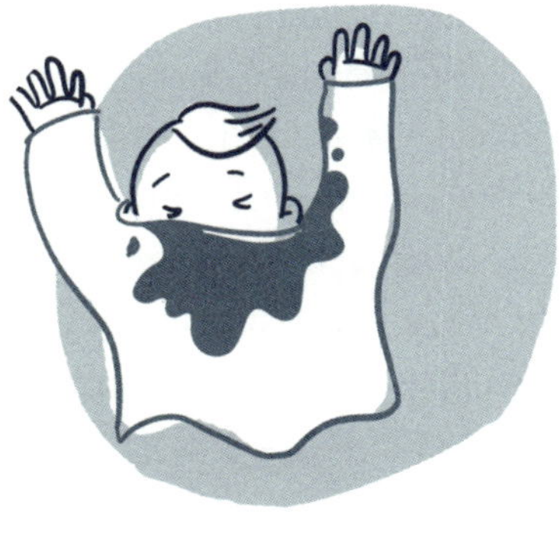

Verschlucken und Ersticken

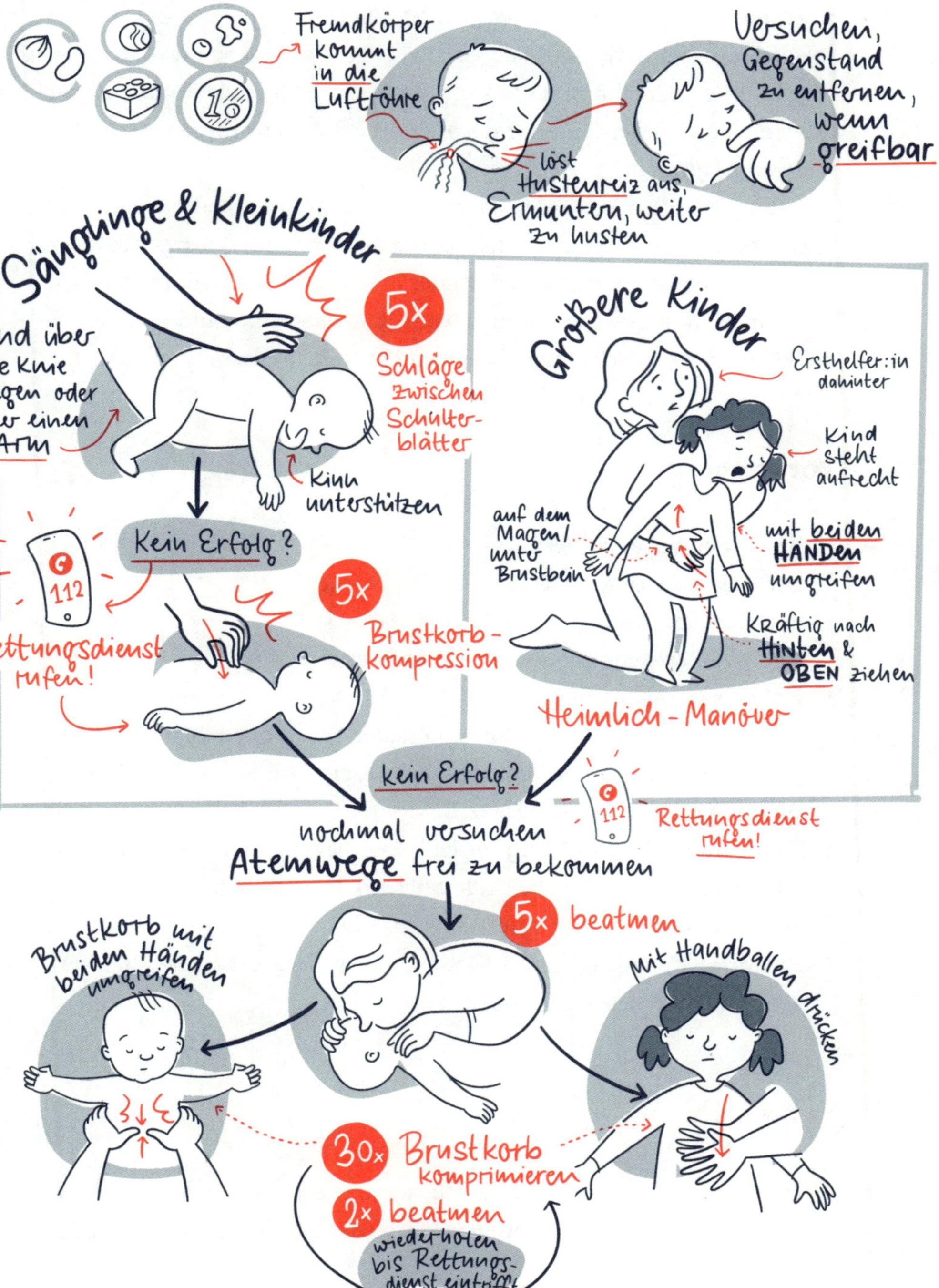

Was könnt ihr tun, wenn euer Säugling oder Kind etwas »in den falschen Hals bekommt«, »sich verschluckt« oder »aspiriert«, wie wir Mediziner:nnen sagen? »Aspiration« bedeutet, dass ein Fremdkörper nicht die Speiseröhre hinunterrutscht, sondern in die Luftröhre gerät und damit den Weg in die Lunge nimmt. Dies kann passieren, weil beide Röhren direkt nebeneinander liegen und nur der Kehldeckel die Luftröhre verschließt, wenn wir schlucken.

Schlingen wir unser Essen aber zu schnell hinunter, oder ein kleiner Gegenstand ist sehr rutschig und kugelig (kleine Fremdkörper wie Murmeln, Münzen und Knopfbatterien oder Essen wie Nüsse, Gummibärchen und Kaugummis), oder wir atmen beim Schlucken ein, dann kann etwas in die Luftröhre rutschen und löst einen Hustenreiz aus.

Vorbeugung

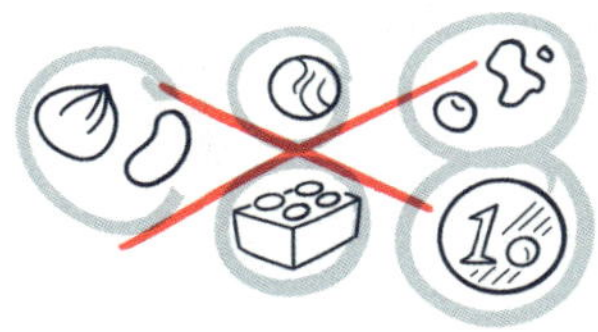

- **Kleinteile** haben in der Nähe von Kleinkindern oder Säuglingen nichts zu suchen. Denkt auch an Spielzeug von größeren Geschwisterkindern, Reste von kaputtem Spielzeug und Legoteile.
- **Beim Essen** ebenfalls immer an die Aspirationsgefahr denken: Verboten für Kleinkinder sind Nüsse, Ölsaaten (wie Sonnenblumenkerne), ganze Trauben, Blaubeeren, aber auch Kaugummis, Gummibärchen, Bonbons oder rohes Gemüse (z. B. Möhren).
- Kinder **nie unbeaufsichtigt** essen lassen, gegessen wird nur im Sitzen (aber bitte keine Nüsse bei Autofahrten!), keine Snacks beim Spielen, keine Nüsse für Kinder unter 6 Jahren.
- **Batterien** unzugänglich für Kinder aufbewahren, Magnete und Münzen nicht als Spielzeug verwenden.

Erste Hilfe

- In jedem Alter ist es bei Verschlucken der erste Reflex, den **Gegenstand wieder aus der Mundhöhle** zu holen. Das ist in Ordnung, wenn das Kind ruhig ist. Bei einem schreienden Säugling aber kann durch Manipulation im Mund der betreffende Gegenstand noch tiefer rutschen. Faustregel: Etwas, was du sicher siehst und greifen kannst, darfst du auch entfernen.

- Bitte **nie »aufrecht« auf den Rücken klopfen** – ein Gegenstand wird immer noch weiter hinunterrutschen.
- Kann dein Kind »gut« husten, ermuntere es, **weiter zu husten.** Ist das aber nicht effektiv, folge den nächsten Schritten.

Säuglinge und Kleinkinder

- Kind über die Knie legen oder über einen Arm, sodass **der Kopf tief hängt** und das Gesicht zum Boden zeigt. Stütze das Kinn des Kindes.
- Klopfe bis zu fünfmal **kräftig zwischen die Schulterblätter**, sodass der Gegenstand abgehustet wird. Wenn Essen aus Mund und Nase kommt – egal. Der Fremdkörper wird mit herausrutschen.
- Droht das Kind weiterhin zu ersticken, rufe spätestens jetzt den **Rettungsdienst (112)**.
- Jetzt musst du eine **Brustkorbkompression** versuchen. Du legst dazu das Baby auf eine feste Unterlage oder den Boden und drückst mit zwei Fingern sehr kräftig auf das Brustbein zwischen den beiden Brustwarzen (»Heimlich-Manöver bei Säuglingen«), bei Kleinkindern kannst du direkt das Heimlich-Manöver wie bei Jugendlichen anwenden, siehe unten.
- Wird weiterhin kein Fremdkörper abgehustet und sollte dein Kind bewusstlos werden, musst du mit der **Herzdruckmassage** beginnen. Siehe unten bei »Wiederbelebung«.
- **Setze diese Schritte fort**, bis der Rettungsdienst eintrifft.

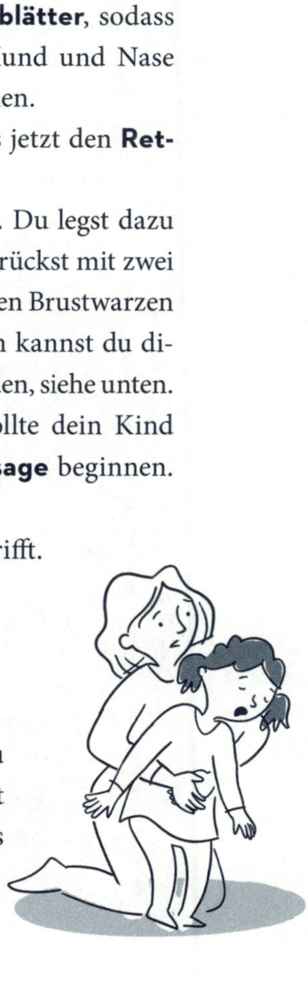

Größere Kinder und Jugendliche

Heimlich-Manöver: Dein Kind steht aufrecht und du kniest oder stehst hinter ihm. Mit beiden Armen umgreifst du von hinten seinen Brustkorb, deine Hände liegen als

Faustgriff direkt unter dem Brustbein am Rippenbogen. Nun kräftig nach hinten und oben ziehen, sodass ein Druck auf den Magen und Brustkorb ausgeübt wird.

Wiederbelebung

Ist das Kind nicht mehr ansprechbar, bewusstlos und atmet nicht, musst du mit der Wiederbelebung beginnen:

- Rufe den **Rettungsdienst (112)**, falls noch nicht geschehen.
- Versuche noch einmal, die Atemwege frei zu bekommen.
- Gib dem Kind 5x Atemhilfe über Mund und/oder Nase.
- **Herzdruckmassage**: Komprimiere 30x den Brustkorb – umgreife dazu bei einem Kind unter einem Jahr den Brustkorb mit beiden Händen und drücke mit den Daumen auf das untere Brustbein. Bei Kleinkindern und Jugendlichen drücke mit dem Handballen auf diese Stelle.
- Setze diese Maßnahmen im Rhythmus 2x Beatmen, 30x Herzdruckmassage usw. fort, bis der Rettungsdienst eintrifft.

Bitte beachte

- Kleinkinder können an allem ersticken, was vom Durchmesser durch eine Toilettenpapierrolle passt.
- Tu etwas! Es gibt nichts Falsches in der Ersten Hilfe, außer du tust nichts.
- Rufe um Hilfe, wenn andere Menschen in deiner Umgebung sind. Wähle den Notruf, wenn du alleine mit dem Kind bist, wenn die obigen Maßnahmen nicht helfen, dein Kind ein blaues Gesicht bekommt oder sehr blass und ohnmächtig wird.
- Fahre selbst in die Klinik oder die Kinderarztpraxis, wenn das Kind sich erholt, aber danach lange weiterhustet.
- Notrufnummer Rettungsdienst: 112

Verletzungen und Stürze

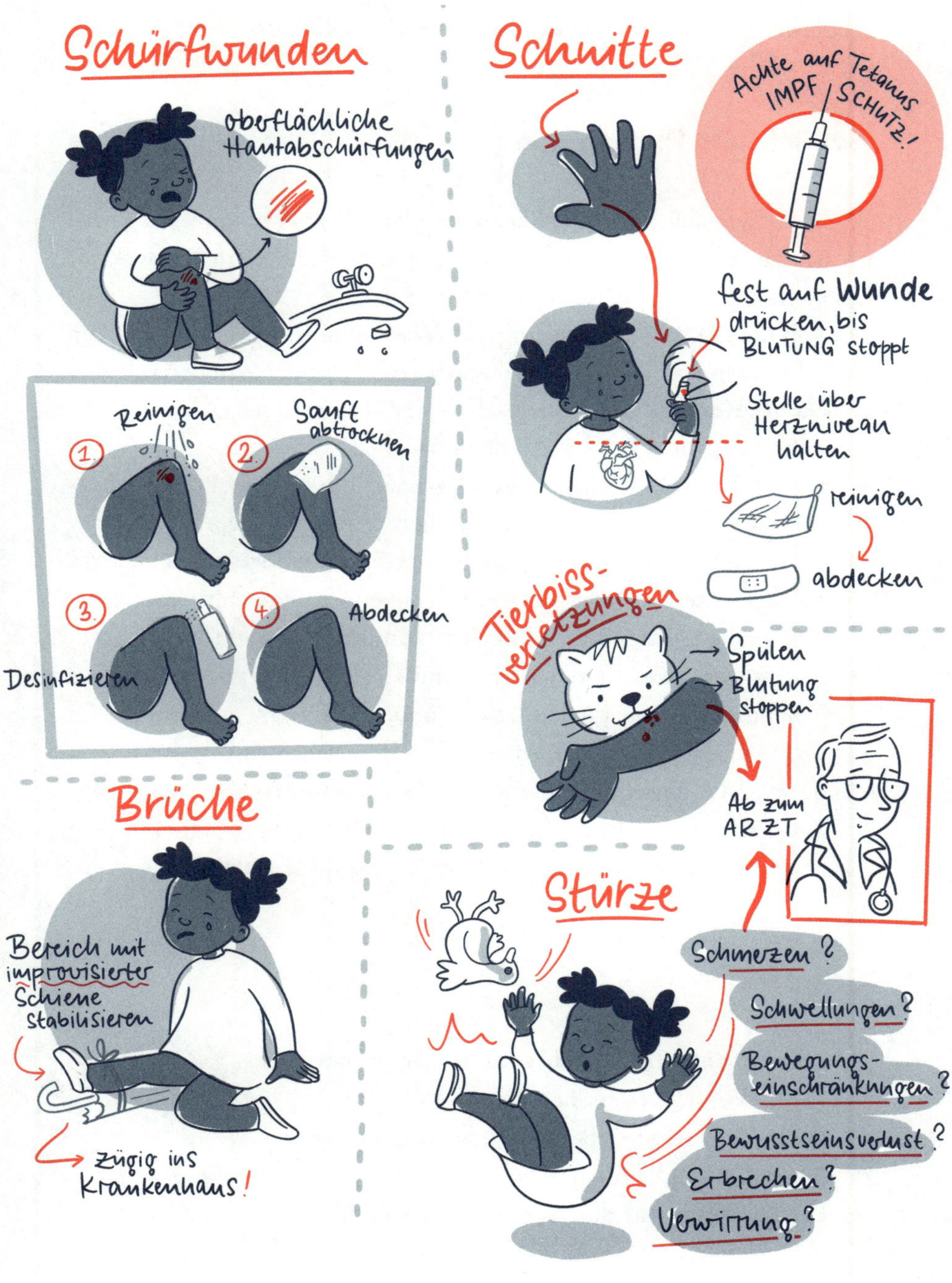

Kinder sind voller Energie und Entdeckungslust, was bedeutet, dass Verletzungen unvermeidlich sind. Für euch Eltern ist es wichtig zu wissen, wie ihr mit den verschiedenen Arten von Verletzungen umgeht, die im Laufe der Kindheit auftreten können. Und wann ihr besser zum Arzt geht.

Schürf- und Platzwunden

- Schürfwunden sind **oberflächliche Hautabschürfungen**, die durch Stürze auf rauen Oberflächen wie Asphalt oder Beton entstehen. Sie können meist zu Hause behandelt werden.
- **Reinige** die Wunde vorsichtig mit Wasser und einer milden Seife, um Schmutz und Fremdkörper zu entfernen. Dann die Wunde sanft **trockentupfen** und ein **Desinfektionsmittel** aufsprühen (z. B. mit Octenidin), das von selbst antrocknen sollte.
- Die Wunde mit einem **sterilen Verband** oder einem Pflaster abdecken, um sie vor weiteren Verunreinigungen zu schützen.
- Prüfe die Wunde regelmäßig und **wechsele den Verband** bei Bedarf, z. B. alle zwei Tage, oder wenn er von außen feucht ist. Eine leichte Rötung und ein klares oder weißliches Wundsekret sind normal.
- Bei Platzwunden, die **tiefer sind und stark bluten**, ist eine ärztliche Behandlung erforderlich, um die Wunde zu reinigen, zu desinfizieren und gegebenenfalls zu nähen.
- Bei allen Wunden gilt: Achte auf den **Tetanus-Impfschutz** deines Kindes. Gab es bisher keine drei Impfungen oder liegt die letzte Impfung länger als fünf Jahre zurück, solltest du sie sofort nachholen lassen.

Schnitte

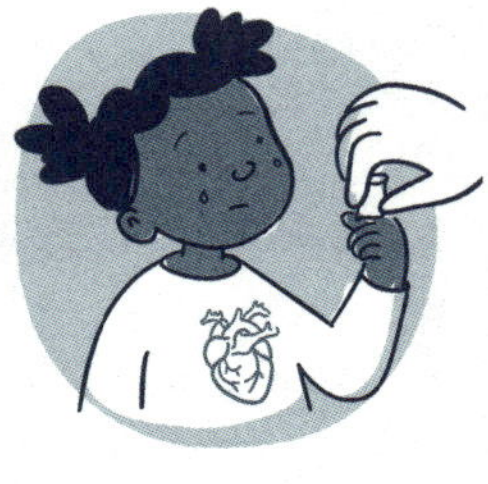

- Schnitte entstehen durch **scharfe Gegenstände** wie Messer oder Glasscherben.
- Wenn dein Kind sich geschnitten hat, **bewahre Ruhe** und handle zügig.
- Du darfst **fest auf die Wunde drücken** (mit einem

Taschentuch, Handtuch, auch mit der bloßen Hand), um die Blutung zu stoppen. Halte die betroffene Stelle über Herzniveau, um den Blutfluss zu verringern.

- Erst wenn es aufgehört hat zu bluten, **reinige** die Wunde gründlich mit Wasser und einer milden Seife und decke sie dann mit einem **sterilen Verband** oder einem Pflaster ab.
- Bei **tieferen oder längeren Schnittwunden** ist eine ärztliche Behandlung erforderlich, um die Wunde durch eine Naht zu schließen und das Infektionsrisiko zu minimieren. Tetanusschutz checken.

Tierbissverletzungen

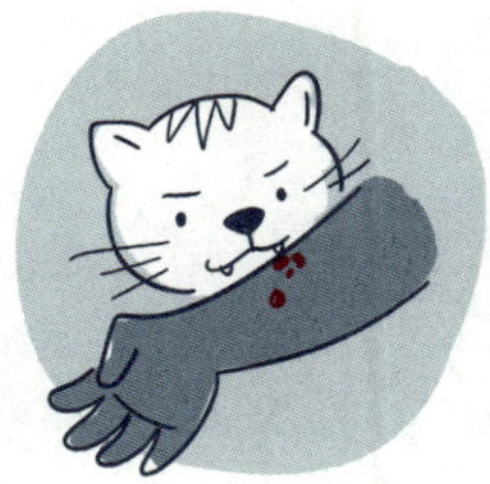

- Tierbisse können schwere Verletzungen verursachen und müssen **sofort behandelt** werden, um das Risiko von Infektionen zu minimieren.
- **Spüle die Wunde** gründlich mit warmem Wasser und einer milden Seife aus, um Schmutz und Bakterien zu entfernen.
- Blutet die Wunde stark, **übe sanften Druck** aus, um die Blutung zu stoppen.
- Konsultiere umgehend eine Ärztin, um die Verletzung einzuschätzen. Eventuell muss eine **Antibiotikagabe** erfolgen (z. B. bei Katzenbissen). Wichtig ist auch hier, den **Tetanusschutz** zu prüfen, halte also das Impfbuch bereit.
- Ein **Tollwutrisiko** gibt es in Mitteleuropa nur noch bei Fledermäusen.

Stürze

- Stürze gehören zum Kindsein dazu und **verlaufen meist glimpflich**. Trotzdem ist es wichtig, sie ernst zu nehmen und mögliche Verletzungen zu überprüfen.
- Beobachte dein Kind auf Anzeichen von **Schmerzen**, **Schwellungen** oder **Bewegungseinschränkungen**.

- Bei Stürzen auf den Kopf musst du immer mit einer **Gehirnerschütterung** rechnen, auch wenn die Fallhöhe sehr niedrig war. Zeigt dein Kind Symptome wie Bewusstseinsverlust, Erbrechen oder Verwirrung, oder schreit ein Säugling ungewöhnlich viel, suche umgehend ärztliche Hilfe auf.
- Hat sich dein Kind einen **Zahn ausgeschlagen**, kannst du diesen Zahn einsammeln (auch bei Milchzähnen) und in einer Rettungsdose (aus der Apotheke) oder in kalter Milch transportieren. In der Zahnarztpraxis kann versucht werden, den Zahn wiedereinzusetzen.

Brüche

- Falls du den Verdacht hast, dass dein Kind sich einen Knochen gebrochen hat, bewahre erst einmal **Ruhe und beruhige** das Kind.
- **Stabilisiere** den verletzten Bereich vorsichtig mit einer improvisierten Schiene oder einem Verband, um weitere Bewegungen zu vermeiden.
- Bringe das Kind dann zügig ins **Krankenhaus** oder in eine Praxis. Bitte warte nicht bis zum nächsten Tag.

Was ist eine BG-Versorgung?

- Bei **Unfällen in Kindergärten und Schulen** oder auf dem Weg dahin oder zurück ist die Berufsgenossenschaft für die Versorgung zuständig.
- Der **Vorfall muss** den Betreuer:innen, Lehrer:innen oder anderen Aufsichtspersonen **gemeldet** werden, welche dann die erforderlichen Schritte einleiten.
- Die BG **zahlt die Kosten** für die medizinische Behandlung und gegebenenfalls auch für die Rehabilitation des Kindes.
- Die medizinische Versorgung im BG-Fall übernimmt bei kleinen Verletzungen die Haus- oder Kinderarztpraxis (**H-Fall**), bei größeren Unfällen die Unfallchirurgie in Praxen oder dem Krankenhaus (**D-Fall**).

Nasenbluten

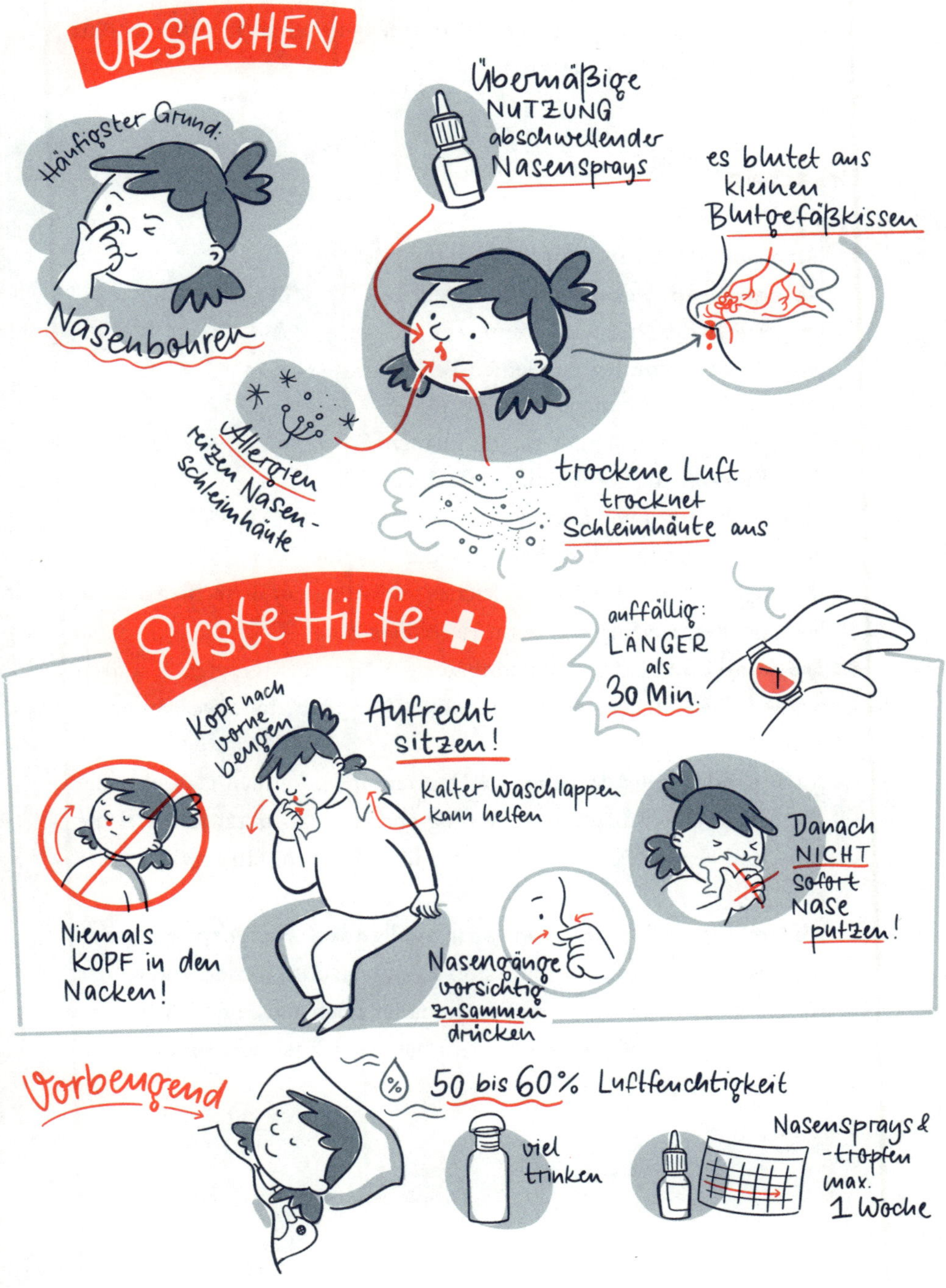

Viele Eltern sind verunsichert, wenn ihr Kind das erste Mal Nasenbluten hat, und noch viel mehr, wenn das sehr häufig vorkommt. Das viele Blut! In der Tat sieht die Blutmenge bei der »Epistaxis«, wie der Fachjargon heißt, sehr wild aus, dabei ist die Gesamtmenge eher gering, da das Blut mit Schleim aus der Nase vermischt ist.

Ursachen

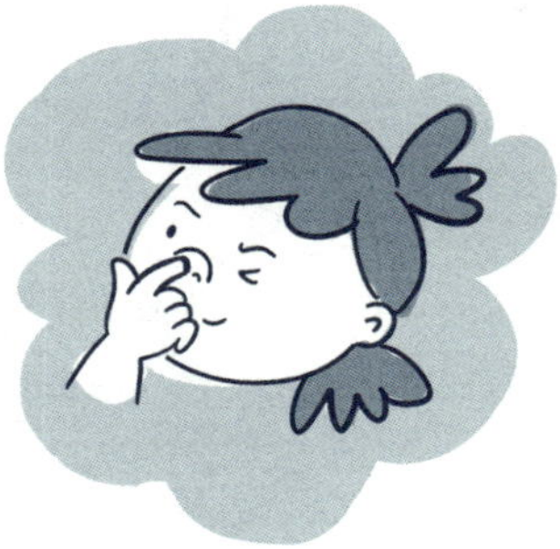

- Der häufigste Grund für Nasenbluten ist **Nasenbohren**. Deswegen tritt Nasenbluten gerne in der Nacht auf, wenn gepopelt wird. Dabei kommt es zu kleinen Verletzungen, die dann bluten.
- Beim Nasenbluten blutet es aus kleinen **Gefäßkissen**, die die Schleimhäute durchziehen. Diese können auch durch Lageveränderungen, beispielsweise bei schnellen Kopfbewegungen im Sport, reißen. Gleiches gilt bei einem Boxschlag auf die Nase oder einem Kopfball beim Fußballspielen.
- **Trockene Luft** lässt die Schleimhäute der Nase austrocknen. Dadurch werden diese Stellen mehr durchblutet, die Blutgefäße werden empfindlicher.
- Auch Kinder mit **Allergien** wie Heuschnupfen kennen Nasenbluten. Die Nasenschleimhäute sind ständig gereizt, man putzt sich viel die Nase und benutzt Nasensprays gegen die Allergien: Ein einziger Reizzustand.
- **Übermäßiger Einsatz von abschwellenden Nasensprays oder -tropfen** (z. B. mit dem Inhaltsstoff Xylometazolin) fördert zudem das Nasenbluten. Man sollte die Sprays daher höchstens eine Woche anwenden, sonst greifen sie die Schleimhäute der Nase zu sehr an.

Wann ist Nasenbluten pathologisch?

- In den meisten Fällen hört Nasenbluten nach wenigen Minuten **von alleine auf**. Ärztinnen tolerieren eine halbe Stunde. Eine längere Zeit kann ein Anzeichen für größeren Blutverlust, aber auch eine Gerinnungsstörung sein. Jetzt sind die einfachen Erste-Hilfe-Maßnahmen nicht mehr ausreichend, ihr solltet in eine HNO-Praxis.
- Häufig wiederholt sich das Nasenbluten nach wenigen Tagen wieder und wieder, weil die **Blutungsstelle in der Nase** nicht ausreichend abgeheilt ist (oder das Kind wieder in der Nase gebohrt hat).
- Auch bei wiederholtem Nasenbluten gilt: So lange die jeweilige Episode spätestens nach einer halben Stunde endet, sollten sich Eltern keine Sorge machen.
- Jedes Nasenbluten nach einem **Sturz** aus größerer Höhe oder bei einem **Fremdkörper** in der Nase ist allerdings gefährlich. Ihr solltet einen Arzt aufsuchen.

Was ist gute Erste Hilfe?

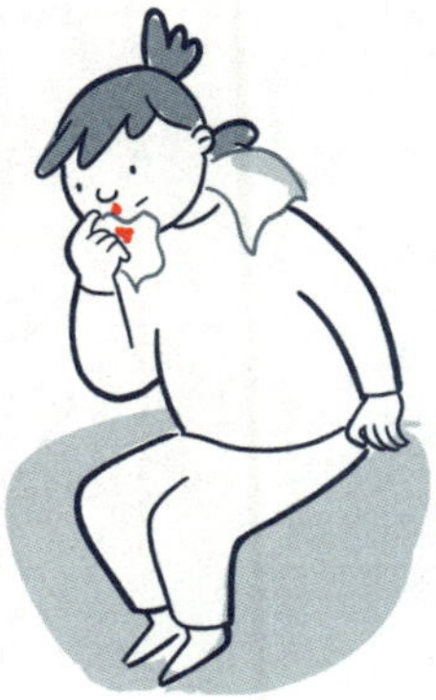

- Das Kind wird **aufrecht** hingesetzt, der Kopf sollte nach vorne gebeugt sein. Niemals wird der Kopf in den Nacken gelegt (Blut läuft im Rachen hinunter und wird verschluckt. Das führt zu Erbrechen und zu längerem Nasenbluten)!
- Natürlich dürfen die Patient:innen sich ein Taschentuch vor die Nase halten und das Blut regelmäßig abwischen. Bitte den Kopf **nicht** übers weiße Waschbecken hängen. Für Kinder wirkt der Anblick von so viel Blut traumatisierend.
- Wer möchte, darf vorsichtig die **Nasengänge** direkt unter dem tastbaren Knochen zusammendrücken (wenn das die Kinder tolerieren).
- Ob ein **kalter Waschlappen** im Nacken oder ein Kühlpäckchen helfen, ist umstritten, aber gute Erfahrungsmedizin.
- Hört das Nasenbluten auf, bitte erstmal **nicht die Nase putzen** oder niesen, da sich sonst der Blutklumpen wieder löst.

Was du vorbeugend tun kannst

- Immer auf gutes Raumklima achten, die **Luftfeuchtigkeit** sollte zwischen 50 bis 60 Prozent liegen. Ausreichendes Trinken fördert zudem gut befeuchtete Nasenschleimhäute.
- Nasentropfen und -sprays bitte nur maximal **eine Woche** verwenden.
- Eine gute Nasenpflege ist Dexpanthenol, dies gibt es als Nasensalbe oder auch in einer Kochsalzlösung als Nasenspray.

Bitte beachte

- Nasenbluten ist harmlos, vor allem wenn es innerhalb von 20 bis 30 Minuten aufhört.
- Zur Ersten Hilfe wird der Kopf nach vorne gehalten, eventuell werden die Nasengänge vorsichtig zusammengedrückt.
- Bei sehr lange dauernden Nasenblutungsphasen wird im Notfall durch eine HNO-Ärztin eine Tamponade in die Nasengänge eingebracht.
- Bei älteren Kindern und Erwachsenen werden die kleinen Blutgefäße in der Nase verödet.
- Sehr häufiges und langandauerndes Nasenbluten ist in seltenen Fällen ein Hinweis für eine Gerinnungsstörung des Blutes. Dies sollte beim Kinder- und Jugendarzt abgeklärt werden.

Unfälle im Haushalt

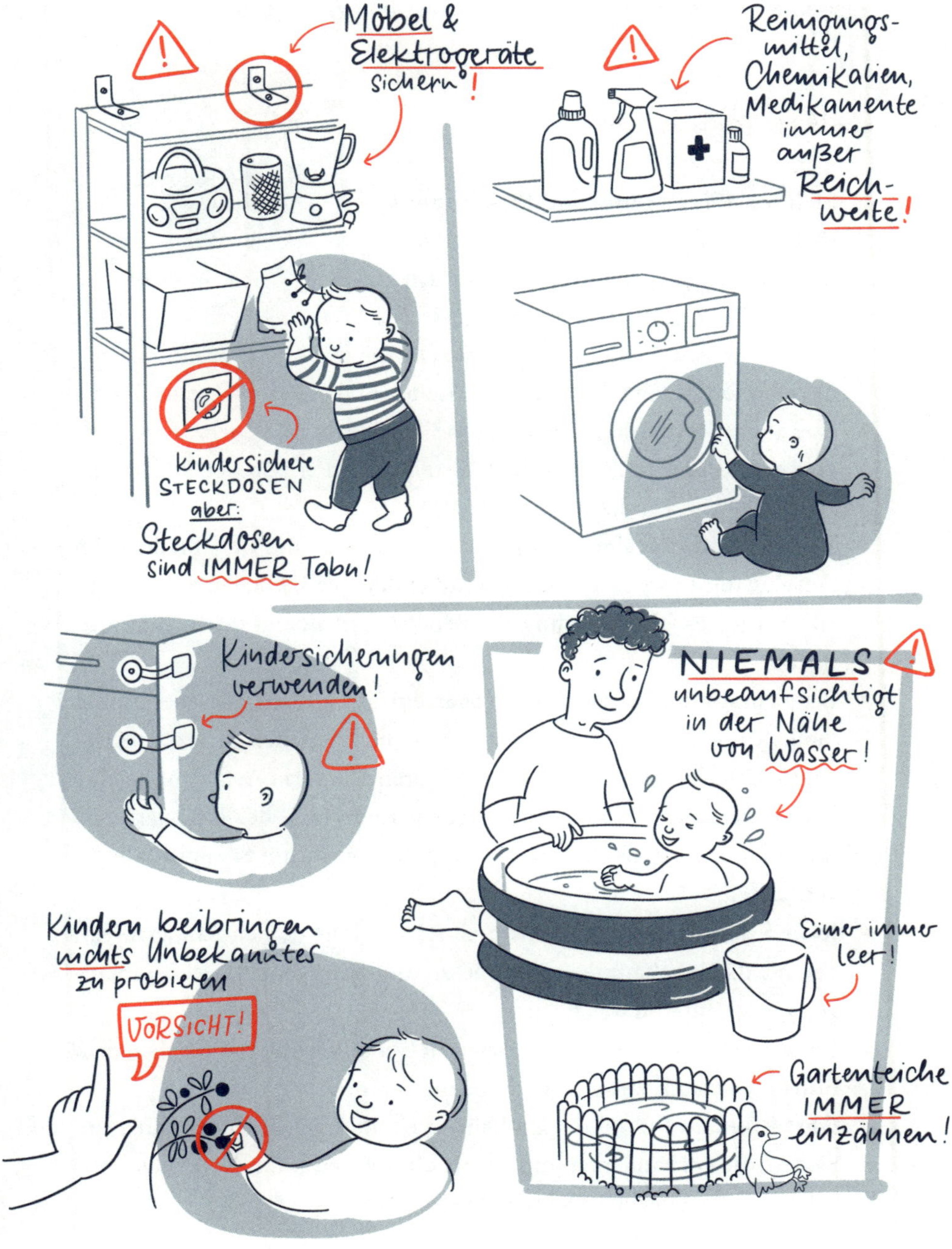
Möbel & Elektrogeräte sichern!
kindersichere STECKDOSEN
aber:
Steckdosen sind IMMER Tabu!
Reinigungsmittel, Chemikalien, Medikamente immer außer Reichweite!
Kindersicherungen verwenden!
NIEMALS unbeaufsichtigt in der Nähe von Wasser!
Kindern beibringen nichts Unbekanntes zu probieren
VORSICHT!
Eimer immer leer!
Gartenteiche IMMER einzäunen!

Jedes Jahr landen zu viele Kinder aufgrund von Unfällen im Haushalt in der Notaufnahme. Wissen, wie Risiken zu minimieren sind, ist daher enorm wichtig für uns Eltern. Im Fall der Fälle richtig zu handeln, ebenso. Hier einige wichtige Tipps zur Prävention und Ersten Hilfe:

Risiken vorbeugen

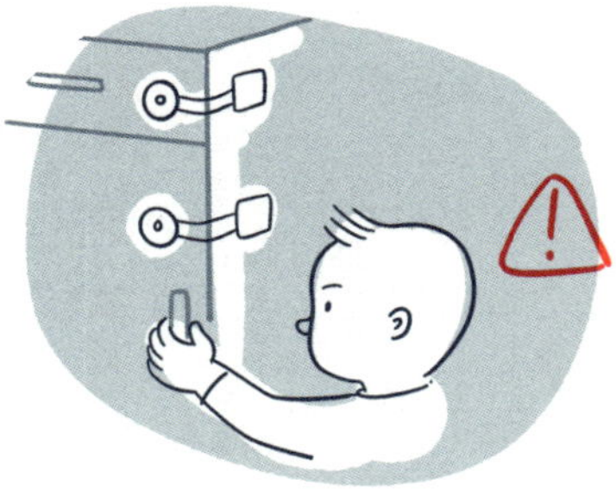

- **Sichere deine Möbel und Elektrogeräte**, um zu verhindern, dass sie umfallen oder vom Tisch gezogen werden. Elektrische Geräte sollten außerhalb der Reichweite von Kindern sein. Achte auf spitze Ecken und Kanten von niedrigen Tischen und anderen Gegenständen.
- **Bewahre Reinigungsmittel, Medikamente, Batterien, Knopfzellen** und andere gefährliche Substanzen außerhalb der Reich- und Sichtweite von Kindern auf.
- Verwende **Kindersicherungen** an Schränken und Schubladen, um den Zugang zu scharfen Gegenständen oder gefährlichen Substanzen zu verhindern. Kennzeichne alle Behälter mit Chemikalien ganz eindeutig.
- Baue **nur kindersichere Steckdosen** ein. Steckdosen sind aber immer tabu, Kinder unterscheiden nicht zwischen gesicherten und ungesicherten Steckdosen bei Besuch in anderen Häusern. Achte auf defekte Lampenfassungen oder gar frei liegende Kabel (z. B. bei Renovierungsarbeiten) und repariere bzw. beseitige sie sofort, um Stromunfälle zu vermeiden.
- **Kenne die Pflanzen** in deinem Garten. Bringe deinen Kindern früh bei, nichts Unbekanntes zu probieren, und zeige ihnen, welche Pflanzen giftig sind und welche nicht.
- Entferne stehendes Wasser sofort nach Gebrauch und stelle sicher, dass **Eimer leer** sind, wenn sie nicht benutzt werden.
- **Gartenteiche** solltest du mit kleinen Kindern gar nicht erst anlegen. Sichere die vorhandenen immer **mit einem Zaun**. Ein Netz oder ähnliches wird nachgeben und reicht nicht.

- Lasse dein Kind niemals **unbeaufsichtigt in der Nähe von Wasser**, sei es in der Badewanne, im Planschbecken oder in einem Eimer. Sichere Regentonnen mit einem Deckel.

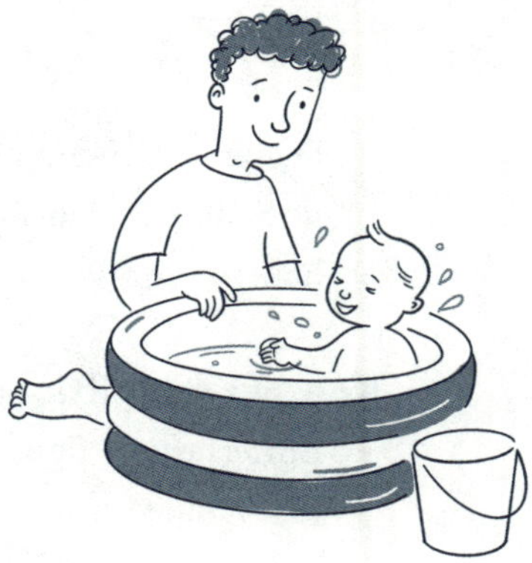

Erste Hilfe bei Haushaltsunfällen

Verschlucken von Knopfzellen oder Batterien

- Sofort ärztliche Hilfe suchen, da dies eine lebensbedrohliche Situation darstellen kann.
- Gib dem Kind nichts zu essen oder zu trinken, um das Risiko einer chemischen Reaktion zu minimieren.
- Sehr oft wird im Krankenhaus ein Röntgenbild angefertigt, um zu prüfen, wo eine Batterie im Verdauungstrakt ist, und ob man sie entfernen muss (durch Endoskopie oder eine Operation).

Stromunfälle

- Trenne sofort die Stromquelle, indem du den Stecker ziehst oder die Sicherung ausschaltest.
- Entferne dein Kind sicher vom Strom, indem du ein trockenes, schlecht leitendes Material wie Holz oder Kunststoff benutzt (Besenstiel, Ledergürtel, Holzstuhl).
- Überprüfe dein Kind auf Anzeichen von Verbrennungen oder anderen Verletzungen.
- Suche eine Arztpraxis oder ein Krankenhaus auf.
- Bei Kindern sollte immer ein EKG (Messung der Herzströme) abgeleitet werden, Herzrhythmusstörungen durch einen Stromunfall können auch Stunden nach dem Ereignis auftreten.

Putzmittel oder andere giftige Substanzen verschlucken

- Spüle den Mund des Kindes mit Wasser aus, um die Substanz zu verdünnen.
- Gib deinem Kind keine Milch oder andere Flüssigkeiten, da dies die Aufnahme von Giftstoffen beschleunigen kann.

- Suche umgehend ärztliche Hilfe auf oder rufe den Giftnotruf an (siehe Seite 252). Du solltest die Originalflasche der Chemikalie griffbereit haben.

Kontakt mit giftigen Pflanzen

- Entferne die Pflanzenreste aus dem Mund des Kindes und spüle den Mund gründlich mit Wasser aus.
- Identifiziere die Pflanze und suche bei Bedarf ärztliche Hilfe auf. Nimm ein Stück der Pflanze mit (Blätter, Blüten), um sie eventuell im Krankenhaus bestimmen zu können.

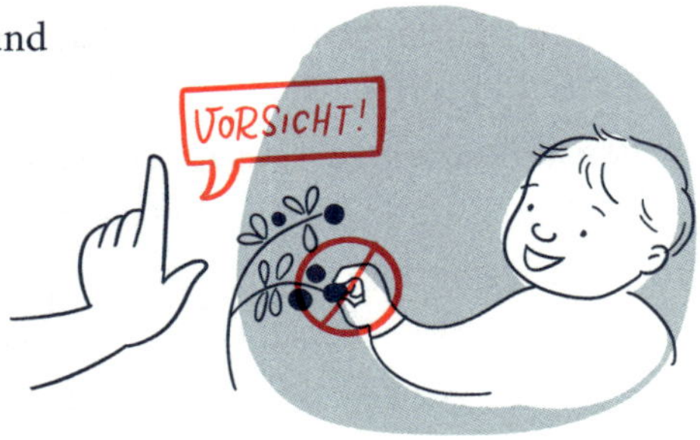

Ertrinken in Badewannen, Eimern oder Teichen

- Ist das Kind bei Bewusstsein und atmet, ziehe ihm die nasse Kleidung aus und packe es in warme Decken.
- Ist das Kind bewusstlos und atmet nicht mehr, wähle sofort den Rettungsdienst 112. Du musst sofort mit der Wiederbelebung durch Herzdruckmassage und Mund-zu-Mund-Beatmung beginnen (siehe Seite 36).

Zu Verschlucken und Ersticken, Verbrennungen und Verbrühungen sowie Verletzungen und Stürze siehe die weiteren Kapitel in diesem Teil zur »Kindergesundheit im Alltag«.

Wann dürfen kranke Kinder in die Kita?

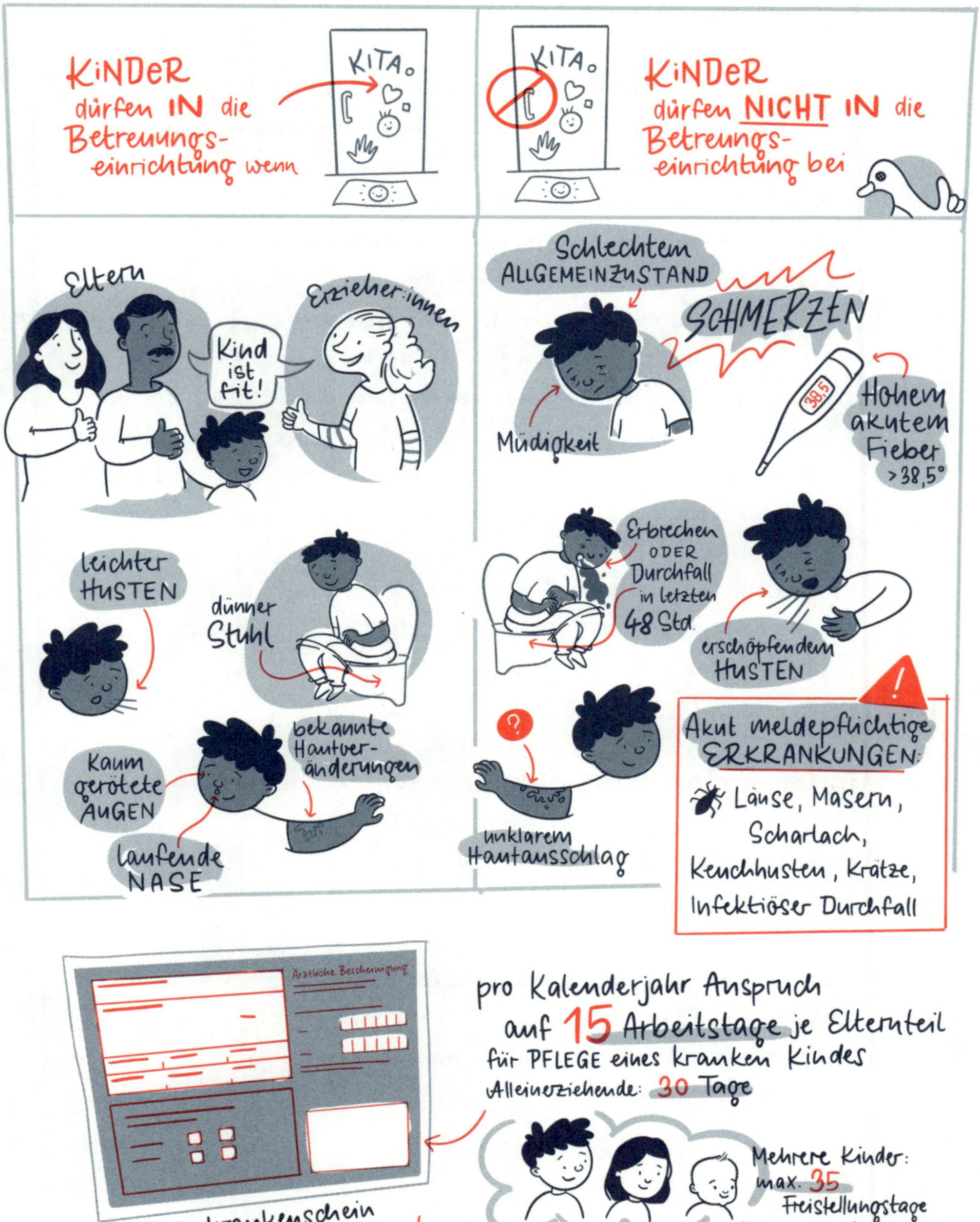

KiNDeR dürfen IN die Betreuungs-einrichtung wenn
KITA
Eltern
Kind ist fit!
Erzieher:innen
leichter HUSTEN
dünner Stuhl
Kaum gerötete AUGEN
laufende NASE
bekannte Hautver-änderungen
KiNDeR dürfen NICHT IN die Betreuungs-einrichtung bei
Schlechtem ALLGEMEINZUSTAND
SCHMERZEN
Müdigkeit
38,5
Hohem akutem Fieber >38,5°
Erbrechen ODER Durchfall in letzten 48 Std.
erschöpfendem HUSTEN
unklarem Hautausschlag
Akut meldepflichtige ERKRANKUNGEN:
Läuse, Masern, Scharlach, Keuchhusten, Krätze, Infektiöser Durchfall
Ärztliche Bescheinigung
pro Kalenderjahr Anspruch auf 15 Arbeitstage je Elternteil für PFLEGE eines kranken Kindes
Alleinerziehende: 30 Tage
Mehrere Kinder: max. 35 Freistellungstage
Alleinerziehende max. 70
Kinderkrankenschein als NACHWEIS nötig!

Allgemeines

- Grundsätzlich sollten **nur gesunde Kinder** in Gemeinschaftseinrichtungen betreut werden. Kranke Kinder werden zuhause betreut, sollten sich erholen und andere nicht anstecken.
- Während der Infektzeiten im Herbst und Winter sind Husten und Schnupfen, also **kleinere Erkältungen, völlig normal**. Wer noch nicht krank ist, wird es meistens schnell werden. Die Erwartung, eine komplett gesunde Kindergartengruppe zu betreuen, ist eine Illusion. Manche Kinder rotzen von Oktober bis Ostern.
- Eltern stehen in der **Arbeitswelt unter enormem Druck.** Trotz aller politischen Entscheidungen ist es für viele Arbeitnehmer:innen oft schwierig und stressig, für eine Kinderkrankbetreuung frei zu nehmen. Nicht alle haben verständnisvolle Arbeitgeber:innen.
- Jede Einrichtung hat ihre **eigenen Regeln**, die ihr beachten solltet. Austausch ist wichtig, Vertrauen in das Urteil der Eltern und Erzieher:innen eine Grundvoraussetzung für ein gutes Miteinander. Regeln können bei einem Elternabend diskutiert werden, nicht während der Tagesroutine.
- Trotzdem darf es ein paar **Richtlinien** geben, wann Kinder nicht mehr in die Betreuungseinrichtung sollten, aber auch, wann man sie großzügig weiter dort betreuen darf.

Kinder dürfen in die Betreuungseinrichtung wenn

- Eltern und Erzieher:innen der Meinung sind, dass das **Kind fit genug** ist für die Einrichtung.
- das Kind nur einen **leichten Schnupfen oder Husten** hat. Dies ist so häufig der Fall, dass Kinder in der Infektzeit nicht alleine deswegen ausgeschlossen werden sollten.

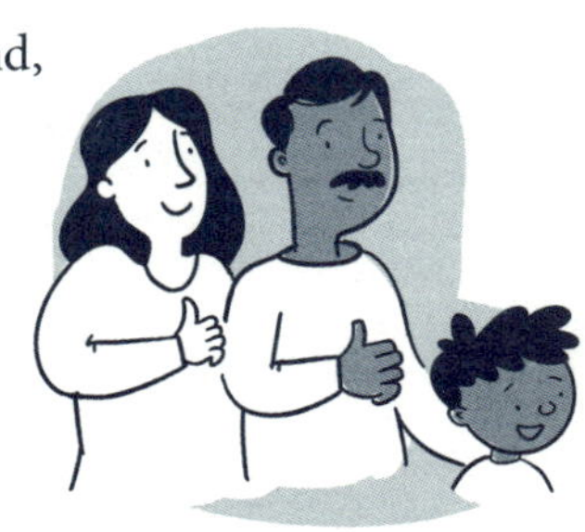

- **folgende Symptome** auftreten, die auch bei Bedenken der Erzieher:innen nicht sofort zum Ausschluss der Betreuung führen sollten (Kinder können normal nach der Betreuungszeit abgeholt werden):
  - Nur dünner Stuhl (oft ernährungsbedingt).
  - Kaum gerötete Augen (siehe Kapitel Bindehautentzündung).
  - Hautveränderungen, die bekannt sind (z. B. Neurodermitis) oder die bekannterweise nicht ansteckend sind (z. B. Windeldermatitis).

Kinder dürfen nicht in Betreuungseinrichtung bei

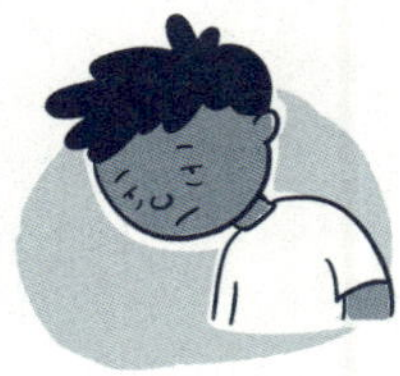

- schlechtem Allgemeinzustand.
- starken Schmerzen oder großer Müdigkeit.
- akutem Fieber (über 38,5 Grad), oder wenn dieses noch am Vortag bestand (»ein Tag fieberfrei«).
- erschöpfendem Husten.
- Erbrechen oder Durchfall in den letzten 48 Stunden.
- einem Hautausschlag, der bisher noch nicht medizinisch abgeklärt wurde und den Eltern nicht bekannt ist.
- meldepflichtigen akuten Erkrankungen wie Läusen, Masern, Scharlach, Windpocken, Keuchhusten, Krätze, infektiösem Durchfall.

Kinderkrankmeldung (Formular 21 »Blauer Schein«)

- Berufstätige Mütter und Väter **haben pro Kalenderjahr Anspruch** auf jeweils 15 Arbeitstage, an denen sie für die Pflege eines kranken Kindes (unter 12 Jahren) von der Arbeit freigestellt werden, **Alleinerziehende** erhalten 30 Arbeitstage.

- Bei mehreren Kindern erhöhen sich die möglichen Freistellungstage pro Elternteil auf maximal 35 Tage im Kalenderjahr, bei Alleinerziehenden auf maximal 70 Arbeitstage.
- Dieser Anspruch muss durch einen »**Kinderkrankenschein**« nachgewiesen werden und gilt nur für gesetzlich Versicherte. Für privat versicherte Kinder gibt es diese Bestimmungen nicht, und der Verdienstausfall muss mit den Arbeitgeber:innen individuell geregelt werden.

Bitte beachte

- Kranke Kinder gehören nicht in den Kindergarten.
- Regelungen für den Umgang mit kranken Kindern sollten bekannt sein und zwischen Eltern und Betreuer:innen transparent besprochen werden.
- Infoveranstaltungen über gängige Krankheiten bieten viele Kinder- und Jugendärztinnen an. Bei medizinischem Verständnis ist auch das Verständnis für Besuchsregelungen einfacher.

Fieber

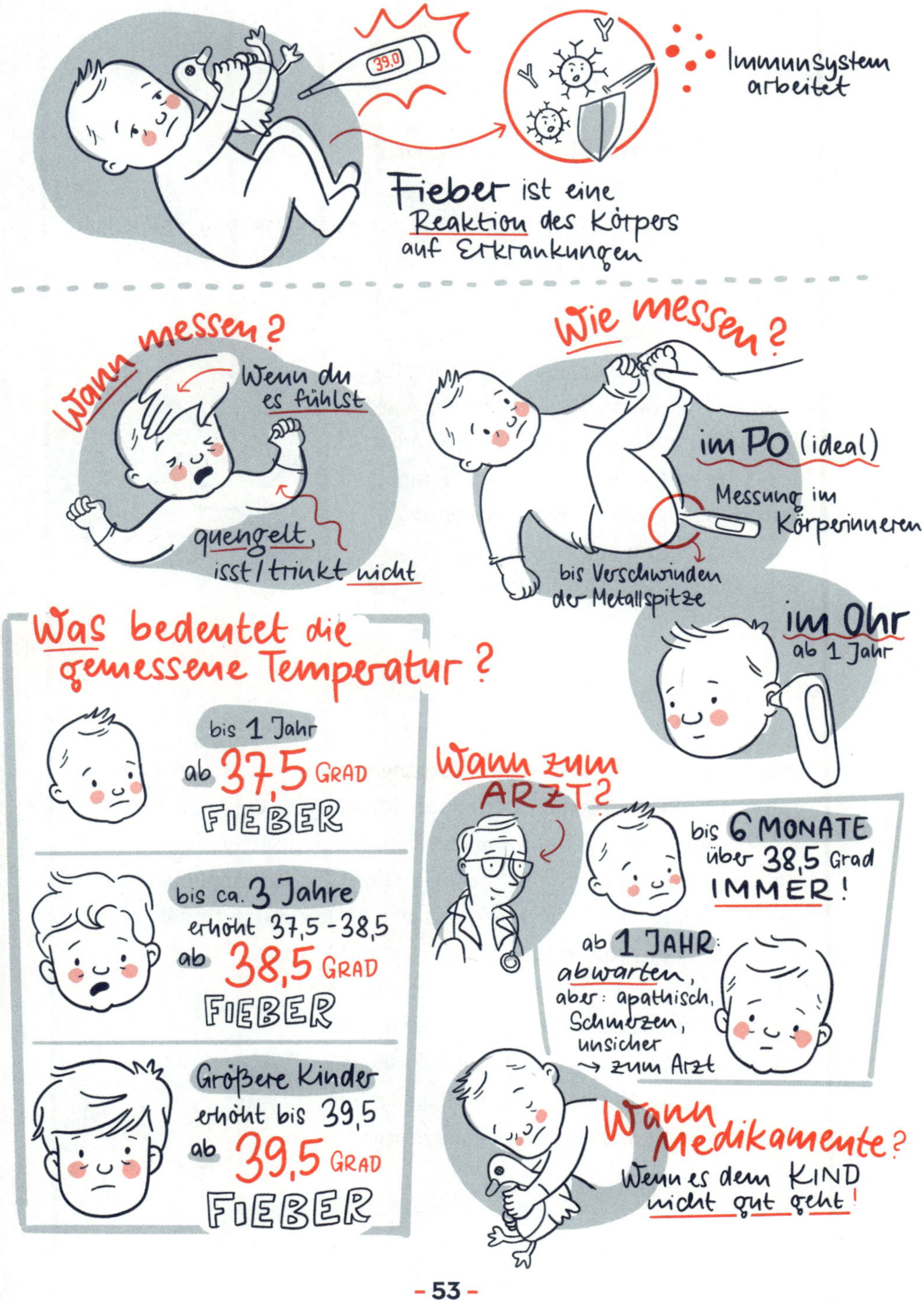

39,0
Immunsystem arbeitet
Fieber ist eine Reaktion des Körpers auf Erkrankungen
Wann messen?
Wenn du es fühlst
quengelt, isst/trinkt nicht
Wie messen?
im PO (ideal)
Messung im Körperinneren
bis Verschwinden der Metallspitze
im Ohr ab 1 Jahr
Was bedeutet die gemessene Temperatur?
bis 1 Jahr
ab 37,5 GRAD FIEBER
bis ca. 3 Jahre
erhöht 37,5 - 38,5
ab 38,5 GRAD FIEBER
Größere Kinder
erhöht bis 39,5
ab 39,5 GRAD FIEBER
Wann zum ARZT?
bis 6 MONATE über 38,5 Grad IMMER!
ab 1 JAHR: abwarten, aber: apathisch, Schmerzen, unsicher → zum Arzt
Wann Medikamente?
Wenn es dem KIND nicht gut geht!

Fieber ist für viele Eltern bedrohlich. Fieber ist aber auch eine gute Reaktion des Körpers auf Erkrankungen, denn sie zeigt, dass das Immunsystem beginnt zu arbeiten. Fieber muss daher nicht sofort und manchmal gar nicht gesenkt werden.

Wann solltest du Fieber messen?

- Wenn du es fühlst. Da wir selbst eine normale Körpertemperatur von ca. 37 Grad haben, empfinden wir Temperaturen, die darüber liegen, als »erhöht«. Eine **Hauttemperatur** von 38 Grad oder höher spüren wir. Wenn das Kind entsprechend quengelt, nicht isst oder trinkt (vor allem die Säuglinge), solltest du Fieber messen.
- Das bedeutet aber ebenso: Ein gesundes Kind braucht keine regelmäßige Temperaturmessung. Also kein Neugeborenes nach Entlassung aus dem Krankenhaus. Kein Kind, dessen Geschwister krank sind.

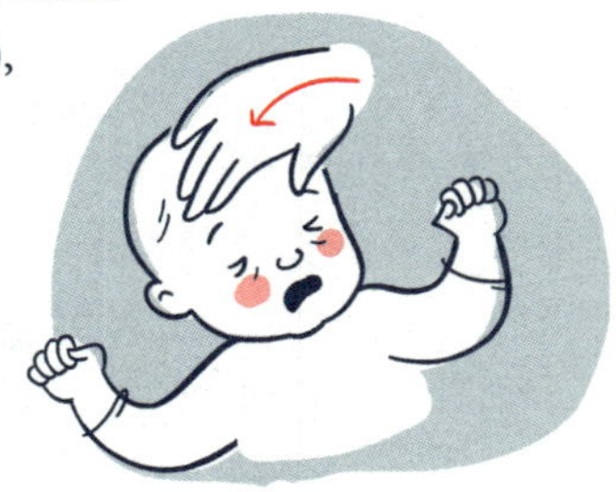

Wie misst man Temperatur?

- **Am besten im Po oder Ohr.** Messungen unter der Achsel oder im Mund sind sehr ungenau. Die rektale Messung ist der Goldstandard, hier befindet sich das Thermometer dem Körperinneren am nächsten und erfasst damit am besten die sogenannte Körperkerntemperatur.
- **In der Praxis** messen wir bis zum ersten Geburtstag immer rektal. Sind Kinder das von Anfang an gewohnt, geht es auch bei den Älteren. Technik: Thermometer vorsichtig bis zum Verschwinden der Metallspitze einführen (Salbe ist erlaubt) und aufs Piepsen warten. Es gibt Thermometer mit flexibler Spitze, da brauchst du keine Angst haben, etwas zu verletzen.

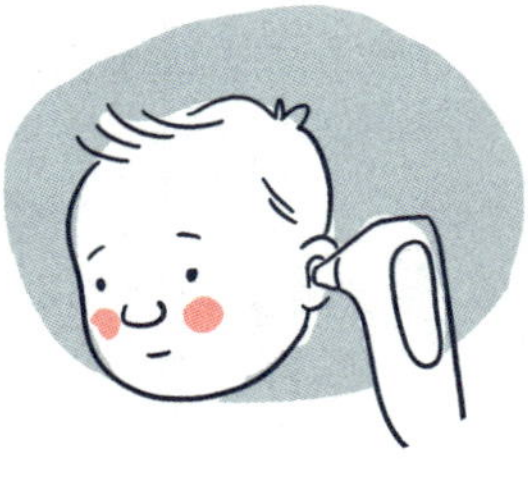

- **Messungen im Ohr** mit den (deutlich teureren) Ohrthermometern sind gleichwertig zur rektalen Messung, aber erst ab einem Jahr nutzbar (wegen des schmalen Gehörgangs und der Fehlmessungen bei falscher Technik). Du solltest »entlang« des Gehörgangs messen, also Richtung Trommelfell. Dabei »zielst« du in Verlängerung des Ohreintritts auf das gegenüberliegende Auge.

Was bedeutet die gemessene Temperatur?

- **Säuglinge** (bis ein Jahr): Normaltemperatur bis 37,5 Grad, ab dann spricht man von Fieber.
- **Kleinkinder** (bis ca. 3 Jahre): erhöhte Temperatur 37,5 bis 38,5 Grad, ab 38,5 Grad Fieber.
- **Größere Kinder**: erhöhte Temperatur bis 39,5 Grad, ab dann Fieber.
- Diese Richtwerte sagen weder etwas über die Art oder Schwere der Erkrankung aus, noch wie es deinem Kind geht.

Wann musst du zum Arzt?

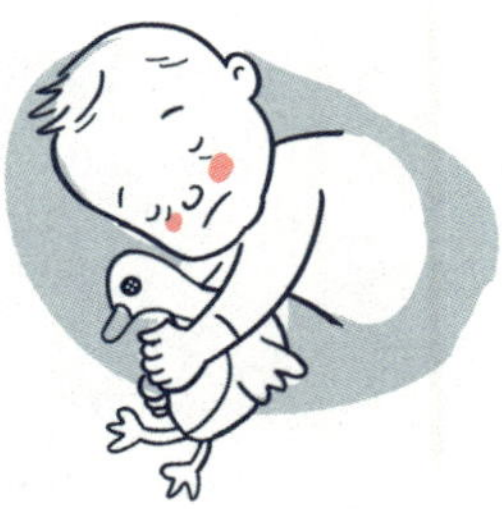

- Fieber ist nicht die Krankheit, deshalb selbst nicht gefährlich. Eine Ärztin kann aber die zugrundeliegende Erkrankung erkennen.
- **Säuglinge** bis 6 Monate über 38,5 Grad sollten immer in einer Arztpraxis vorgestellt werden, möglichst am gleichen Tag.
- Bei **Kindern ab einem Jahr** kannst du abwarten. Wenn Dein Kind aber ungewöhnlich reagiert oder apathisch ist, wenn es Schmerzen hat, oder wenn du dir selbst Sorgen machst oder unsicher bist, zögere nicht, deine Arztpraxis zu kontaktieren. Gleiches gilt, wenn dein Kind sehr krank oder schlapp wirkt, einen steifen Hals hat oder für mehr als 6 Stunden nichts trinkt.
- Bei **einfachen Erkältungssymptomen** reicht es, das Kind nach drei Tagen zum Arzt zu bringen. Viele virale Infekte (denn darum handelt es sich meist) »vergehen« nach 72 Stunden.

Wann musst du ein Medikament geben?

- Wenn es dem Kind nicht gut geht. Es gibt keine Temperatur, ab der man fiebersenkende Mittel geben muss.
- Fieber hat seinen Sinn, es bekämpft die Krankheitserreger, daher darf Fieber wirken. Solange, wie das Kind es toleriert.
- Schlafende fiebernde Kinder werden nicht gemessen – denn eine Konsequenz ergibt sich daraus nicht: Wer wird sein schlafendes Kind mit 40 Grad Fieber schon wecken, um ihm ein Zäpfchen zu geben oder Saft einzuflößen?

Bitte beachte

- Fiebernde Kinder dürfen an die frische Luft und spazieren gehen. Lass sie spielen, wie sie wollen. Lass sie ruhen, wie sie wollen.
- Wärme, Ruhe und liebevolle Zuwendung sind wichtiger als Fiebersenkung.
- Fiebernde Kinder essen meist ungern, das ist ganz normal. Achte jedoch auf ausreichende Flüssigkeitsaufnahme.
- Fiebernde Kinder darf man baden, sie sollten aber nicht auskühlen. Lauwarme »Waschungen« mit einem weichen Waschlappen sind sogar erholsam.
- Fieberkrämpfe gibt es auch bei geringen Temperaturen, deshalb empfehlen wir Kinderärzte nicht, das Fieber früher zu senken als bei Kindern, die noch nie einen Fieberkrampf hatten. Weiteres dazu findest du im Kapitel »Fieberkrampf«.

Wie Medikamente ins Kind bekommen?

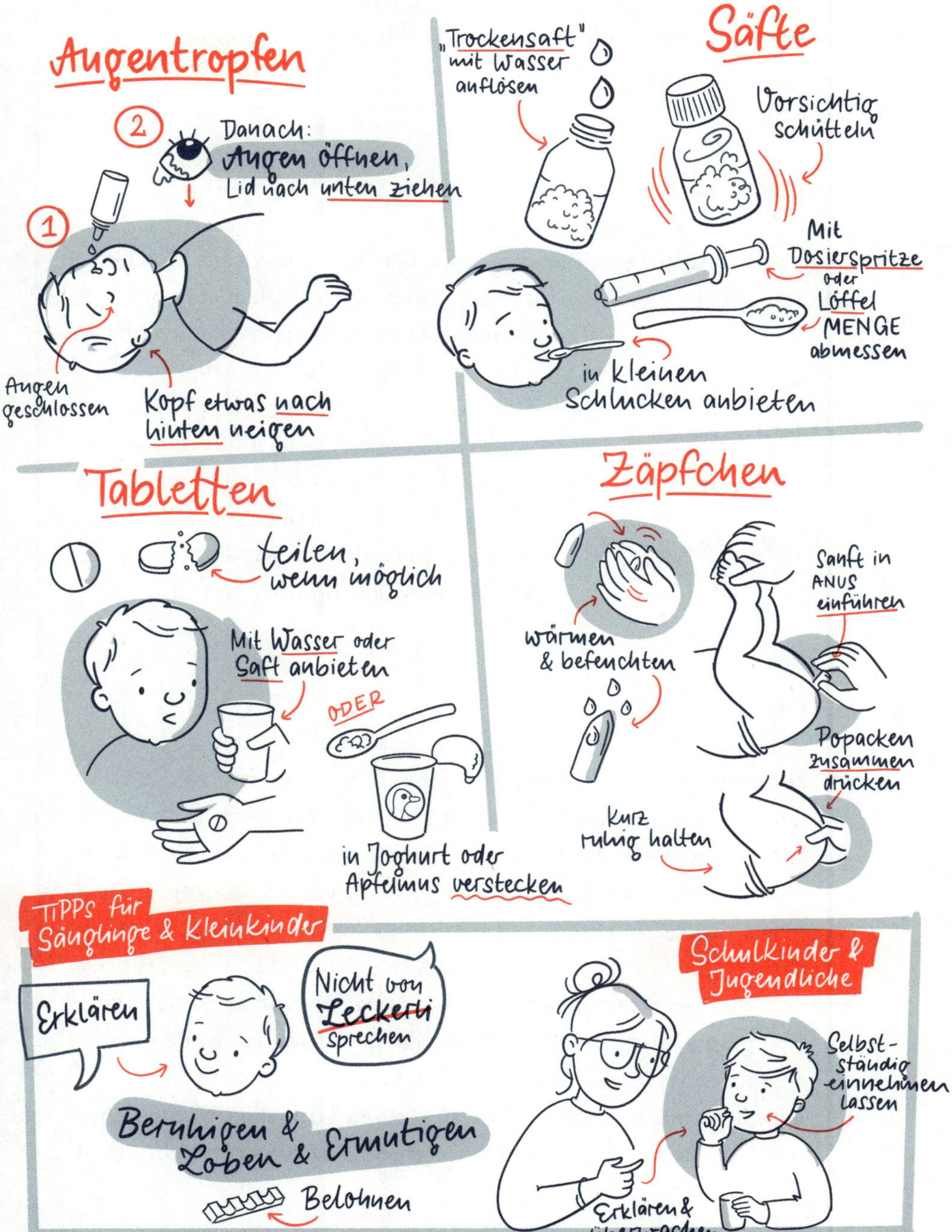

Augentropfen
1
2
Danach:
Augen öffnen,
Lid nach unten ziehen
Augen geschlossen
Kopf etwas nach hinten neigen
Säfte
„Trockensaft" mit Wasser auflösen
Vorsichtig schütteln
Mit Dosierspritze oder Löffel
MENGE abmessen
in kleinen Schlucken anbieten
Tabletten
teilen, wenn möglich
Mit Wasser oder Saft anbieten
ODER
in Joghurt oder Apfelmus verstecken
Zäpfchen
wärmen & befeuchten
Sanft in ANUS einführen
Popacken zusammen drücken
kurz ruhig halten
TIPPS für Säuglinge & Kleinkinder
Erklären
Nicht von Leckerli sprechen
Beruhigen & Loben & Ermutigen
Belohnen
Schulkinder & Jugendliche
Selbstständig einnehmen lassen
Erklären & überwachen

Manchmal ist es notwendig, einem Kind Medikamente zu geben. Die richtige Verabreichung ist eine Herausforderung, weil Tropfen, Säfte, Tabletten oder Zäpfchen natürlich verschieden eingenommen werden und Kinder naturgemäß ungern Arzneimittel einnehmen. Hier sind einige Tipps, die dir helfen sollen, die Gabe von Augentropfen und anderen Medikamenten zu erleichtern.

Augentropfen

Lege dein **Kind auf den Rücken**, es soll den Kopf etwas nach hinten neigen. Die Augen bleiben geschlossen. Tropfe das Medikament vorsichtig auf den **inneren Augenwinkel**, auf das geschlossene Lid. Achte darauf, dass die Tropfspitze das Auge nicht berührt. Bitte dein Kind, jetzt vorsichtig beide Augen zu öffnen oder ziehe selbst vorsichtig das untere Augenlid hinunter, sodass die Tropfen ins Auge laufen können. Rede deinem Kind gut zu, wenn sich die Flüssigkeit im Auge verteilt.

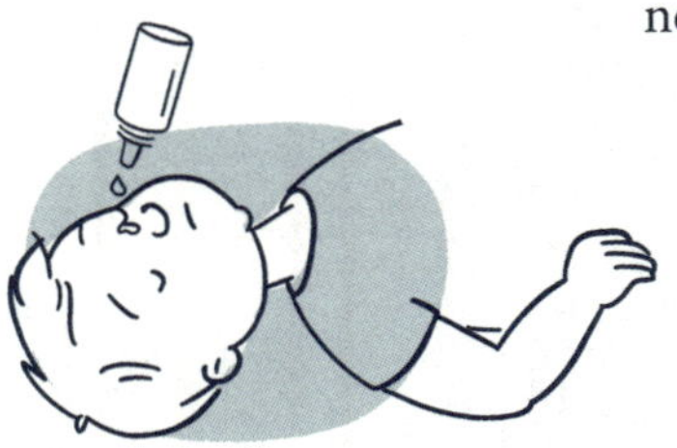

Säfte

- **Zubereitung**: Lass dir einen »Trockensaft«, z. B. bei Antibiotika, gleich durch die Apotheke anrühren. Willst du das selbst machen, dann fülle erst wenig Wasser in die Flasche. Schüttele die Flasche, bis sich das Pulver aufgelöst hat, dann fülle mehr Wasser ein, bis zum angegebenen Messstrich. Schüttele den Saft vorsichtig.
- Um jetzt die Einzelmenge bei jeder Verabreichung zu messen, verwende eine **Dosierspritze** oder einen **Dosierlöffel**. Du kannst sie in einer Apotheke kaufen. Es gibt auch Medikamentensauger, bei denen man die Einzelmenge aus einem Trichter saugt.
- Biete deinem Kind jede Saftdosis in **kleinen Schlucken** an, um sicherzustellen, dass es die gesamte Einzelgabe des Medikaments einnimmt.

Gib deinem Kind anschließend etwas Wasser, damit das Medikament vollständig geschluckt wird. Erlaubt ist auch, das Medikament mit wenig Fruchtsaft (Schnapsglas) zu mischen, sodass sich der Geschmack verbessert.

Tabletten

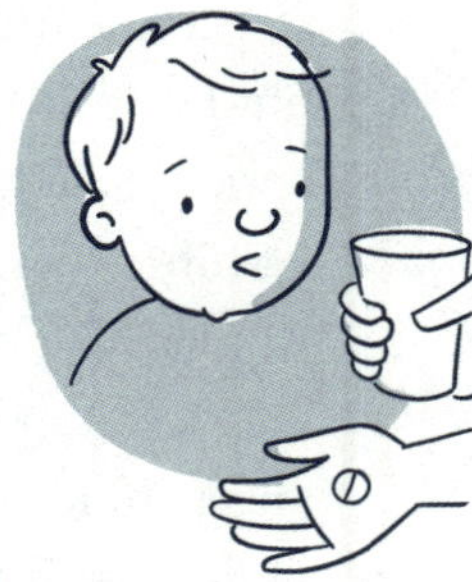

- Prüfe, ob du Tabletten **teilen** kannst, um die Dosierung zu erleichtern. Verwende bei Bedarf einen **Tablettenteiler**, um die Pille genau zu portionieren.
- Biete deinem Kind die Tablette mit einem **Glas Wasser** oder Saft an. Alternativ kannst du die Tablette in einem Löffel Apfelmus oder Joghurt verstecken, um das Schlucken zu erleichtern. Sag deinem Kind trotzdem, dass es ein Medikament bekommt.

Zäpfchen

- Entferne die Verpackung des Zäpfchens, **wärme** es kurz in der Hand an, dann wird es weicher. **Befeuchte** es bei Bedarf mit Wasser oder einem Gleitmittel auf Wasserbasis, z. B. Vaseline.
- Lege dein Kind auf die Seite und ziehe das obere Bein leicht nach oben, um den Zugang zum Anus zu erleichtern. Bei Säuglingen kannst du wie beim Wickeln beide Beine hochheben. Führe das Zäpfchen sanft in den Anus ein und drücke die Pobacken zusammen, um ein Herausfallen zu verhindern.
- Halte dein Kind für **einige Minuten ruhig**, damit das Zäpfchen nicht sofort wieder ausgeschieden wird.

Tipps für verschiedene Altersgruppen

Säuglinge und Kleinkinder

- **Erkläre** auch einem kleinen Kind, dass es ein Medikament bekommt, was gesund macht und hilft. Ein überraschender Geschmack oder ein »Überfall« mit einem Zäpfchen erzeugt ein unnötiges Negativerlebnis für die nächsten Male.
- Sprich nicht von einem Medikament als Leckerli oder Süßigkeit, sonst verführt dies zu späterem **Missbrauch** des Medikaments durch die Kinder. »Superkräfte« der Medizin darf man aber ruhig dazu erfinden.
- Du kannst das Medikament mit **etwas Saft oder Tee mischen**, um es angenehmer zu machen.
- **Lobe** das Kind und biete eine **Belohnung** an, nachdem das Medikament eingenommen wurde, um positive Assoziationen zu schaffen.

Schulkinder und Jugendliche

- Gib deinem Kind die Möglichkeit, das Medikament selbstständig einzunehmen, **erkläre** die Dosierung und Anwendung des Medikaments und beantworte alle Fragen, die dein Kind hat. **Überwache** den Prozess, um sicherzustellen, dass das Medikament richtig eingenommen wird.

Bitte beachte

- Erkläre deinem Kind alles, was du tust und bleibe ruhig und besonnen. Wie beim Impfen.
- Wenn du unsicher bist, wann und wie viel du von einem bestimmten Medikament verabreichen sollst, zögere nicht, in deiner Arztpraxis oder der Apotheke um Rat zu fragen. Das kannst du auch tun, wenn dein Kind trotz allem guten Zureden ein Medikament nicht einnehmen mag. Vielleicht gibt es eine passendere Zubereitung in Dosierung oder Geschmack.

Vorbereitung auf Impfungen

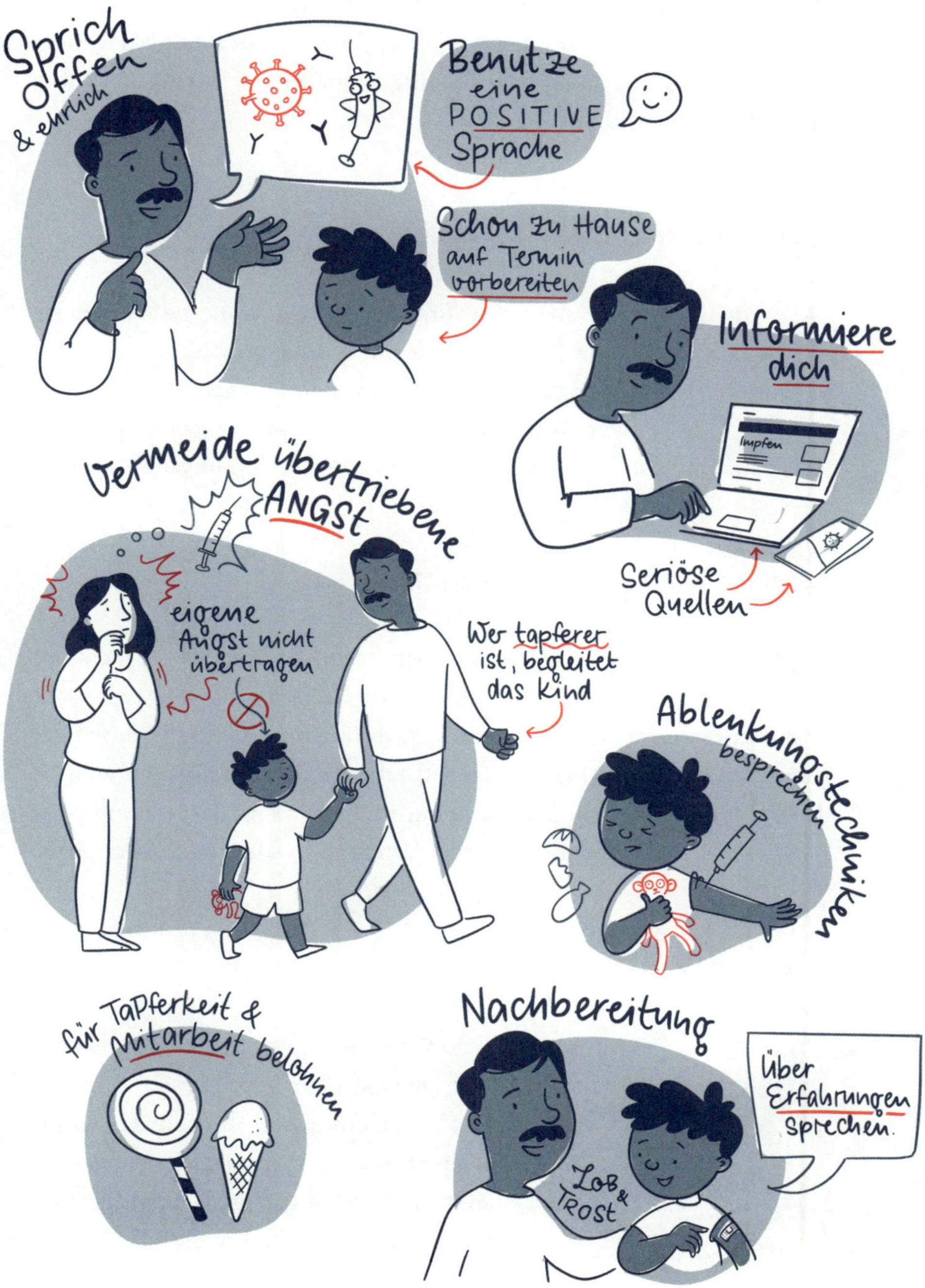

Sprich offen & ehrlich
Benutze eine POSITIVE Sprache
Schon zu Hause auf Termin vorbereiten
Informiere dich
Impfen
Seriöse Quellen
Vermeide übertriebene ANGST
eigene Angst nicht übertragen
Wer tapferer ist, begleitet das Kind
Ablenkungstechniken besprechen
für Tapferkeit & Mitarbeit belohnen
Nachbereitung
Über Erfahrungen sprechen.
Lob & Trost

Kinder haben ein Recht darauf, zu erfahren, dass sie in die Arztpraxis gehen, vor allem, wenn unangenehme Sachen wie eine Impfung anstehen. Also solltest du dein Kind immer darauf vorbereiten.

Die folgenden Tipps können dir dabei helfen. Übe sie schon bei deinem Säugling, auch wenn du dir dabei komisch vorkommst. Das macht es aber viel einfacher beim älteren Kind.

Sprich offen und ehrlich darüber

Erkläre deinem Kind, warum **Impfungen wichtig sind**, und dass du sie selbst wichtig findest, um Menschen vor Krankheiten zu schützen. Verwende eine altersgerechte Sprache und erkläre, wie Impfungen funktionieren. Lasse dein Kind Fragen stellen und antworte geduldig. Sorge dafür, dass es ein Verständnis für den Zweck und den Nutzen von Impfungen entwickelt.

Benutze eine positive Sprache

»Es tut gar nicht weh«, »Die Ärztin macht nichts Schlimmes« ist nicht nur gelogen, sondern wird gerade von kleineren Kindern nicht verstanden. »Es tut nur kurz weh« oder »Die Ärztin hilft dir mit der Impfung« kommt der Wahrheit viel näher. Noch etwas: Setze die **Angst vor Spritzen** niemals als Drohmittel ein (»Wenn du nicht mitmachst, kommt der Arzt mit einer Spritze!«), dies verursacht lebenslange Furcht vor Nadeln oder Arztpraxen.

Informiere dich

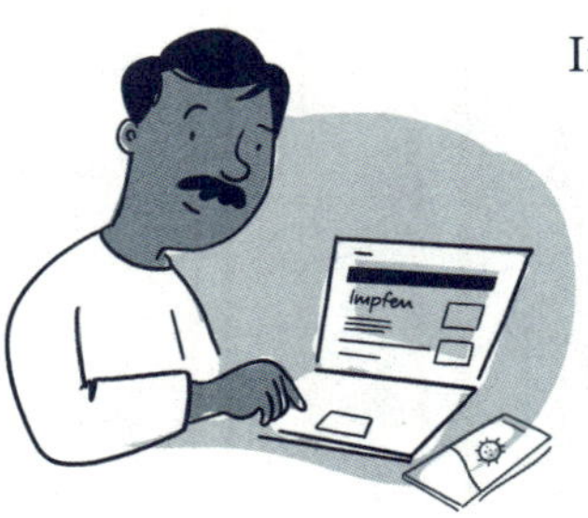

Informiere dich über den Impfstoff, die entsprechende Krankheit, den Sinn der Impfung und die Wirkungen und Nebenwirkungen, um **selbstbewusst und informiert** über das Thema sprechen zu können. Es gibt im Internet genug sachkundige Seiten dazu. Aber achte darauf, dass sie aus seriösen

Quellen stammen und nicht mit falschem Wissen verunsichern. Gute Seiten findest du beim Robert-Koch-Institut oder beim Berufsverband der Kinder- und Jugendärzt*innen e. V.

Vermeide übertriebene Angst

Es ist wichtig, dass du **deine eigene Angst** oder eventuell bestehende negative Einstellungen gegenüber Impfungen nicht auf dein Kind überträgst. Stelle sicher, dass du ruhig und positiv bleibst.

Sprich über Impfungen in einem positiven Licht, auch wenn du Ängste hast. **Betone die Vorteile** und wie Impfungen dabei helfen, stark und gesund zu bleiben. Vergiss deine:n Partner:in nicht: Wer tapferer ist, begleitet das Kind.

Vorbereitung auf den Termin

Erkläre deinem Kind schon zuhause, dass es eine Spritze bekommen wird, aber betone auch, dass es schnell vorübergeht, und dass du bei ihm bist. Biete auch einem älteren Kind an, es zur Impfung zu begleiten und stehe ihm bei.

Frag in der Praxis nach, ob du Impftermine bekommen kannst, an denen die Zeit im Wartezimmer besonders kurz ist: »Je schneller dran, desto schneller weg«, hilft den Kindern und dir.

Wenn ihr mögt: Es gibt **Betäubungspflaster**, die eine halbe Stunde vor der Impfung auf dem Arm aufgeklebt werden und auf jeden Fall den Einstich mildern (z. B. Emla®).

Ablenkungstechniken

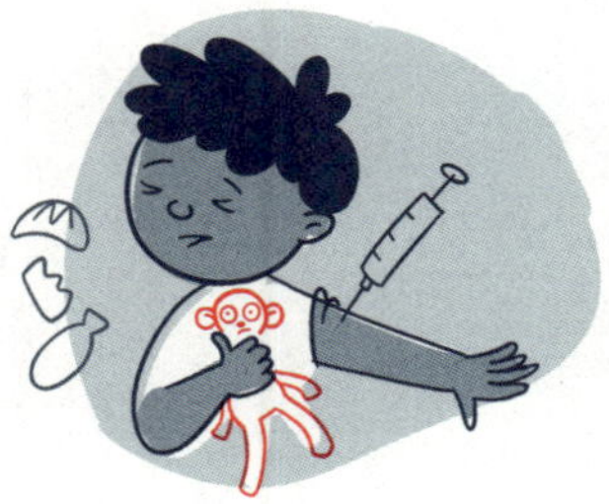

Bespreche mit deinem Kind, welche Ablenkungstechniken es während der Impfung nutzen kann, um den Schmerz zu lindern. Dazu gehören z. B. tiefes Einatmen, Husten, Zählen oder das Halten (eher Zusammendrücken) eines Kuscheltiers. Säuglinge dürfen gestillt werden oder erhalten eine kleine Menge einer Zuckerlösung. Bei Großen helfen Gummibärchen oder andere Süßigkeiten zum Lutschen.

Belohnungen

Überlege, ob du ein kleines Belohnungssystem einführen möchtest, um dein Kind für seine Tapferkeit und Mitarbeit zu belohnen. Das kann helfen, positive Verbindungen mit Impfungen aufzubauen.

Wenn du dies beim Impfen **als Ritual** pflegst, wird ein jeder Impfbesuch einfacher und leichter. Belohnungen werden vorher besprochen und nachher verschenkt. Vorfreude lindert den Schmerz, bevor er beginnt.

Nachbereitung

Nach der Impfung sprich mit deinem Kind über seine Erfahrungen. Lobe es für seine Tapferkeit und beantworte weitere Fragen, die es möglicherweise hat. Sorge dafür, dass es sich umsorgt und verstanden fühlt. **Belohne dich selbst**, wenn du Spritzenangst bei dir kennst und genauso Trost brauchst.

Bitte beachte

- Verheimliche keinen Impftermin, auch nicht vor einem kleinen Kind.
- Sprich in positiven Bildern und stehe deinem Kind bei.
- Belohne dein Kind und dich.

Hausapotheke

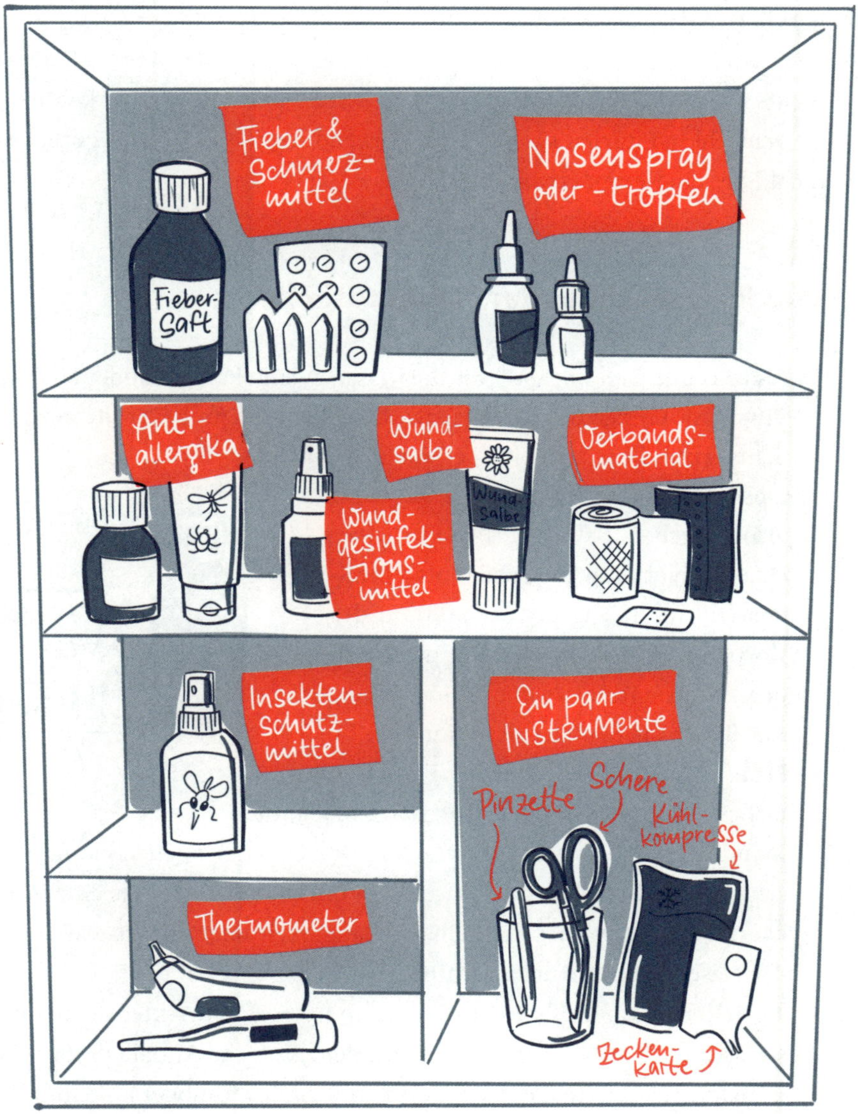
Fieber & Schmerzmittel
Fieber-Saft
Nasenspray oder -tropfen
Antiallergika
Wundsalbe
Wund-Salbe
Wunddesinfektionsmittel
Verbandsmaterial
Insektenschutzmittel
Ein paar INSTRUMENTE
Pinzette
Schere
Kühlkompresse
Zeckenkarte
Thermometer

Für KINDER unzugänglich aufbewahren!

Kühl lagern! ❄

Viele Eltern wünschen sich eine Übersicht der Medikamente für den Hausgebrauch. Denn viele Wehwehchen oder Verletzungen lassen sich zu Hause regeln, ohne Besuch in der Kinderarztpraxis. Aber was brauchst du nun wirklich in der Hausapotheke?

Grundsätzlich gilt: Weniger ist mehr. Es ist schade, wenn Medikamente verfallen. Die unten genannten Mittel sind alle frei verkäuflich, in Deutschland dürfen sie mit dem Verwendungszweck »Hausapotheke« nicht über ein Rezept erworben werden.

Was ihr braucht in der Hausapotheke

- **Fieber- und Schmerzmittel:** Die Klassiker sind Paracetamol und Ibuprofen, sie senken das akute Fieber, sind aber auch probate Mittel gegen Schmerzen. Bitte achte immer auf ausreichende Dosierung und alterspassende Zubereitung, also Zäpfchen, Saft oder Tabletten. Paracetamol gibt man ab Geburt als Einzeldosis 10 bis 15 mg pro Kilogramm des Körpergewichtes (kg KG), Ibuprofen ab dem 3. Lebensmonat mit 10 mg pro kg KG. Bitte nicht häufiger als dreimal am Tag.

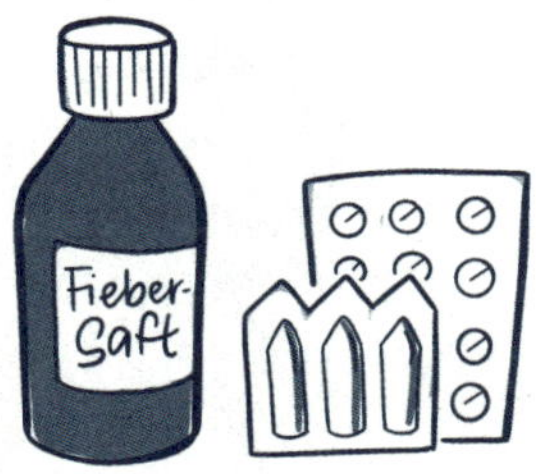

- **Nasenspray oder -tropfen:** Für den einfachen Schnupfen reichen Kochsalztropfen, die man in der Drogerie bekommt oder sogar selbst herstellen kann. Abschwellende Mittel mit Xylometazolin dürfen nie länger als eine Woche verwendet werden, um eine Abhängigkeit oder ein Austrocknen der Nasenschleimhaut zu verhindern.
- **Antiallergika:** Sie gibt es als Salben und Gele für Insektenstiche und sie lassen sich gut im Kühlschrank kühlen. Einfache Antiallergika zum Einnehmen sind Cetirizin oder Dimetinden, beide gibt es als Saft oder kleine Tabletten und sie wirken auch gegen Juckreiz. Bei diagnostizierten Allergien wie Heuschnupfen oder Asthma frag lieber deine Ärztin, welche Mittel du als Vorrat haben solltest.

- **Wunddesinfektionsmittel:** Ein Desinfektionsmittel wie beispielsweise Jod oder Octenidin zur Reinigung und Desinfektion von kleinen Wunden oder Kratzern ist wichtig, um Infektionen zu verhindern. Bei jodhaltigen Mitteln sei vorsichtig bei Säuglingen, weil größere Mengen die Schilddrüsenfunktion beeinträchtigen.
- **Wundsalbe oder -creme:** Eine Salbe oder Creme zur Wundheilung, z. B. mit Dexpanthenol, kann auf kleinere Schnitte, Abschürfungen oder Insektenstiche aufgetragen werden. Für gerötete Haut eignet sich Ringelblumensalbe (Calendula). Vergiss das Sonnenschutzmittel nicht (LSF 30 bis 50).
- **Verbandsmaterial:** Halte eine Auswahl an Pflastern, Mullbinden, sterilem Verbandsmaterial und elastischen Bandagen bereit, um Wunden abzudecken und Verbände anzulegen. Hier kannst du gut Material aus einem abgelaufenen Autoverbandskasten weiterverwenden – im Notfall ist das Ablaufdatum egal.

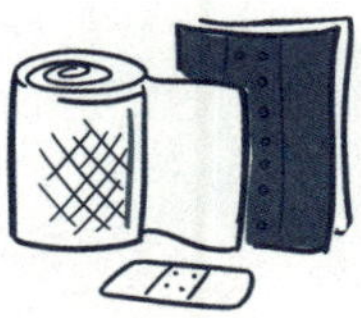

- **Insektenschutzmittel:** Sie gibt es als Gele oder Sprays und sie können sogar bei Säuglingen verwendet werden. Hier aber das Spray auf die eigene Hand geben und dann auf der Haut des Babys verteilen. Im Ausland nimmt man übrigens lieber die Mittel des Landes, sie wirken meist besser, da sie sich dort bewährt haben.
- **Thermometer:** Ein digitales Fieberthermometer ist unverzichtbar. Bei Säuglingen und solange ein Kleinkind das noch toleriert, bitte immer im Po messen, später mit einem Ohrthermometer. Messungen im Mund oder unter der Achsel sind zu ungenau.
- **Noch ein paar Instrumente:**
  - Eine Pinzette, die gut greift und nicht schief sitzt
  - Eine Schere zum Pflasterschneiden
  - Hilfe zum Zeckenentfernen (eine Zeckenkarte oder -schlinge)
  - Kühlkompressen für Stauchungen und Prellungen
  - Einmalhandschuhe
  - Eine Wärmflasche
  - Eine Karte mit den wichtigsten Notfallnummern

Was ihr nicht braucht in der Hausapotheke

- Hustensäfte oder -salben jeglicher Art. Sie verschleimen mehr, als dass sie helfen. Ein guter warmer Tee mit Honig tut auch seine Wirkung.
- Globuli, Bachblüten oder sonstige Pseudomedikamente: Bitte spart euch das Geld. Homöopathische Mittel wirken nicht über den Placeboeffekt hinaus. Im Gegenteil: Kinder sollten nicht lernen, bei jedem kleinen Wehwehchen ein Mittelchen zu bekommen.
- Elektrolytlösungen: Bei Magen-Darm-Infekten empfehlen wir Ärzte schon länger, die normale (gesunde) Kost beizubehalten. Die wenigsten Kinder trinken die salzhaltigen Elektrolytlösungen.

Bitte beachte

- Alle Medikamente gut verschlossen und unerreichbar für Kinder aufbewahren.
- Regelmäßig durchsehen, ob sie nicht schon verfallen sind.
- Zu Risiken und Nebenwirkungen lest die Packungsbeilage und fragt eure Ärztin, euren Arzt oder in eurer Apotheke.

Gesunde Ernährung

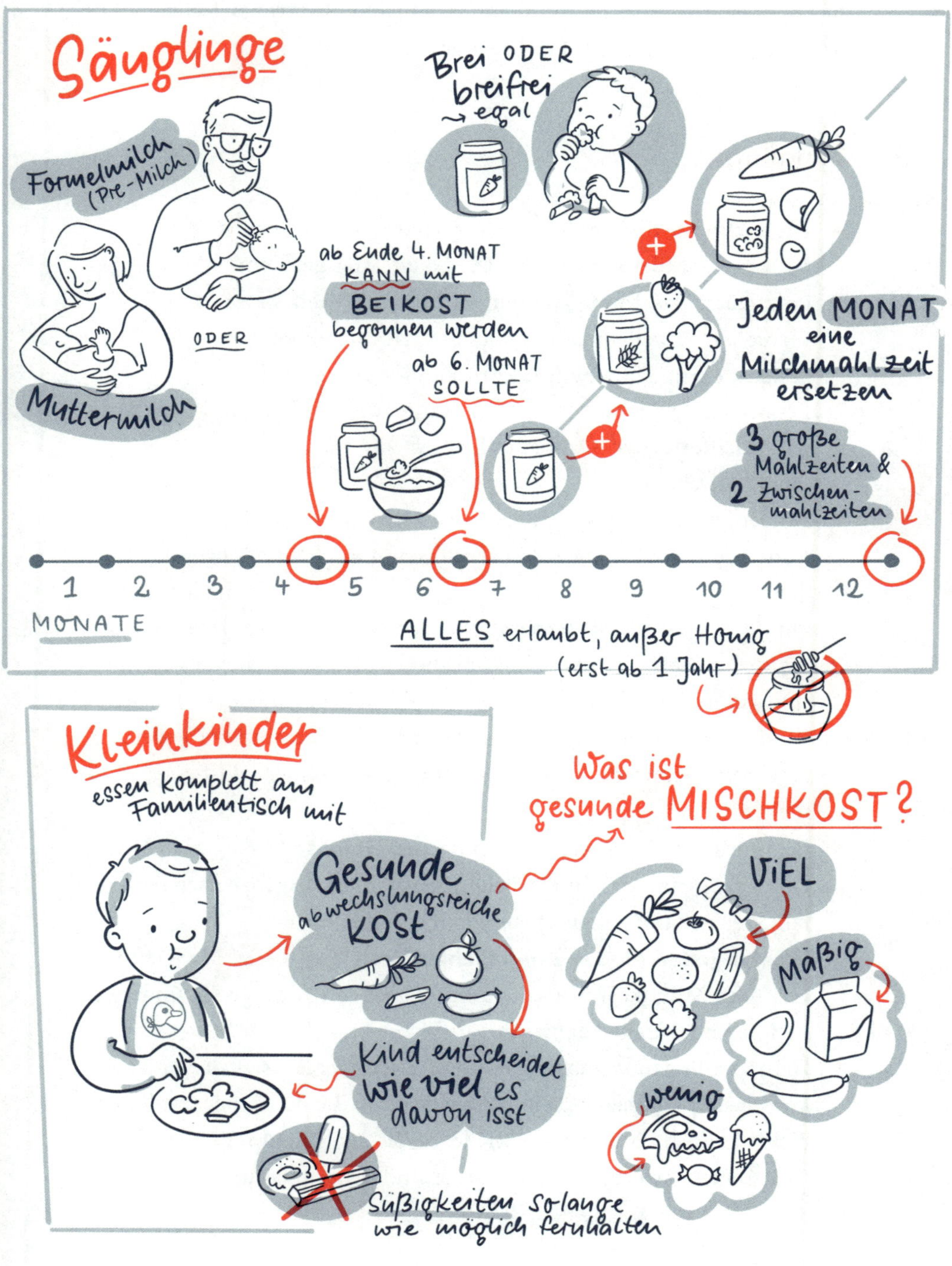

Säuglinge
Formelmilch (Pre-Milch)
ODER
Muttermilch
Brei ODER breifrei → egal
ab Ende 4. MONAT KANN mit BEIKOST begonnen werden
ab 6. MONAT SOLLTE
Jeden MONAT eine Milchmahlzeit ersetzen
3 große Mahlzeiten & 2 Zwischenmahlzeiten
1 2 3 4 5 6 7 8 9 10 11 12
MONATE
ALLES erlaubt, außer Honig (erst ab 1 Jahr)
Kleinkinder
essen komplett am Familientisch mit
Gesunde abwechslungsreiche KOST
Kind entscheidet wie viel es davon isst
Süßigkeiten solange wie möglich fernhalten
Was ist gesunde MISCHKOST?
ViEL
Mäßig
wenig

Bei den Vorsorgeuntersuchungen für ihr Kind, aber auch bei anderen Gelegenheiten, äußern viele Eltern die Sorge, dass ihr Kind nicht gut esse, nicht gut gedeihe oder bestimmtes Essen nicht gut vertrage. Dabei gibt es beim Essen gar nicht so viel zu beachten.

Säuglinge

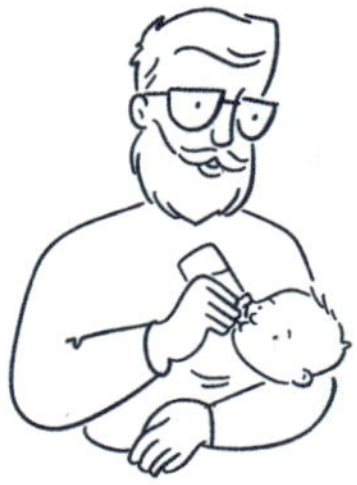

- Die wichtigste und gesündeste Kost ab dem ersten Lebenstag ist die **Muttermilch**. Stillen beugt Allergien vor, unterstützt das Immunsystem, ist kostenlos und stets verfügbar. Trotzdem ist es völlig normal und ebenfalls gesund, einen Säugling mit **Formelmilch** zu ernähren. Benutze so genannte Pre-Milch während der gesamten Milchfütterzeit, »Aufbaumilch« mit »1«, »2« usw. ist nicht notwendig.
- Ab dem vollendeten 4. Lebensmonat **kann** mit der **Beikost** begonnen werden, ab dem 6. Lebensmonat **sollte** mit der Beikost begonnen werden.
- Ob du dein Kind **mit Breien** ernähren willst oder **breifrei**, also im Sinne des »Baby Led Weaning«, bleibt dir überlassen. Beide Varianten sind gut und gleichwertig. Du wirst die Erfahrung machen, dass jedes Kind das anders verlangt, und sich meist eine Mischung aus beidem ergibt. Auch gefütterte Kinder »durften« schon immer selbst essen, und nicht nur Brei.
- Beginne die Beikost mit einem einfachen **Gemüse** (z. B. Karotten oder Pastinaken), um das Füttern technisch zu üben. Ergänze nach der Anfangszeit mit Kartoffeln, später Fleisch und Fisch.
- **Ersetze jeden Monat eine Milchmahlzeit** durch eine Mahlzeit mit gesunder Mischkost, sodass du mit einem Jahr drei große und zwei Zwischenmahlzeiten anbietest.
- Dein Säugling muss nicht jeden Tag etwas anderes essen, du wirst merken, dass er ein paar »**Lieblingsessen**« hat, die du immer wieder anbieten kannst. Führe immer wieder neue Kost ein, um die Vielfalt des Geschmacks zu erhalten und eine gesunde Mischkost anzustreben.

- Nach den neuesten Ernährungsempfehlungen gibt es im ersten Jahr keinerlei Tabus mehr. Du darfst **jegliches Essen anbieten**, moderat gewürzt bei wenig Salz (z. B. im Nudelwasser). Ausnahme: Honig sollen Kinder erst ab einem Jahr bekommen, da sie vorher durch darin enthaltene Bakterien lebensgefährlich erkranken können.
- Esst **immer zuhause am Tisch**. Es ist nicht nötig, immer Essen dabeizuhaben oder unterwegs zu essen. Auch nicht auf dem Spielplatz. So entwickeln Kinder ein besseres Hunger- und Sättigungsgefühl.
- Es darf gestillt werden, **solange Mutter und Kind das wollen**. Wenn Mutter nicht mehr will oder das Kind nicht, kann das Stillen beendet werden. Es gibt keinen Zeitpunkt, ab dem das Stillen schädlich wäre.

Kleinkinder

- Ab einem Jahr isst ein Kind **komplett am Familientisch** mit. Das Essen darf noch klein geschnitten werden, das Kind darf essen, wie es will, alleine, gefüttert, mit Gabel oder Löffel. Erlaubt ist, was gefällt.
- Es gibt zwei Regeln beim Essen: 1. Du bietest **gesunde und abwechslungsreiche Mischkost** an. 2. Dein Kind entscheidet, **wie viel es davon isst**.
- Essen sollte **immer gemeinsam** stattfinden: Kocht gemeinsam, esst gemeinsam, bei älteren Kindern: Kauft gemeinsam ein.
- Versuche, dein Kind **solange wie möglich von Süßigkeiten** fernzuhalten. Hat es sie einmal kennengelernt, gibt es sowieso kein Zurück mehr. Bester Tipp in der Dosierung: Süßigkeiten immer als Überraschung, nie als Belohnung (außer nach Impfungen) und nie immer verfügbar. Gleiches gilt für Fastfood.
- Trinken ist wichtig. **Trinkt immer nur Wasser** oder ungesüßte Tees, verzichtet auf Säfte und zu viel Milch. Sei ein Trinkvorbild und trinke selbst regelmäßig und ausreichend.

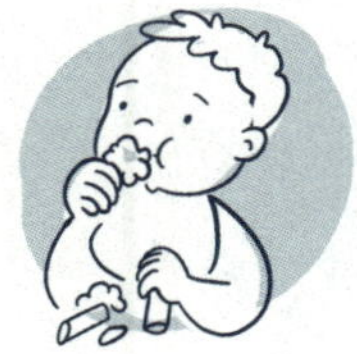

Was ist eine gesunde Mischkost?

- Über gesundes Essen werden dicke Bücher geschrieben. Halte dich an **ganz einfache Regeln**:
- Esst viel Gemüse und Obst, viele Vollkornprodukte und Rohkost, auch Kartoffeln, Reis und Nudeln.
- Esst mäßig tierische Produkte wie Milch, Eier, Fleisch und Fisch.
- Esst wenig fettreiche Mahlzeiten und Süßes.

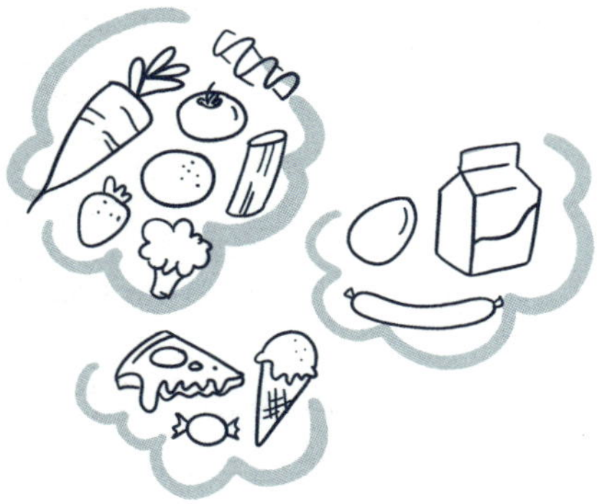

Hautpflege

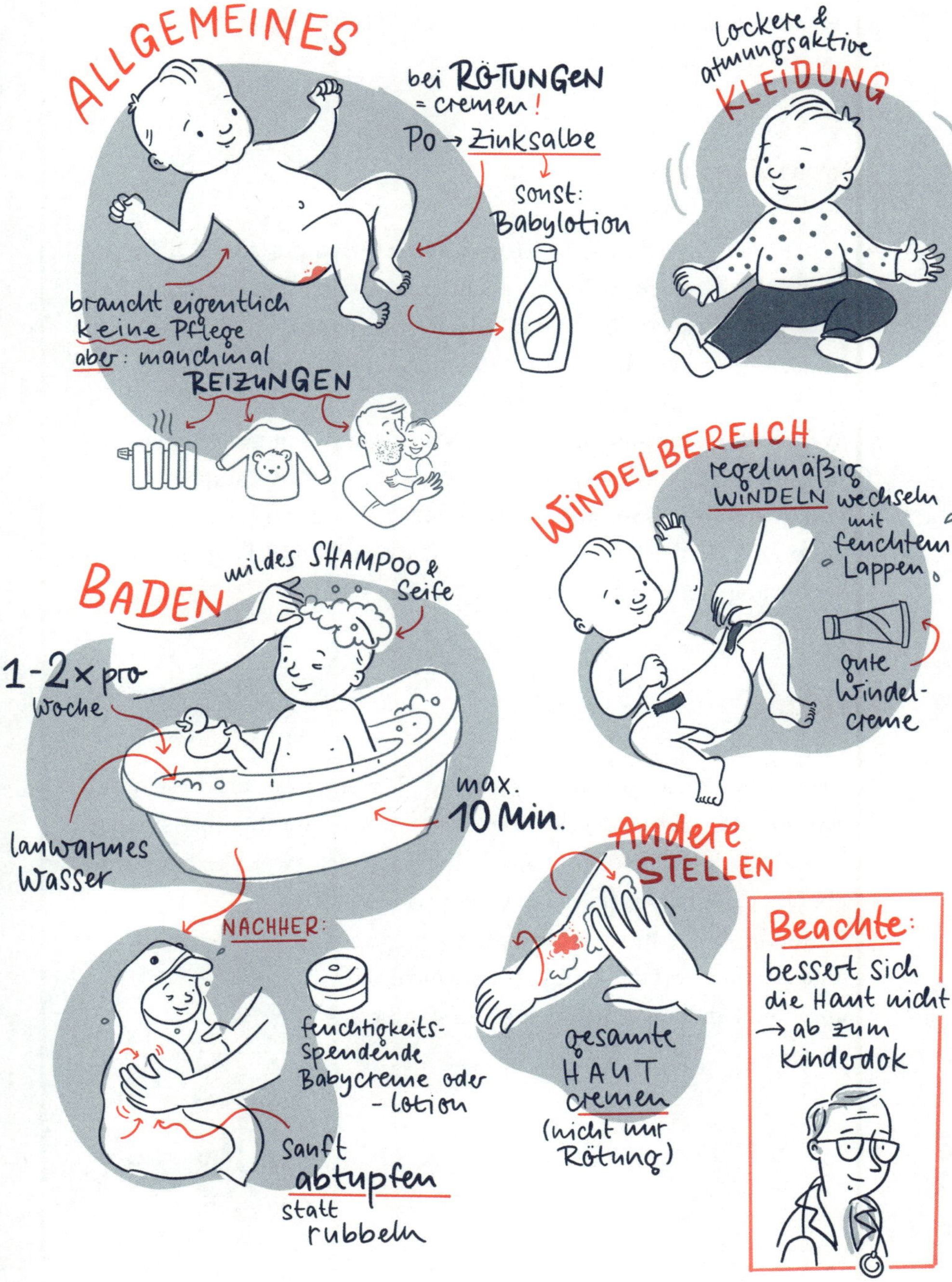

ALLGEMEINES
braucht eigentlich keine Pflege
aber: manchmal REIZUNGEN
bei RÖTUNGEN = cremen!
Po → Zinksalbe
sonst: Babylotion
Lockere & atmungsaktive KLEIDUNG
WINDELBEREICH
regelmäßig WINDELN wechseln
mit feuchtem Lappen
gute Windel-creme
BADEN
mildes SHAMPOO & Seife
1-2 × pro Woche
lauwarmes Wasser
max. 10 Min.
NACHHER:
feuchtigkeits-spendende Babycreme oder -lotion
sanft abtupfen statt rubbeln
Andere STELLEN
gesamte HAUT cremen (nicht nur Rötung)
Beachte:
bessert sich die Haut nicht → ab zum Kinderdok

Hautpflege bei Säuglingen und Kleinkindern sollte immer dann erfolgen, wenn die Haut »Pflege« signalisiert, z. B. durch spürbare Trockenheit, auch durch Rötungen oder kleine Pustelchen. Keine Sorge: Das zeigt selten gleich eine Krankheit an, und du kannst von Anfang an mit einfacher Pflege viel erreichen.

Allgemeines zur Babyhaut

- Babys Haut braucht eigentlich **gar keine Pflege**, gesunde Babyhaut wird durch cremen nicht gesünder. Andererseits ist sie mitunter **Reizungen** ausgesetzt, die sie dann doch röten lassen: Stuhl im Windelbereich, trockene Heizungsluft, Synthetikstoffe in der Kleidung, der Dreitagebart vom Vater.
- Wenn Du **Rötungen** siehst, dann warte nicht, sondern creme. Einfachstes Prinzip: Am Po **Zinksalbe**, an den restlichen Hautpartien eine einfache **Babylotion**, aber ausreichend viel und regelmäßig. Wähle dann eine Creme oder Lotion **ohne Duftstoffe** und Parabene (Konservierungsstoffe), sie irritieren die Haut zu sehr.

Kleidung

- Zieht Kindern lockere, atmungsaktive Kleidung an, am besten aus **Baumwolle**. Vermeidet kratzige Materialien mit Synthetikfasern. Fleece-, Teddystoffe oder Schurwolle fühlen sich zwar weich an, sind aber im dauerhaften Hautkontakt zu irritierend.
- Kleidung sollte immer **locker sitzen**, also kauf eine Nummer größer, dann sitzt sie nicht zu eng. Und Kinder wachsen ja sowieso ständig weiter.

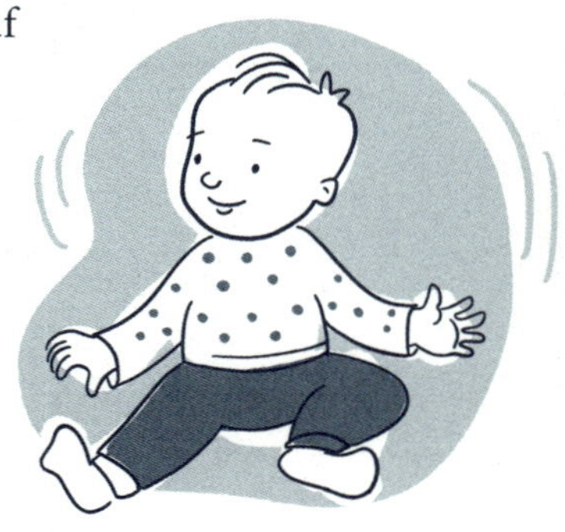

Baden

- Babys und Kleinkinder müssen **nicht täglich** gebadet werden, ein- bis zweimal pro Woche reicht in der Regel aus.
- Nehmt lauwarmes Wasser und begrenzt die Badezeit auf zehn Minuten, um ein Austrocknen der Haut zu verhindern. Dabei dürfen **milde, z. B. pH-neutrale Babyseifen und Shampoos** verwendet werden, auch ein wenig Babyöl im Badewasser hilft. Der Mensch ist schließlich kein Fisch, unsere Haut trocknet sonst aus.
- Nach dem Baden **sanft abtupfen** statt zu rubbeln, um Irritationen zu vermeiden.
- Nach dem Baden und auch zwischen den Badetagen ist die Anwendung einer feuchtigkeitsspendenden **Babycreme oder -lotion** in Ordnung.
- Es wird immer **der gesamte Körper gepflegt**, denn offensichtlich trockene Stellen sind nur die Spitze des Eisbergs, trocken ist die gesamte Haut.

Windelbereich

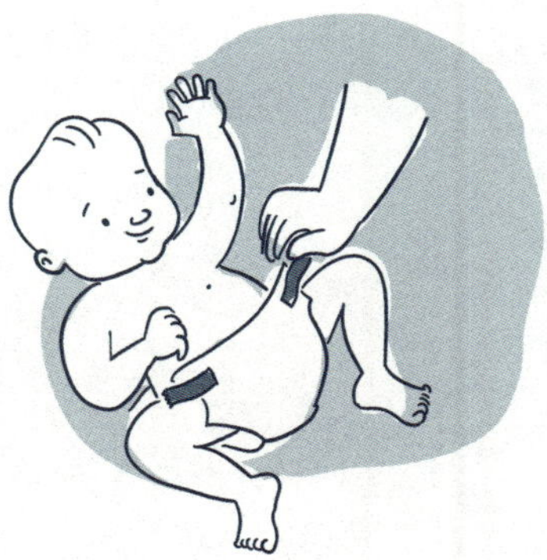

- Bitte **wechselt Windeln regelmäßig**, vor allem mit Stuhlgang, um Feuchtigkeit von der Haut fernzuhalten. Verwendet dabei warmes Wasser mit einem weichen Tuch wie z. B. Waschlappen. Feucht- und Öltücher sind zu vermeiden, für unterwegs sind sie aber in Ordnung.
- Eine gute Windelcreme (am besten mit **Zinkoxid**) schützt vor Hautreizungen und beugt einem wunden Po vor.
- Wird der Windelbereich einmal außergewöhnlich rot, sprechen wir von einer **Windeldermatitis**. Jetzt solltest Du:
  - Die Windel noch häufiger wechseln.
  - Die Windel auch einmal weglassen, damit Luft an den Po kommt.
  - Mit einem warmen oder kalten Schwarzteesud vorsichtig die Haut abtupfen und trocknen lassen.

- Dick mit Zinksalbe behandeln.
- Bleibt die Haut trotzdem rot oder siehst du Pusteln, vor allem oberhalb des Genitals, liegt ein Pilz (Soor) vor. Frag in der Kinder- und Jugendarztpraxis nach einem Mittel dagegen (z. B. Miconazol).

Rötungen an anderen Stellen

- Die Haut ist ein Gesamtorgan. Wenn du irgendwo eine Rötung siehst, ist zumeist die **gesamte Haut trocken**, also creme auch die gesamte Haut ein und nicht nur die roten Stellen. Das bedeutet auch: Kaufe lieber eine große Flasche Pflegemittel in der Drogerie als eine kleine Tube für viel Geld in der Apotheke. Nur weil es teurer ist, muss es nicht besser sein.
- Öl hat meist gar keine Pflegewirkung, kann aber zum Säubern von engen Hautstellen (am Hals oder der Leiste) benutzt werden.
- **Grundprinzip in der Hautpflege**: Je kälter es draußen ist, je trockener die Haut wirkt, desto fettiger darfst du schmieren. Je wärmer im Sommer, desto höher sollte der Wasseranteil in deiner Pflege sein (Lotionen und Pflegemilch).

Bitte beachte

- Bessert sich die Haut auch mit diesen einfachen Tipps nicht, zögere nicht, dich in der Kinderarztpraxis zu melden.
- Selbstmedikation und wiederholtes Ausprobieren mehrerer Pflegemittel, ohne eine Wirkung abzuwarten, kann in solchen Fällen mehr Schaden als Nutzen bringen.
- Hautausschläge durch Kinderkrankheiten sind selten und treten oft am Ende der Erkrankung auf, sie haben eine typische Verteilung am Körper, die Kinderärztinnen schnell erkennen können.

Säuglinge

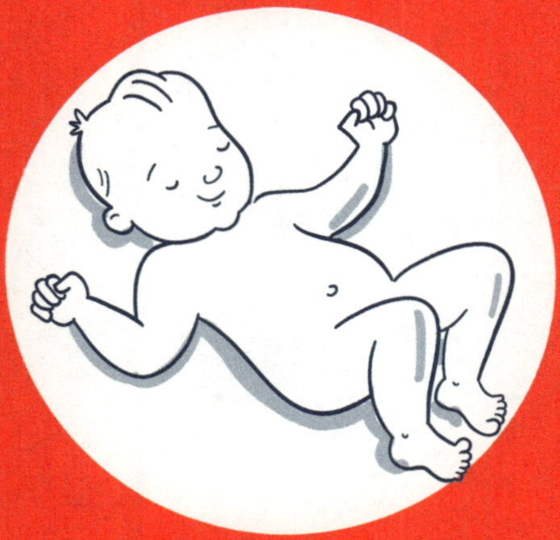

Direkt nach der Geburt und die U1

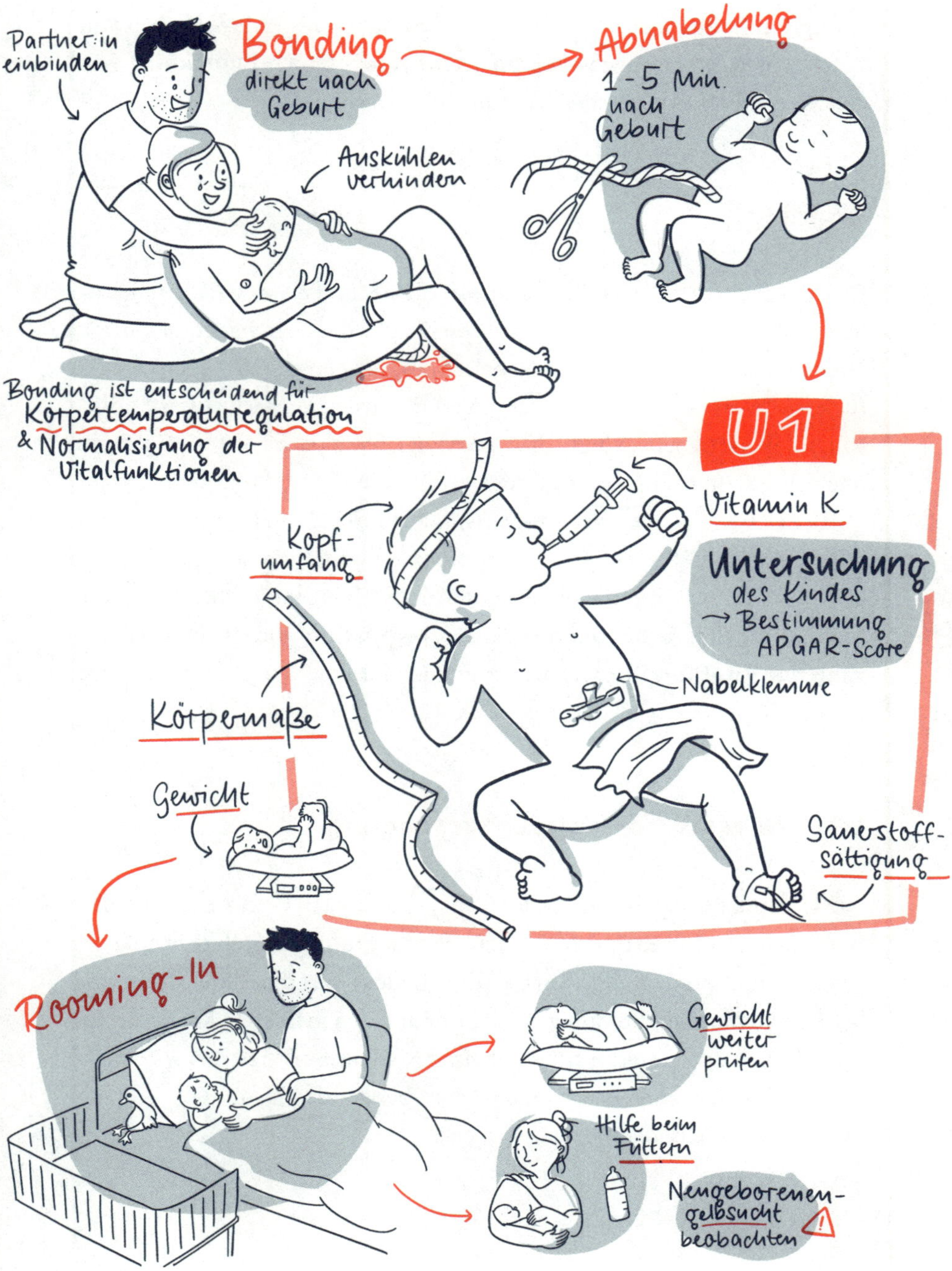

Viele Eltern sind verständlicherweise in Sorge, was unmittelbar nach der Geburt ihres Kindes passiert, vor allem bei den medizinischen Dingen im Krankenhaus. Bitte nicht zu viele Gedanken machen. Nach einer normalen und unkomplizierten Entbindung sind nur wenige Maßnahmen vonnöten. Auch bei Hausgeburten oder einer ambulanten Entbindung wird das Neugeborene durch die Hebamme überwacht.

Bonding

Das Wichtigste ist die **Verbindung von Eltern und Kind**, vor allem natürlich zur Mutter. Deshalb bekommt die Mutter das Frischgeborene direkt Haut an Haut, oft noch an der Nabelschnur, für den ersten Augenkontakt, für erste Worte, zum ersten Anlegen an die Brust. Wie selbstverständlich sollte der Partner (was natürlich nicht der biologische Vater sein muss) oder die Partnerin mit eingebunden sein in diese erste Bondingphase.

Die Hebamme oder im Krankenhaus auch Gesundheits- und Krankenpflegende (GuKP) trocknen das Neugeborene vorsichtig ab und decken es zu, um eine Auskühlung zu verhindern. Das Bonding gilt als wichtigste Maßnahme für die **Körpertemperaturregulation** und die **Normalisierung der Vitalfunktionen** nach einer auch für das Neugeborene anstrengenden Geburt.

U1 – die erste Vorsorgeuntersuchung

Die U1 findet entspannt nach der Geburt statt, nach dem Abnabeln, dem Bonding mit Mutter und Vater bzw. Partner:in, nach Stabilisierung der Gesamtsituation. Durchgeführt wird sie in der Regel durch die Hebamme, bei Krankenhausentbindungen auch durch eine anwesende Kinderärztin, z. B. nach einem Kaiserschnitt oder einer Risikogeburt. Hierbei wird beurteilt, ob das Neugeborene die Geburt gut überstanden hat und ob akut medizinische Hilfe notwendig ist.

Inhalte der U1

- Untersuchung des Kindes, Bestimmung des APGAR-Scores
- Körpermaße: Größe, Gewicht, Kopfumfang
- Messung der Sauerstoffsättigung im Blut

APGAR-Score

Beurteilung von

A-ppearance - das Aussehen: blass, blau oder rosig.

P-ulse – ob der **Herzschlag** vorhanden, zu langsam oder normal ist.

G-rimace – **Abwehrreaktionen** z. B. beim Absaugen oder Abtrocknen.

A-ctivity – Körper- und **Bewegungstonus**.

R-espiration – die **Atmung**.

Der »Apgar« ist ein international festgelegter Wert von maximal 10 Punkten, der in den Lebensminuten »1«, »5« und »10« erhoben wird und die Anpassung des Kindes objektiviert.

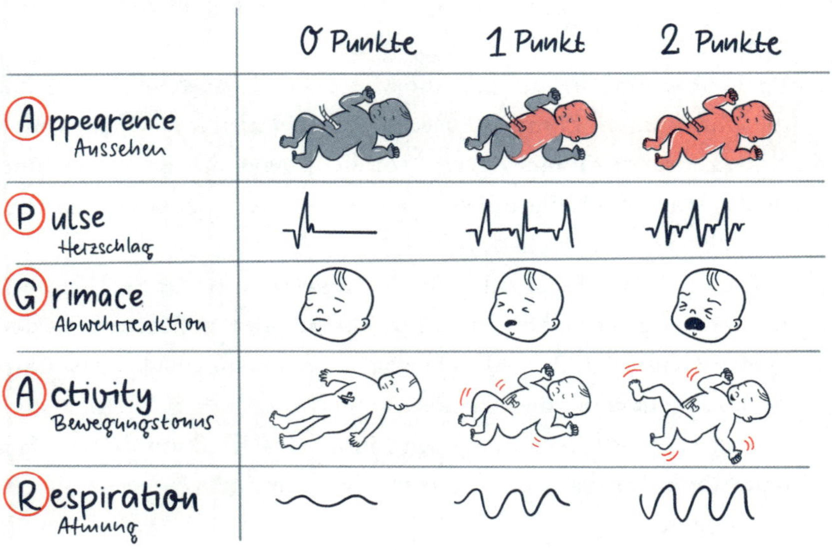

Vitamin-K-Gabe und Abnabelung

Vitamin K dient zur **Unterstützung der Blutgerinnung**, die Gabe wird bei den nächsten zwei Vorsorgeuntersuchungen noch einmal wiederholt (andere Dosierungen wie eine tägliche Gabe oder gar eine homöopathische Zubereitung werden nicht empfohlen, weil sie das Risiko einer Hirnblutung durch einen Mangel an diesem Vitamin in sich bergen).

Die Abnabelung erfolgt nach ein bis maximal fünf Minuten, dies definiert die WHO als optimalen Zeitpunkt. Eine **Nabelklemme** umschließt den Nabelschnurrest, sie wird nach zwei bis drei Tagen (z. B. zur U2) wieder entfernt.

Mutter-Kind-Station bei stationären Geburten

- Sobald die Situation für Mutter und Kind im Kreißsaal entspannt und stabil ist, können beide auf die **Wöchnerinnenstation** verlegt werden.
- Die meisten modernen Frauenkliniken haben Ein- bis Zweibettzimmer für Mutter und Kind, manchmal sogar **Familienzimmer**, in denen Partner oder Partnerin und sogar ältere Kinder mit übernachten können.
- Beim »**Rooming-In**« versorgt die Mutter das Neugeborene rund um die Uhr in ihrem Zimmer. Pflegende übernehmen im »**Kinder- oder Neugeborenenzimmer**« gerne vorübergehend die Betreuung und Beobachtung des Neugeborenen, wenn die Mutter beispielsweise ärztliche Untersuchungen hat.
- In der Zeit bis zur Entlassung wird der **Gewichtsverlauf** des Neugeborenen beobachtet und die Mutter im **Stillen** oder im **Füttern mit der Flasche** angeleitet. Besonders beobachtet man eine mögliche **Neugeborenengelbsucht**, die behandelt werden muss.
- Gibt es keine Probleme, verlassen Mutter und Kind **am dritten Tag nach der Entbindung** das Krankenhaus, nach einem Kaiserschnitt ein paar Tage später.

Bei Hausgeburten ist der Ablauf viel individueller, die Familie bestimmt den Tagesablauf, sodass sich alle wohlfühlen. Hier beobachtet die begleitende Hebamme den normalen Anpassungsprozess des Säuglings an das neue Leben.

Vorsorgeuntersuchung U2 – in der ersten Lebenswoche

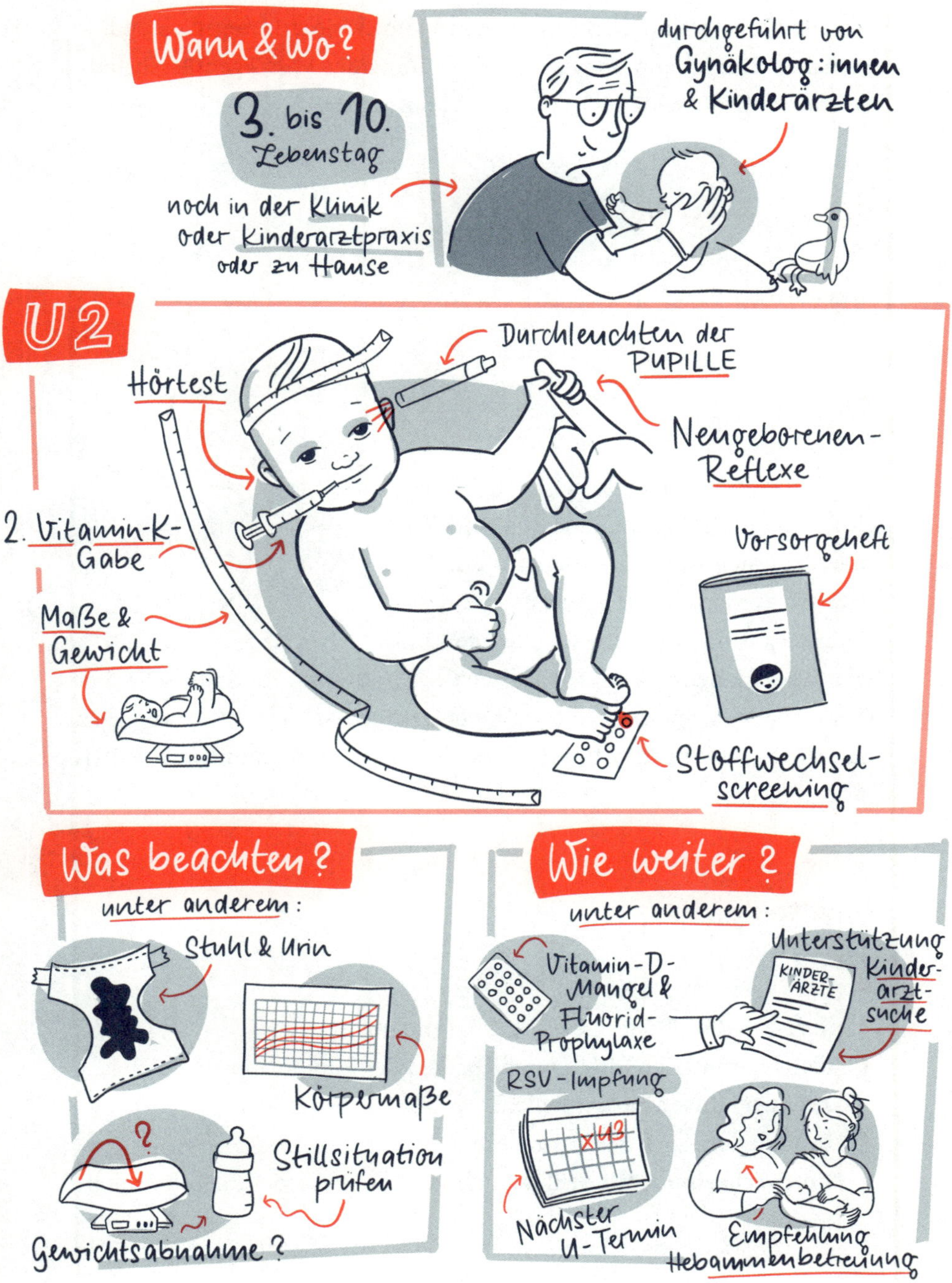

Wann & Wo?
3. bis 10. Lebenstag
noch in der Klinik oder Kinderarztpraxis oder zu Hause
durchgeführt von Gynäkolog:innen & Kinderärzten
U2
Hörtest
Durchleuchten der PUPILLE
Neugeborenen-Reflexe
2. Vitamin-K-Gabe
Maße & Gewicht
Vorsorgeheft
Stoffwechsel-screening
Was beachten?
unter anderem:
Stuhl & Urin
Körpermaße
Stillsituation prüfen
Gewichtsabnahme?
Wie weiter?
unter anderem:
Vitamin-D-Mangel & Fluorid-Prophylaxe
Unterstützung Kinderarzt-suche
KINDER-ÄRZTE
RSV-Impfung
U3
Nächster U-Termin
Empfehlung Hebammenbetreuung

Bei den Vorsorgeuntersuchungen des Gelben Untersuchungshefts dürfen Eltern ihren Kinder- und Jugendärztinnen gerne Löcher in den Bauch fragen. Schließlich dienen sie der Prävention von Krankheiten und dem Erkennen von möglichen Entwicklungsstörungen des Kindes. Eltern sollten alle Vorsorgeuntersuchungen wahrnehmen, sie sind verpflichtend. In manchen Bundesländern wird die Einhaltung der Vorsorgeuntersuchungen durch die Jugendämter tatsächlich kontrolliert.

Zeitraum der U2

3. bis 10. Lebenstag (spätestens 14. Lebenstag).

Ort

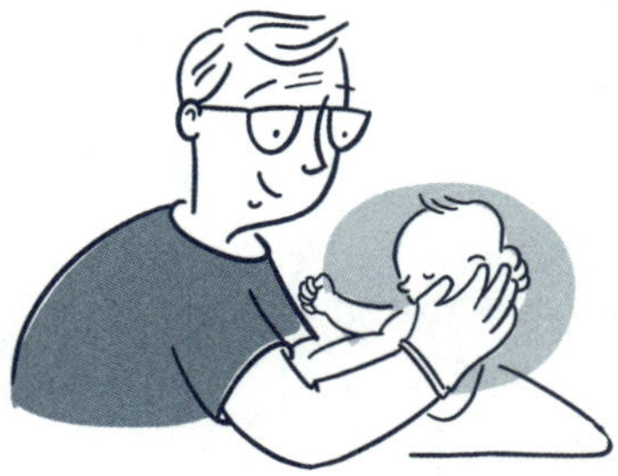

Die U2 findet in aller Regel noch in der Entbindungsklinik statt und kann von Gynäkolog:innen oder Kinderärzten durchgeführt werden. Meist kommen die Kinderärzte aus der angrenzenden Kinderklinik (wenn vorhanden) oder aus Praxen in der Umgebung. Bei Haus- oder ambulanten Geburten machen die Kinderärztinnen die Untersuchung auch zu Hause oder in ihrer Praxis. Einfach mal in der zukünftigen Praxis nachfragen.

Inhalte der U2

- Untersuchung des Kindes.
- Körpermaße: Größe, Gewicht, Kopfumfang.
- Transillumination (d. h. Durchleuchten der Pupille, um eine Trübung der Augenlinse auszuschließen).
- Testung der Neugeborenenreflexe.
- **Stoffwechselscreening** (Blutabnahme auf eine Trockenblutkarte zur

Untersuchung auf vielerlei angeborene Stoffwechselerkrankungen, z. B. eine Schilddrüsenunterfunktion).

- **Hörtest mittels Otoakustischer Emissionen (OAE),** dabei werden kleine Messmikrofone ins Ohr des Säuglings gesetzt und kleinste Geräusche aus dem Innenohr aufgezeichnet. Das kitzelt nur und tut nicht weh.
- **Sauerstoffmessung** – hierbei wird die Sauerstoffanreicherung im Blut mit einem elektronischen Messfühler durch die Haut registriert. Ein niedriger Wert kann Hinweise auf einen Herzfehler geben.
- Gespräch mit den Eltern über familiäre Vorerkrankungen.
- Vitamin-K-Gabe, dies ist die 2. Gabe (die erste erfolgt direkt nach der Geburt), zur Unterstützung der Blutgerinnung.
- Aufklärung und **einmalige Impfung gegen das RS-Virus** vor der Entlassung (Humanes Respiratorisches Synzytial-Virus, verursacht eine für Säuglinge lebensbedrohliche Erkältungskrankheit), bei Entbindung zwischen Oktober und März.
- Erklärung des Vorsorgeheftes und der weiteren Untersuchungen in der Zukunft.
- Beantwortung von Fragen.

Was gibt es zu beachten?

- Untersuchung auf Geburtsverletzungen oder Fehlbildungen.
- Beurteilung der Körpermaße mittels Perzentilenkurven (statistische Normalwerte der Durchschnittsbevölkerung).
- **Urin und Stuhl**: Wird der Urin regelmäßig abgesetzt? Die Stuhlfarbe entwickelt sich vom schwarzen »Kindspech« (Mekonium) zum grüngelben dünnen Säuglingsstuhl.
- Liegt die **Gewichtsabnahme** nicht unter 10 Prozent? Überprüfung der Stillsituation, ggf. Hinzuziehen einer Stillberatung, eventuell Zufütterung mit Flaschenmilch.

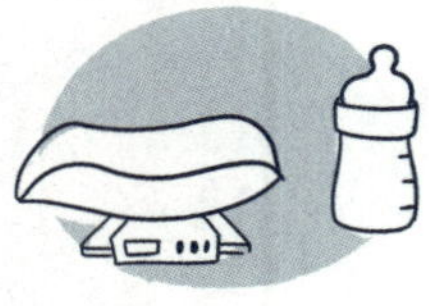

- **Gelbsucht**: Braucht das Kind eine Therapie (Abbau des Bilirubinfarbstoffs im Blut mithilfe eines blauwelligen Lichtes)?
- Gibt es **Hüftreifungsverzögerungen** in der Familie? Planung eines Ultraschalls der Hüfte für eine ggf. frühzeitige Therapie.

Wie es weitergeht

- Beginn der **Vitamin-D-Mangel-Prophylaxe** mit Vitamin D in Tablettenform ab der zweiten Woche. Die Tabletten lösen sich schnell auf und können direkt in den Mund gegeben werden. Wer möchte, löst sie in Milch auf.
- Beginn der **Fluorid-Prophylaxe** zur Vorbeugung von Karies (in der Regel in einer Tablette mit Vitamin D).
- Unterstützung bei der **Kinderarztsuche** (Liste der regionalen Kinderarztpraxen, Verweis auf die Terminvergabestellen der Kassenärztlichen Vereinigungen).
- Empfehlung der **Hebammenbetreuung** während des Wochenbettes und darüber hinaus (u. U. bis zur zwölften Woche nach Geburt, z. B. bei Frühgeborenen) – alle Familien haben einen Anspruch darauf, die Krankenkassen bezahlen das.
- Anbahnung und Vermittlung »**Früher Hilfen**« für bedürftige Familien.
- Nächster Kinderarzttermin: Vorsorgeuntersuchung U3 in der 3. bis 6. Lebenswoche.

Bitte beachte

- Versucht, die U2 immer im Krankenhaus wahrzunehmen, da die einzelnen Untersuchungen wie Hörtest, Stoffwechseltest oder die U2 selbst aufgrund des kurzen Zeitfensters ambulant in Kinderarztpraxen schwer zu organisieren sind.
- Fragt die Pflegenden auf der Wochenstation nach Kinderärztinnen in der Region, sie haben oft gute Empfehlungen.
- Geschwisterkinder dürfen meist bei den Untersuchungen dabei sein, das hilft ihnen bei der Akzeptanz des Neugeborenen und beim nächsten eigenen Praxisbesuch.

Vorsorgeuntersuchung U3 – mit einem Monat

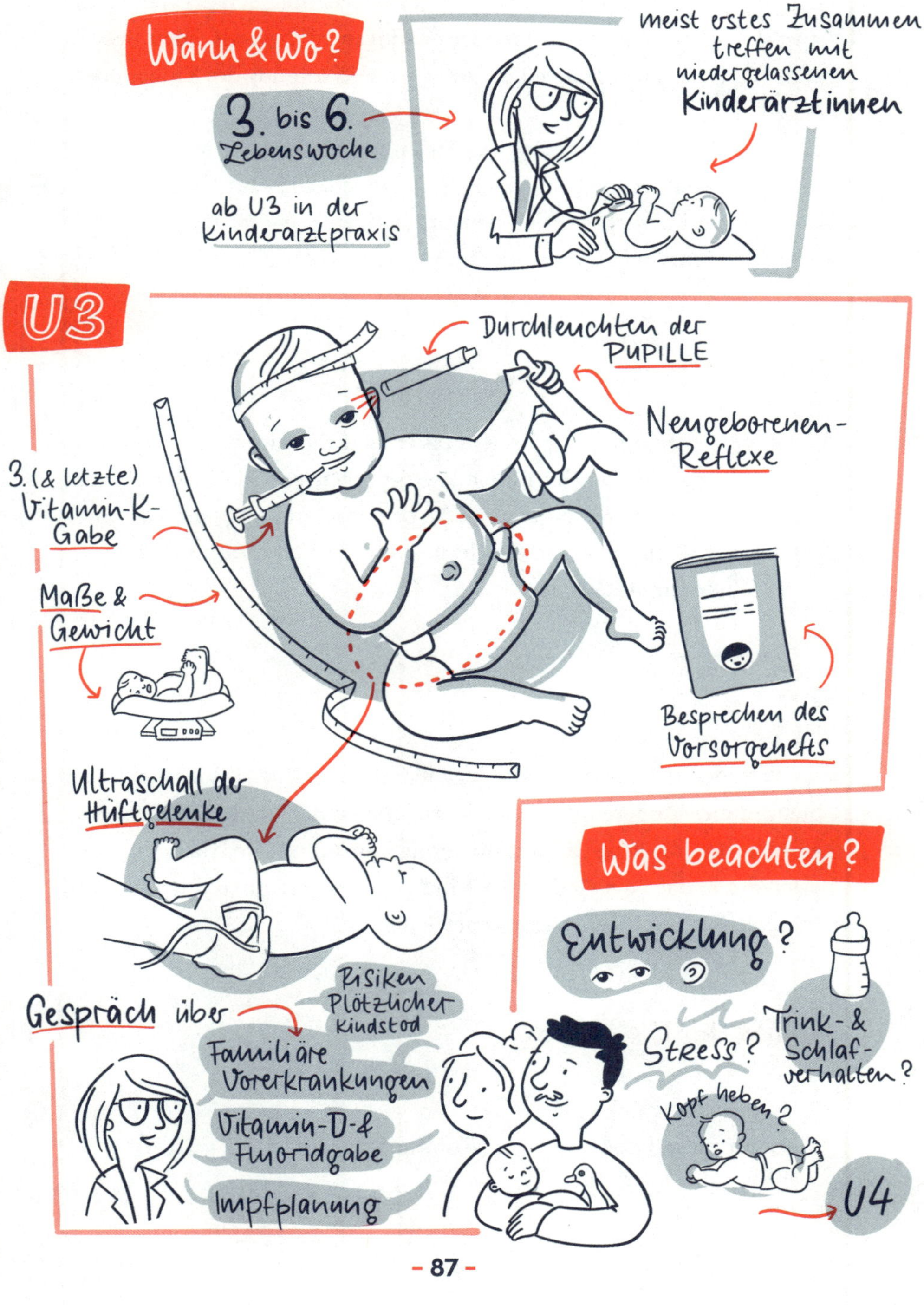

Die U3 ist meist das erste Zusammentreffen mit den niedergelassenen Kinderärzten. Ärzte oder Eltern sind in vielen Bundesländern verpflichtet, den Besuch der Vorsorgen zu melden. Bei Versäumnis wird bei den Eltern nachgefragt. Wurde tatsächlich eine Vorsorgeuntersuchung versäumt, kann sich das Gesundheitsamt oder das Jugendamt durch einen Besuch bei der Familie von der guten Betreuung und Versorgung des Kindes überzeugen.

Bei der U3 ist die erste Zeit des Zusammenfindens der jungen Familie beendet, es gab bereits die ersten Sorgen, auch zur Gesundheit und Entwicklung des kleinen Säuglings. Zeit für die ersten medizinischen Fragen, die ihr nun alle stellen könnt.

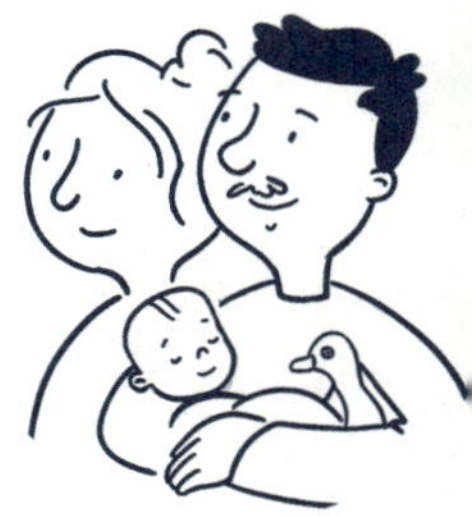

Zeitraum

- 3. bis 6. Lebenswoche (spätestens bis zur 8. Lebenswoche).
- Bitte bring zu allen Terminen die Krankenversichertenkarte (oder einen anderen Nachweis), das Gelbe Untersuchungsheft und das Impfbuch mit, wenn du schon eins hast. Wenn nicht, bekommst du das in der Kinder- und Jugendarztpraxis.

Ort

Die U3 findet in der Kinder- und Jugendarztpraxis statt. Leider wird es zu einem immer größeren Problem, überhaupt Kinder- und Jugendarztpraxen zu finden, die neue Kinder aufnehmen. Ihr solltet also frühzeitig – am besten direkt nach der Geburt des Kindes – einen Termin dafür vereinbaren, schließlich ist die U3 bereits nach einem Monat.

Inhalte der U3

- Untersuchung des Kindes.
- Körpermaße: Größe, Gewicht, Kopfumfang.

- **Transillumination** (d.h. Durchleuchten der Pupille, um eine Trübung der Augenlinse auszuschließen).
- Testung der Neugeborenenreflexe.
- Gespräch mit den Eltern über **familiäre Vorerkrankungen**, besondere Belastungen in der Familie oder Schwierigkeiten während der Schwangerschaft oder der Geburt. Letztendlich ist es ein Kennenlernen der gesamten Familie.
- **Vitamin-K-Gabe:** Dies ist die dritte und letzte Gabe nach U1 und U2, zur Unterstützung der Blutgerinnung.

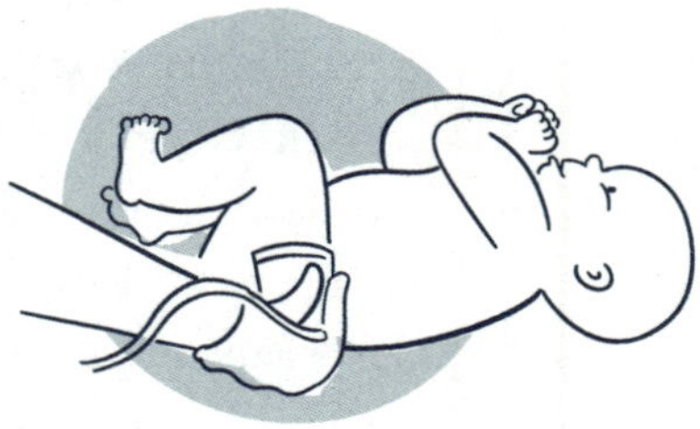

- **Ultraschall der Hüftgelenke**: Bei manchen Kindern ist die Hüftpfanne nicht komplett ausgebildet, sodass der Hüftkopf zu wenig sichere Führung hat. Bei einer Auffälligkeit wird nach einem Monat nachkontrolliert. Bleibt die Reifungsverzögerung bestehen, kann die Hüfte durch Tragen einer Hüftschiene therapiert werden. Eine solche Hüftdysplasie kommt bei Mädchen fünfmal häufiger vor und betrifft 6 Prozent aller Neugeborenen.
- Erklärung des Vorsorgeheftes und der weiteren Untersuchungen in der Zukunft.
- Besprechung der Vitamin-D- und Fluoridgabe zur Vorbeugung einer Mangelversorgung und Karies.
- Hinweise zur **Unfallverhütung**, zum Medienkonsum in der Familie und zu regionalen Unterstützungsangeboten.
- Besprechung des **Impfkalenders**, erste Informationen und Mitgabe von Aufklärungsbroschüren, evtl. Nachholen der Impfung gegen das RS-Virus, wenn nicht bei U2 erfolgt (siehe auch Kapitel »Impfplan in Deutschland«).
- Risiken des **Plötzlichen Kindstodes** werden besprochen: Hier vor allem das Passivrauchen, das Schlafen in der Bauchlage und die Überhitzung im Kindsbett oder beim Co-Sleeping.
- Die Sprechzeiten in der Kinderarztpraxis besprechen, und was an Wochenenden zu tun ist oder wenn die Praxis auch sonst einmal geschlossen ist. Aufklärung über Notfalldienste in der Umgebung.
- Beantwortung von Fragen.

Was gibt es zu beachten?

- Wie hat sich das Neugeborene in den ersten Wochen seines Lebens entwickelt? Öffnet es regelmäßig die Augen und reagiert auf **Seh- und Hörreize**?
- Kann es schon in Bauchlage **den Kopf halten** und bewegt es spontan den Kopf von der einen zur anderen Seite?
- Wie ist das **Trink- und Schlafverhalten**? Hat sich zwischenzeitlich ein Rhythmus eingestellt?

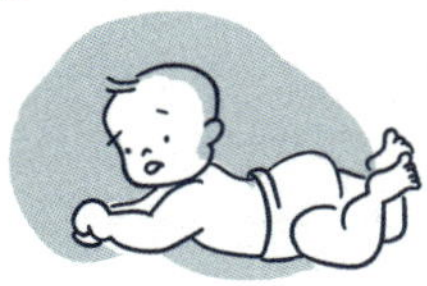

- Wird das Kind gestillt? Auch wenn wir das ausschließliche Stillen propagieren, ist eine Flaschenmilchernährung ein hervorragender Ersatz. Gerne vermitteln wir auch **Stillberater:innen**.
- Wie hat sich das Leben für die junge Familie verändert? Gibt es Stresspotenzial, vielleicht für ältere Geschwister? Wie arrangieren sich die Eltern im Beruf?

Wie es weitergeht

Vereinbaren der nächsten Termine: erster Impftermin, nächste Vorsorge U4 mit einem viertel Jahr.

Vorsorgeuntersuchung U4 – mit einem viertel Jahr

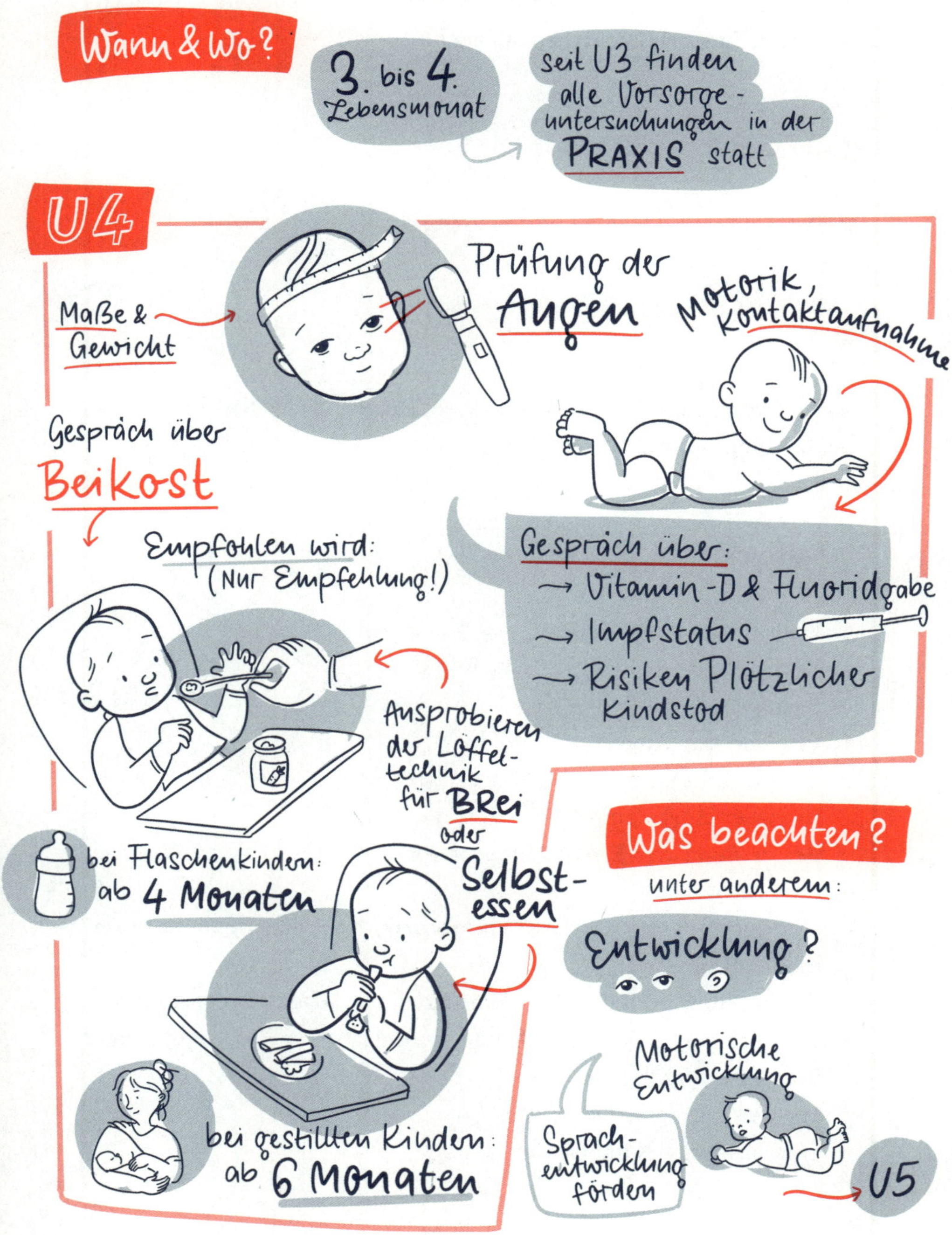

Die U4. Die ersten Monate liegen hinter euch, die ersten Impfungen haben bereits stattgefunden. Vielleicht gibt es schon so etwas wie einen familiären Rhythmus im Füttern, Wickeln und Spazierengehen. Bei der U4 gibt es erste größere Entwicklungsschritte zu sehen, die Babys beginnen zu jauchzen und zu brabbeln, sie lachen mit allen.

Zeitraum

3. bis 4. Lebensmonat (2. bis spätestens 4 1/2 Lebensmonat).

Ort

Seit der U3 finden alle Vorsorgeuntersuchungen in der Kinder- und Jugendarztpraxis statt.

Inhalte der U4

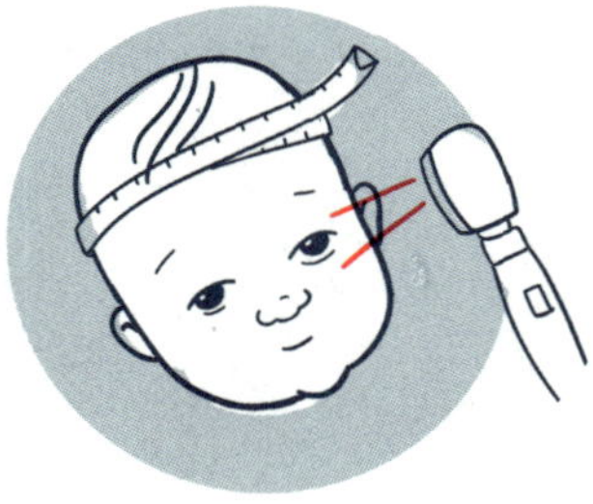

- Untersuchung des Kindes.
- Körpermaße: Größe, Gewicht, Kopfumfang.
- **Prüfung der Augen** mithilfe des Brücknertests (mit einem Ophthalmoskop, einer speziellen Augenlampe).
- Besprechung der **Entwicklungsschritte**, Trinkverhalten, Eindruck der Eltern.
- Untersuchung des Kindes nach **Motorik, Kontaktaufnahme, Kommunikation**.
- Besprechung der **Beikost** ab dem vierten bis sechsten Lebensmonat.
- Besprechung der Vitamin-D- und Fluoridgabe zur Vorbeugung einer Mangelversorgung und Karies.
- Hinweise zur Unfallverhütung.
- Überprüfung des Impfstatus.

- Risiken des Plötzlichen Kindstodes werden besprochen, siehe U3.
- Beantwortung von Fragen.

Was gibt es zu beachten

- Was macht das Füttern? Gibt es bereits einen **Rhythmus** im Stillen oder beim Flasche geben? Gibt es Handlungsbedarf?
- Was macht das (Ein-)Schlafverhalten? Gibt es Redebedarf zur Begleitung des Ein- und Durchschlafens?
- Motorische Entwicklungsschritte zum jetzigen Zeitpunkt: Hebt das Kind den **Kopf in der Bauchlage**? Ist die Bauchlage sicher und angenehm für das Kind? Bewegt sich das Kind spontan mit offenen Händen und folgt dem Gegenüber problemlos mit den Augen?
- Entwicklungsschritte in der Kommunikation: Nimmt das Kind guten **Blickkontakt** auf, sehen die Eltern schon ein »soziales« Lachen, also die Reaktion auf ein Anlächeln?
- Reagiert das Kind auf **akustische und visuelle Reize**?
- Förderung der Sprachentwicklung durch häufiges Sprechen und Singen mit dem Baby.
- Bei erkannten Entwicklungsverzögerungen leiten wir **mögliche Therapien** (wie Physiotherapie) ein.

Beikost

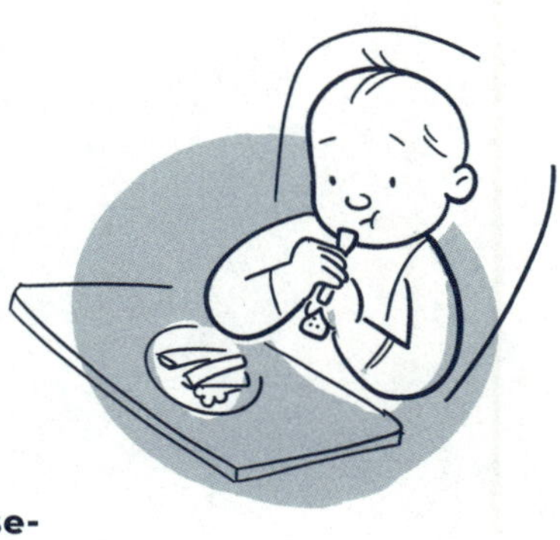

- Wir besprechen zu diesem Zeitpunkt die Einführung der nächsten Kostform.
- Empfohlen wird: Beginn der Beikost ab dem 4. Lebensmonat bei Flaschenkindern, ab dem 6. Lebensmonat bei gestillten Kindern. Dies sind nur Empfehlungen, es darf sehr stark variiert werden.
- Begonnen wird mit **einfachen Gemüsebreien** zum »Ausprobieren« der Löffeltechnik, **das**

Selbstessen ist ab jedem Zeitpunkt und Interesse möglich. Nur eins von beiden zu propagieren, geht in der Regel an der Realität vorbei.

- Stillen oder Flaschenmilch geben dürfen auch bei Beikost fortgesetzt werden, solange das Kind (und die Mutter) das mag.

Impfen

- Wie war die erste Impfung (ab der 6. Lebenswoche Impfung gegen Rotaviren bzw. ab der 8. Lebenswoche die ersten Spritzen, siehe Impfplan Seite 103)?
- Welche Impfung steht als nächstes an? Ist der Impfstatus der Eltern up to date? Wir impfen gerne alle Familienangehörigen mit.

Wie es weitergeht

Vereinbaren der nächsten Termine: nächster Impftermin, nächste Vorsorge U5 mit einem halben Jahr.

Vorsorgeuntersuchung U5 – mit einem halben Jahr

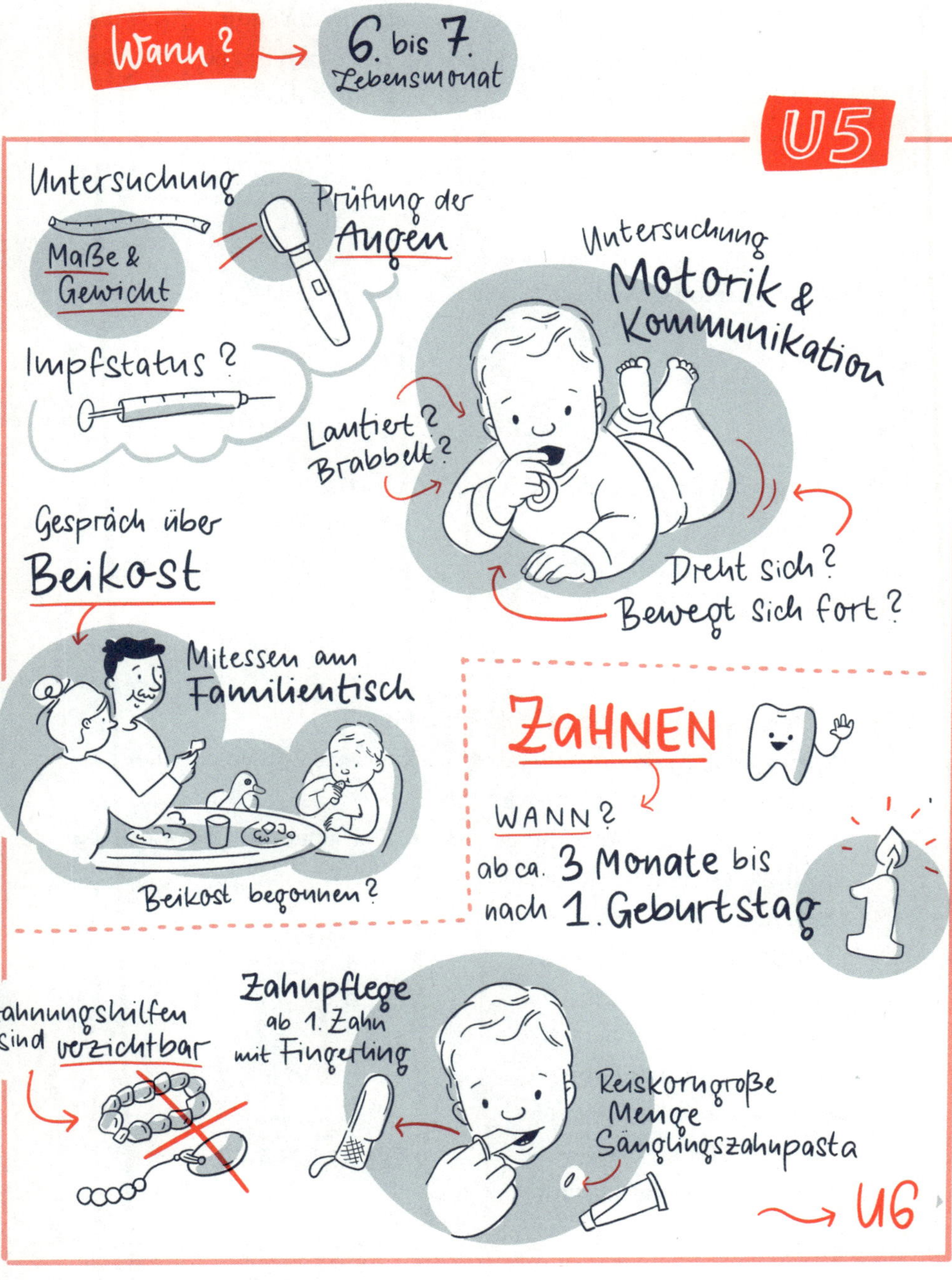
Wann?
6. bis 7. Lebensmonat
U5
Untersuchung
Maße & Gewicht
Prüfung der Augen
Impfstatus?
Untersuchung Motorik & Kommunikation
Lautiert? Brabbelt?
Dreht sich? Bewegt sich fort?
Gespräch über Beikost
Mitessen am Familientisch
Beikost begonnen?
ZAHNEN
WANN?
ab ca. 3 Monate bis nach 1. Geburtstag
Zahnungshilfen sind verzichtbar
Zahnpflege ab 1. Zahn mit Fingerling
Reiskorngroße Menge Säuglingszahnpasta
U6

Der Säugling ist jetzt ein halbes Jahr alt, die U5 markiert diesen Zeitpunkt. Manche Babys, vor allem die mit Geschwistern, aber auch die Herbst- oder Wintergeborenen, haben bereits ihre ersten kleinen Erkältungen hinter sich gebracht. Jetzt beginnt die Zeit der Großmotorik: Das Bobbele dreht sich, möchte von der Stelle, will die Welt um sich herum erkunden. Das bedeutet mehr Aufmerksamkeit der Eltern für das Kind, das bedeutet aber auch mehr Verarbeitung der neuen Eindrücke durch das Kind.

Zeitraum

6. bis 7. Lebensmonat (5. bis spätestens 8. Lebensmonat).

Ort

Die U5 findet in der Kinder- und Jugendarztpraxis statt.

Inhalte

- Untersuchung des Kindes.
- Körpermaße: Größe, Gewicht, Kopfumfang.
- **Prüfung der Augen** mithilfe des Brücknertests (mit einem Ophthalmoskop, einer speziellen Augenlampe).
- Besprechung der Entwicklungsschritte, **Essverhalten**, **Entwicklung der Beikost**, Eindruck der Eltern.
- Untersuchung des Kindes auf Motorik, Kontaktaufnahme, Kommunikation.
- Besprechung des Übergangs der Beikost hin **zur Familienkost am Tisch** bis spätestens zum ersten Geburtstag.
- Hinweise zur Unfallverhütung.

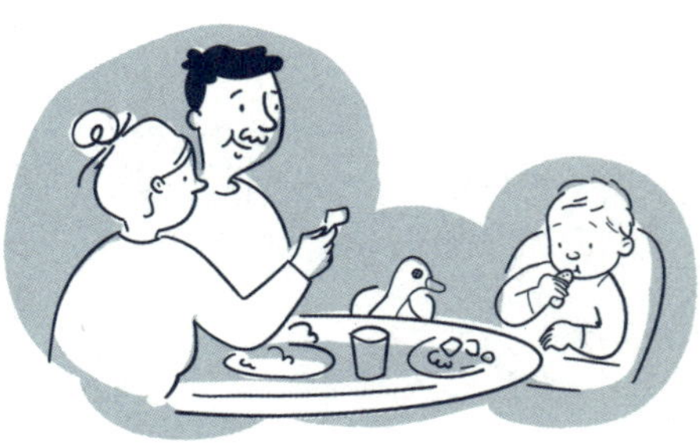

- Überprüfung des Impfstatus bis zu diesem Zeitpunkt, evtl. weitere Impfungen planen.
- Beantwortung von Fragen.

Was gibt es zu beachten?

- **Was macht die Beikost?** Spätestens jetzt solltet ihr mit dem ersten Brei begonnen haben. Trotzdem wird das Stillen fortgesetzt, mögliche Flaschenmahlzeiten werden nach und nach durch feste Kost ersetzt. Eine gute Frequenz ist, jeden Monat eine Milch-Mahlzeit mit normaler Kost zu tauschen. Je früher das Kind die Familienkost mitisst, umso besser.
- **Was macht das Schlafverhalten?** Gibt es Redebedarf zur Begleitung des Ein- und Durchschlafens? Habt ihr Sorge, weil euer Baby so viel schreit?
- **Motorische Entwicklungsschritte** zum jetzigen Zeitpunkt: Dreht sich das Kind in beide Richtungen? Gibt es schon eine Form der Fortbewegung? Nicht alle Kinder krabbeln, auch ein Rückwärtsrutschen oder Robben, sogar ein Rollen oder Porutschen ist normal.

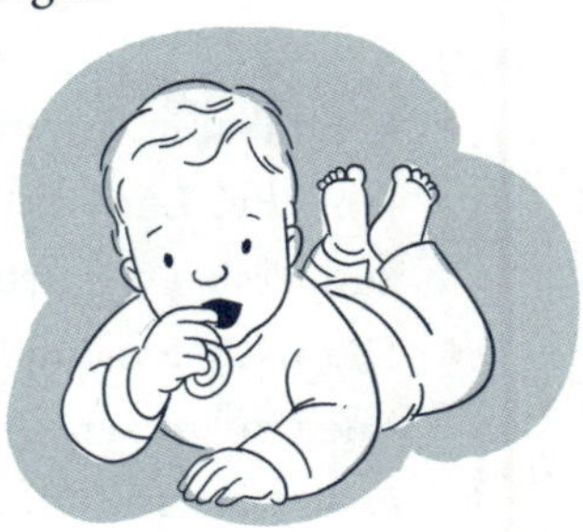

- Ein Kind kann erst mit frühestens 8 Monaten **frei sitzen** und sollte auch erst dann in einem Hochstuhl am Tisch mitessen.
- Entwicklungsschritte in der **Kommunikation**: Lautiert dein Kind melodisch, beginnt es, einzelne Silben zu verdoppeln, zu brabbeln, Stimmungen in seiner eigenen »Sprache« auszudrücken?
- Reagiert das Kind auf akustische und visuelle Reize?
- Förderung der Sprachentwicklung durch häufiges Sprechen und Singen mit dem Baby.
- Gibt es schon Überlegungen für eine **Betreuung**, zum Beispiel ab dem ersten Geburtstag (Tagesmutter? Großeltern? Kita?). Wir weisen darauf hin, dass die **erste Masernimpfung** dafür verpflichtend ist, und dann bereits ab dem 10. Lebensmonat stattfinden kann.

Das Zahnen

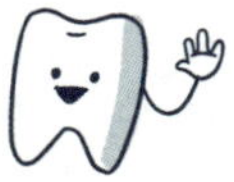

- Viele Kinder zahnen ohne große Probleme. **Der erste Zahn** kann schon mit drei oder vier Monaten kommen, bei manchen Kindern aber auch erst nach dem ersten Geburtstag.
- **Zahnpflege:** Ab dem ersten Tag mit einem kleinen Läppchen, einem Fingerling oder einer kleinen Zahnbürste die Zähne putzen, dabei eine reiskorngroße Menge Säuglingszahnpasta (mit 1000 ppm Fluorid) verwenden oder mit fluoridfreier Zahnpasta putzen, dann aber weiterhin Fluorid-Tabletten (mit Vitamin D) verwenden.
- **Sogenannte Zahnungshilfen** sind entbehrlich und zeigen in Studien keine Wirkung. Vor allem solltet ihr aufgrund der Strangulationsgefahr auf »Bernsteinketten« verzichten. Auch Veilchenwurzeln und andere Alternativen bergen die Gefahr der Erstickung.

Wie es weitergeht

- Vereinbaren der nächsten Termine: Nächste Vorsorge U6 mit einem Jahr. Bei Entwicklungsverzögerungen kann ein Zwischentermin bis zum ersten Geburtstag vereinbart werden.
- Die nächsten Impfungen planen, z. B. dritte Sechsfachimpfung plus Pneumokokken ein halbes Jahr nach der zweiten Sechsfachimpfung, erste Masernimpfung (mit Mumps und Röteln) ab 10. Lebensmonat möglich, oder erst bei der U6. Siehe Impfplan Seite 103.

Vorsorgeuntersuchung U6 – mit einem Jahr

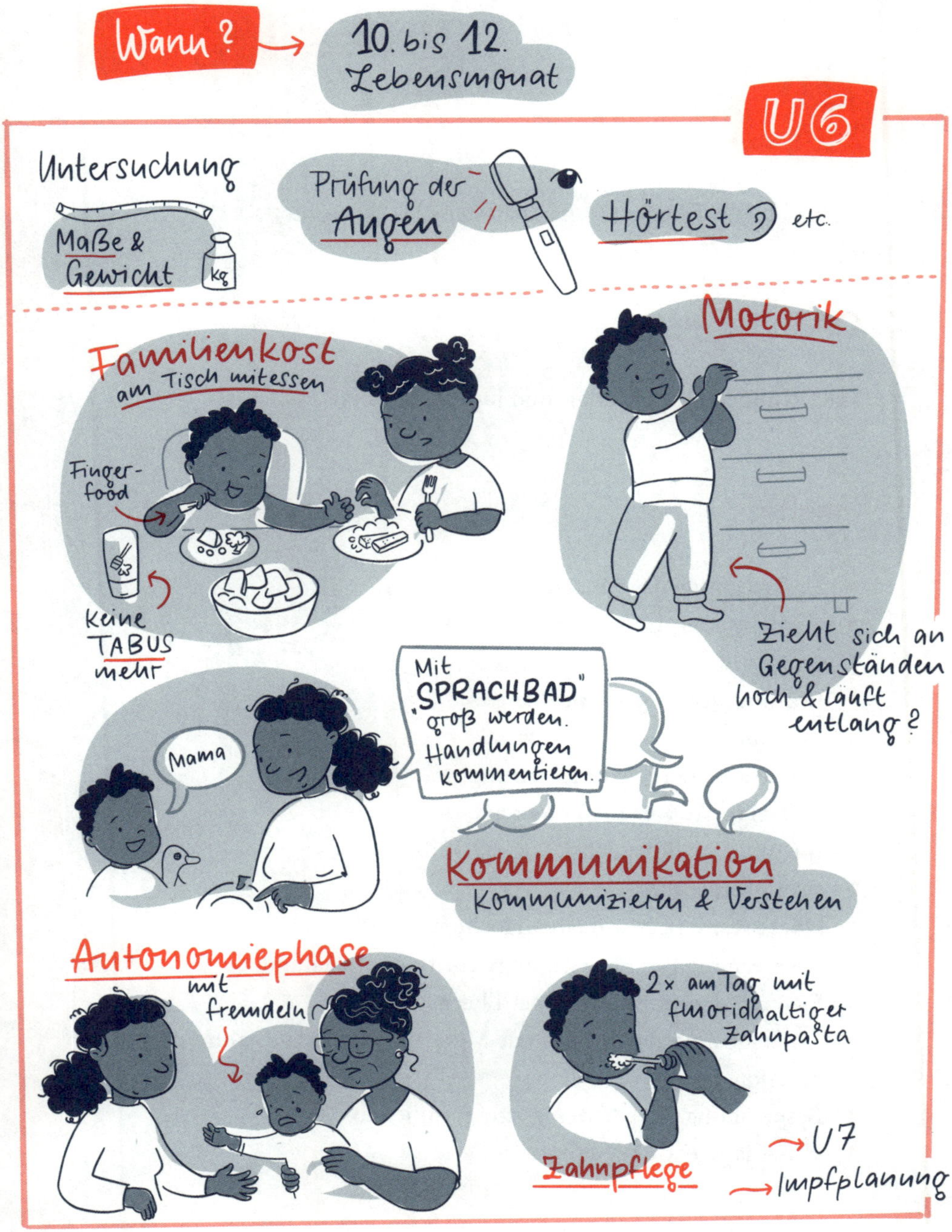

Wann?
10. bis 12. Lebensmonat
U6
Untersuchung
Maße & Gewicht
kg
Prüfung der Augen
Hörtest
etc.
Familienkost
am Tisch mitessen
Finger-food
keine TABUS mehr
Motorik
Zieht sich an Gegenständen hoch & läuft entlang?
Mama
Mit „SPRACHBAD" groß werden.
Handlungen kommentieren.
Kommunikation
Kommunizieren & Verstehen
Autonomiephase
mit fremdeln
2× am Tag mit fluoridhaltiger Zahnpasta
Zahnpflege
→ U7
→ Impfplanung

Hurra, der erste Geburtstag ist da! Wie schnell die Zeit verging! Jetzt werden aus den Säuglingen schon Kleinkinder, die am Tisch sitzen, sich fortbewegen und ihre ersten Worte sprechen. Vielleicht beginnt nun die Betreuung in einer Kita, bei einer Tagesmutter oder den Großeltern. All das könnt ihr bei der U6 mit einem Jahr besprechen.

Zeitraum

10. bis 12. Lebensmonat (9. bis spätestens 14. Lebensmonat).

Ort

Die U6 findet in der Kinder- und Jugendarztpraxis statt.

Inhalte

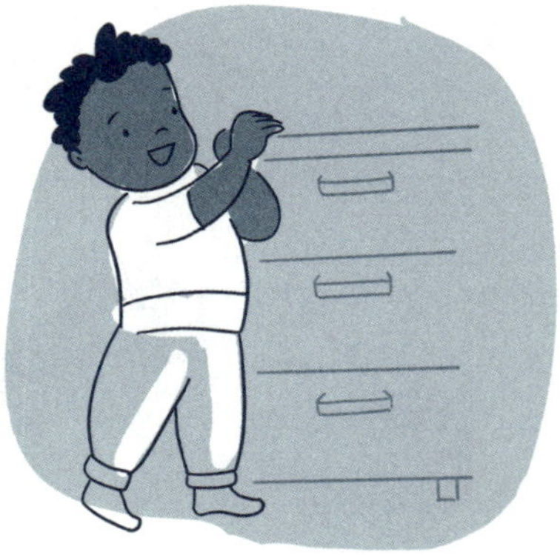

- Untersuchung des Kindes.
- Körpermaße: Größe, Gewicht, Kopfumfang.
- Prüfung der Augen mithilfe des Brücknertests, evtl. ein apparativer Sehtest (Amblyopiescreening, **ob beide Augen zusammenarbeiten** oder ob Schwachsichtigkeit/Fehlsichtigkeit vorliegt).
- **Hörtestung** (z. B. mit einer Hochtonrassel).
- Besprechung der Entwicklungsschritte, Entwicklung der Beikost, des **Essverhaltens**, Eindruck der Eltern.
- Untersuchung des Kindes auf Motorik, Kontaktaufnahme, Kommunikation.
- Besprechung des Übergangs zur Familienkost.
- Hinweise zur Unfallverhütung.

- Überprüfung des Impfstatus bis zu diesem Zeitpunkt, evtl. weitere Impfungen planen.
- Beantwortung von Fragen.

Was gibt es zu beachten?

- **Was macht die Familienkost?** Das Einjährige darf jetzt schon alles am Familientisch mitessen, vielleicht noch etwas klein püriert, gerne aber schon als Fingerfood. Das fördert die Feinmotorik. »Räuberteller« sind erlaubt, das Essen vom Nachbarteller schmeckt eben meistens besser.
- Es gibt in diesem Alter **keine Einschränkungen mehr beim Essen**. Es darf normal gewürzt werden, sogar Honig ist jetzt erlaubt.
- **Was macht das Schlafverhalten?** Gibt es Redebedarf zur Begleitung des Ein- und Durchschlafens?
- Motorische Entwicklungsschritte zum jetzigen Zeitpunkt: Zieht sich das Kind an Gegenständen wie Möbeln hoch oder läuft daran entlang? Läuft es vielleicht schon **erste Schritte**? Kinder müssen erst mit dem 18. Lebensmonat frei laufen können, die wenigsten schaffen das mit einem Jahr.
- Entwicklungsschritte in der Kommunikation: Kann dein Kind mit dir kommunizieren, versteht es deine Sprache? Einjährige sprechen die **ersten Worte** (meist »Mama« oder »Papa« oder »Nein« und »Ja«, eben die Worte, die sie am meisten hören).
- Das Kind sollte in einem »**Sprachbad**« groß werden: Begleite jegliche Handlungen mit Worten, kommentiere alles, was dein Kind so tut und antworte auf Sprachangebote deines Kindes, auch wenn es noch so undeutlich ist.

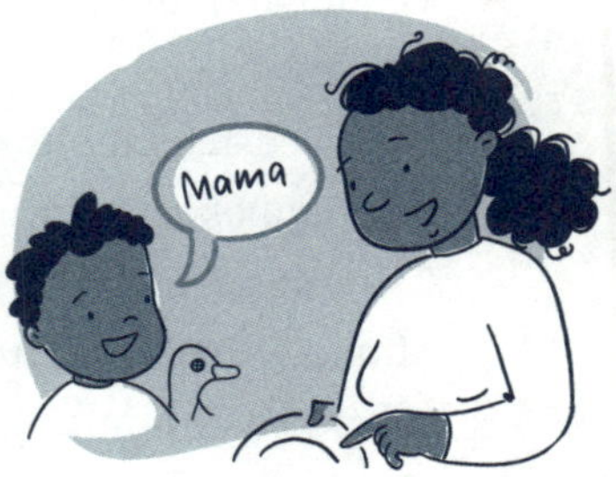

- Singe mit deinem Kind und übe **Kinderreime und Sprachspiele**.
- **Fremdeln** in der Autonomiephase: Kinder beginnen ab einem Jahr klar anzuzeigen, wenn ihnen etwas nicht passt oder unangenehm ist.

Außerdem zeigen sie klar, was sie jetzt wollen (oder nicht). Passt das jedoch nicht zu der Tagesplanung der Eltern, gibt es Proteste. Das beginnt schon, wenn die Großeltern das Kind auf den Arm nehmen wollen, es aber lieber bei den Eltern bleiben möchte. Oder wenn sie in die Arztpraxis müssen. Oder in eine Betreuungseinrichtung.

- Gleiches gilt für »am Tisch sitzen bleiben«, »dieses T-Shirt anziehen oder jenes« oder »in die Steckdose fassen«. Bleib mit deinen **Regeln konsequent** und biete deinem Kind eine klare Linie an, aber erkläre dabei alles in Ruhe. Gibt es einen Konflikt (also einen Schreianfall), versuche ihn ruhig vergehen zu lassen, bleib bei deinem Kind und erkläre alles noch einmal. Begib dich dazu auf Augenhöhe des Kindes (nicht »von oben herab«) und rede mit deinem Kind – auch wenn du vielleicht denkst, dass es dich noch nicht versteht. Hab Geduld. Vieles wird ein paar Mal ausprobiert, bis Mama und Papa verstanden haben.
- **Zahnpflege**: Ab jetzt darf ausschließlich mit einer fluoridhaltigen Zahnpasta und einer -bürste geputzt werden, zweimal täglich mit einer reiskorngroßen Menge. Klappt das Zähneputzen noch nicht so gut, darfst du gerne weiter die Fluorid-Tabletten geben. Dann solltest du aber mit einer fluoridfreien Zahnpasta putzen. Du darfst bei einem Zahnarzt einen Termin buchen. Ein- oder zweimal im Jahr ist eine gute Routine.

Wie es weitergeht

- Vereinbaren der nächsten Termine: die nächste Vorsorge U7 mit zwei Jahren.
- Die nächsten Impfungen planen, z. B. dritte Sechsfachimpfung plus Pneumokokken ein halbes Jahr nach der zweiten, Meningokokken-C-Impfung und gegen Windpocken, außerdem die zweite Masern/Mumps/Röteln-Impfung ab dem 15. Lebensmonat, die dritte Meningokokken-B-Impfung. Siehe Impfplan Seite 103.
- Für die Betreuung in Kitas oder bei Tageseltern gibt es in vielen Bundesländern eine Bescheinigung, die von den Kinderärzten ausgefüllt werden muss, das schreibt das Kindergartengesetz vor.

Der Impfplan in Deutschland

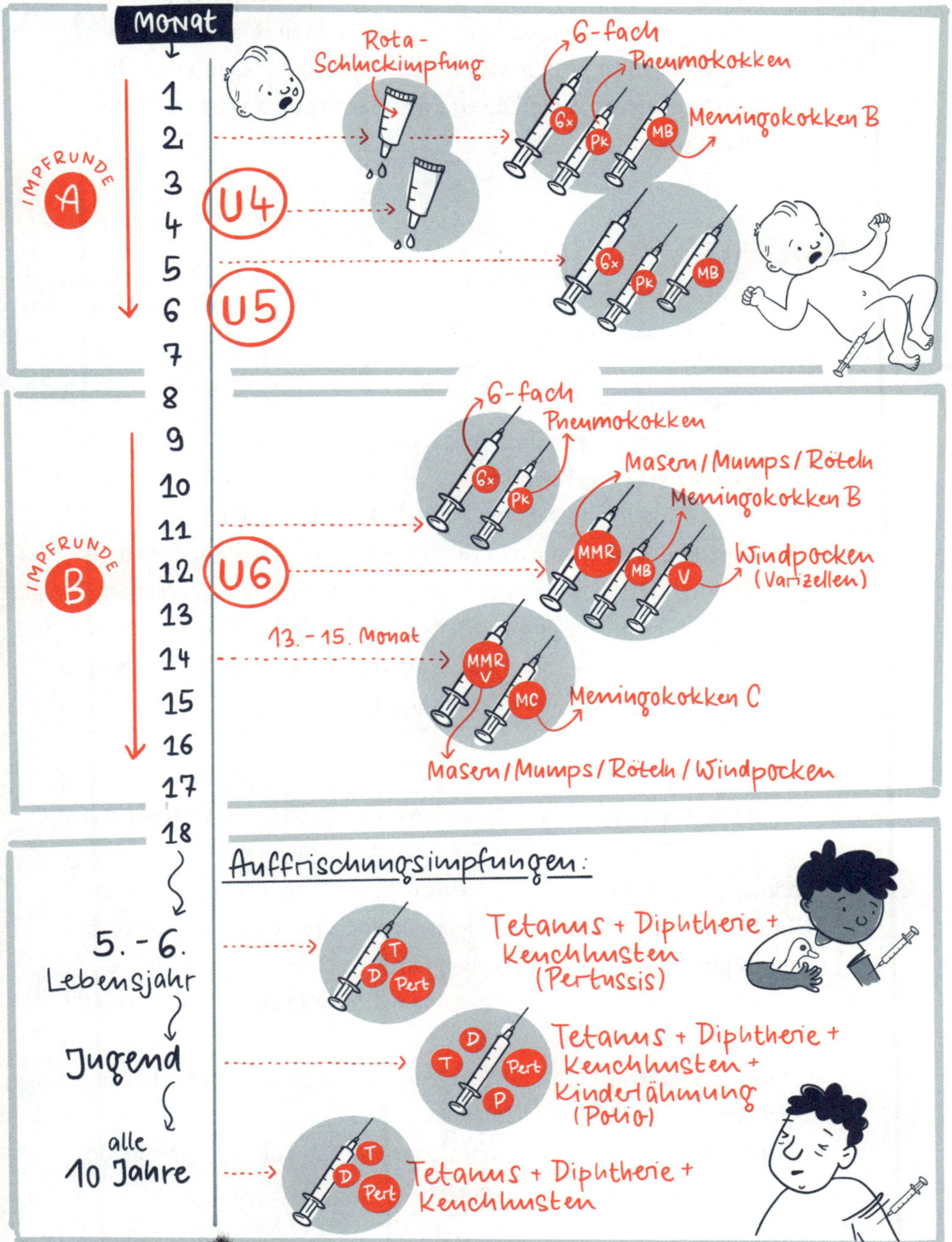

Vielen Eltern erscheint der in Deutschland empfohlene Impfplan der Ständigen Impfkommission (STIKO) unübersichtlich und überfüllt (Impfpläne für Österreich und Schweiz im Anhang). Kleine Kinder vertragen Impfungen oft besser als die Großen, und rein psychologisch ist es eine gute Idee, die empfohlenen Impfungen im frühen Kindesalter abzuhaken. Erst die Zwei- bis Dreijährigen verzeihen eine Schmerzerfahrung beim Kinder- und Jugendarzt ungern.

Übersicht

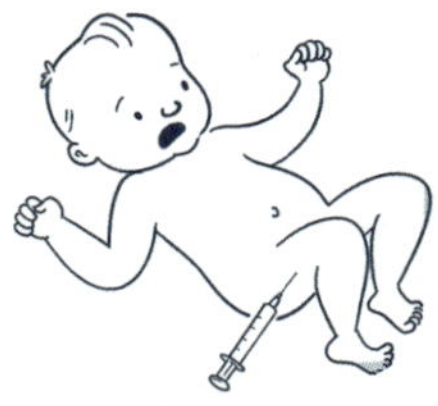

Wir impfen die Kinder in zwei Etappen:

A) im frühen Säuglingsalter ab der 6. Lebenswoche. Hier sind es **drei Impftermine**. Und

B) um den ersten Geburtstag, hier sind es noch einmal **drei oder vier Impftermine**.

Jede Praxis findet einen eigenen Ablauf, der mit der MFA besprochen wird, um Abstände und Kombinationen mit Vorsorgeuntersuchungen für die Praxis (sowie Kindern und Eltern!) optimal zu gestalten.

Neu seit 2024: Impfung **gegen RSV-Infektionen bei U2** (Humanes Respiratorisches Synzytial-Virus, für Säuglinge eine lebensbedrohliche Erkältungskrankheit) oder kurze Zeit danach.

Impfrunde A (Beginn 6.-8. Lebenswoche) – 3 Termine

- Zweimal Schluckimpfung gegen **Rota-Viren**, dem Erreger einer für kleine Säuglinge gefährlichen Magen-Darmerkrankung. Es gibt auch einen Impfstoff, der dreimal gegeben wird.
- Zweimal »Sechsfachimpfung« (bei ehemaligen Frühgeborenen wird dreimal geimpft):
  - **Wundstarrkrampf** (Tetanus) – Gegen Infektionen nach Verletzungen, auch kleinen, oberflächlichen.
  - **Diphtherie:** In der Vorimpfära schwere Erkrankung der oberen Luftwege, die meist tödlich endete.

- **Keuchhusten** (Pertussis): weiterhin häufige Ursache für Luftwegserkrankungen, insbesondere bei Säuglingen.
- **Hämophilus influenzae Typ b** (Hib): Erreger der Epiglottitis, einer gefährlichen entzündlichen Schwellung des Kehldeckels und von Hirnhautentzündungen.
- **Hepatitis B:** Lebererkrankung, die bei Kindern oft in einer Leberzirrhose endet.
- **Kinderlähmung** (Poliomyelitis): schwere Erkrankung des gesamten Organismus, in vielen Ländern wieder auf dem Vormarsch.

- Zweimal **Pneumokokken** (bei ehemaligen Frühgeborenen wird dreimal geimpft): Erreger von Hirnhaut- und Lungenentzündungen.
- Zweimal **Meningokokken B:** Erreger von lebensbedrohenden Hirnhautentzündungen.

Diese Impfkombinationen (Rota + Sechsfach + Pneumokokken + Meningokokken) B legen wir auf drei Termine, **a) mit 6 bis 8 Wochen**, **b) zur U4** (nur Rota-Schluckimpfung) und **c) einen Monat später** (ohne Rota-Schluckimpfung).

Impfrunde B (Beginn 10. Lebensmonat) – 3 Termine

- Wiederholung der Sechsfachimpfung (dritte Impfung) und Pneumokokken (dritte Impfung). Es gilt, 6 Monate Abstand zu den oben genannten zwei Impfungen einzuhalten.
- Wiederholung der Meningokokken-B-Impfung (dritte Impfung). Es gilt, 6 bis 12 Monate Abstand zu den ersten zwei Impfungen einzuhalten.
- Zweimal Impfungen gegen Masern, Mumps, Röteln und Windpocken.

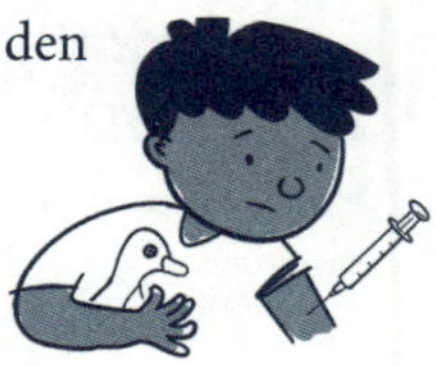

Masern: schwere Infektion mit klassischem Hautausschlag, Spätfolgen mit Entwicklungsstörungen (SSPE, eine fortschreitende Entzündung des Gehirns) sind bekannt.
Mumps: der »Ziegenpeter«, eine Entzündung der Ohrspeicheldrüse, das Virus kann in der Spätfolge zu Unfruchtbarkeit führen.

Röteln: immer noch ein häufiger Grund für Schädigung von Embryonen im Mutterleib.
Windpocken: 20 Prozent der von der vermeintlich harmlosen Kinderkrankheit Betroffenen zeigen schwere Komplikationen, wie Hirnhautentzündungen oder bakterielle Hautinfektionen.
Einmalige Impfung gegen **Meningokokken C:** ein weiterer Erreger der Hirnhautentzündung.

Wir impfen in unserer Praxis: **a) 10. Lebensmonat**: 6-fach + Pneumokokken, **b) U6/12 Monate**: Masern/Mumps/Röteln, Meningokokken B, Windpocken, **c) 13.–15. Lebensmonat**: Masern/Mumps/Röteln/Windpocken + Meningokokken C

Weitere Impfungen

- **Meningokokken ACWY:** häufiger werdende Meningokokken-Stämme, allgemeine Impfempfehlung wird vermutlich kommen.
- **FSME:** die von Zecken übertragene Frühsommer-Meningoenzephalitis, in Süddeutschland dringend empfohlen (insgesamt 3 Impfungen).
- **Grippe:** wird aktuell nur Kindern mit chronischen Erkrankungen empfohlen, aus epidemiologischer Sicht aber bei allen sinnvoll (1x pro Jahr, ab dem Säuglingsalter).
- **HPV** (Humanes Papilloma-Virus): wird ab dem 9. Geburtstag empfohlen. Die Infektion im Genitalbereich ist eine Vorstufe für verschiedene Krebsformen (z. B. Gebärmutterhalskrebs, Peniskrebs).

Auffrischungsimpfungen

- **5. bis 6. Lebensjahr**: Tetanus + Diphtherie + Keuchhusten (Pertussis)
- **Jugendalter**: Tetanus + Diphtherie + Keuchhusten + Kinderlähmung (Polio)
- **Alle zehn Jahre**, also auch bei Erwachsenen: Tetanus + Diphtherie + Keuchhusten

Warum schreit mein Baby?

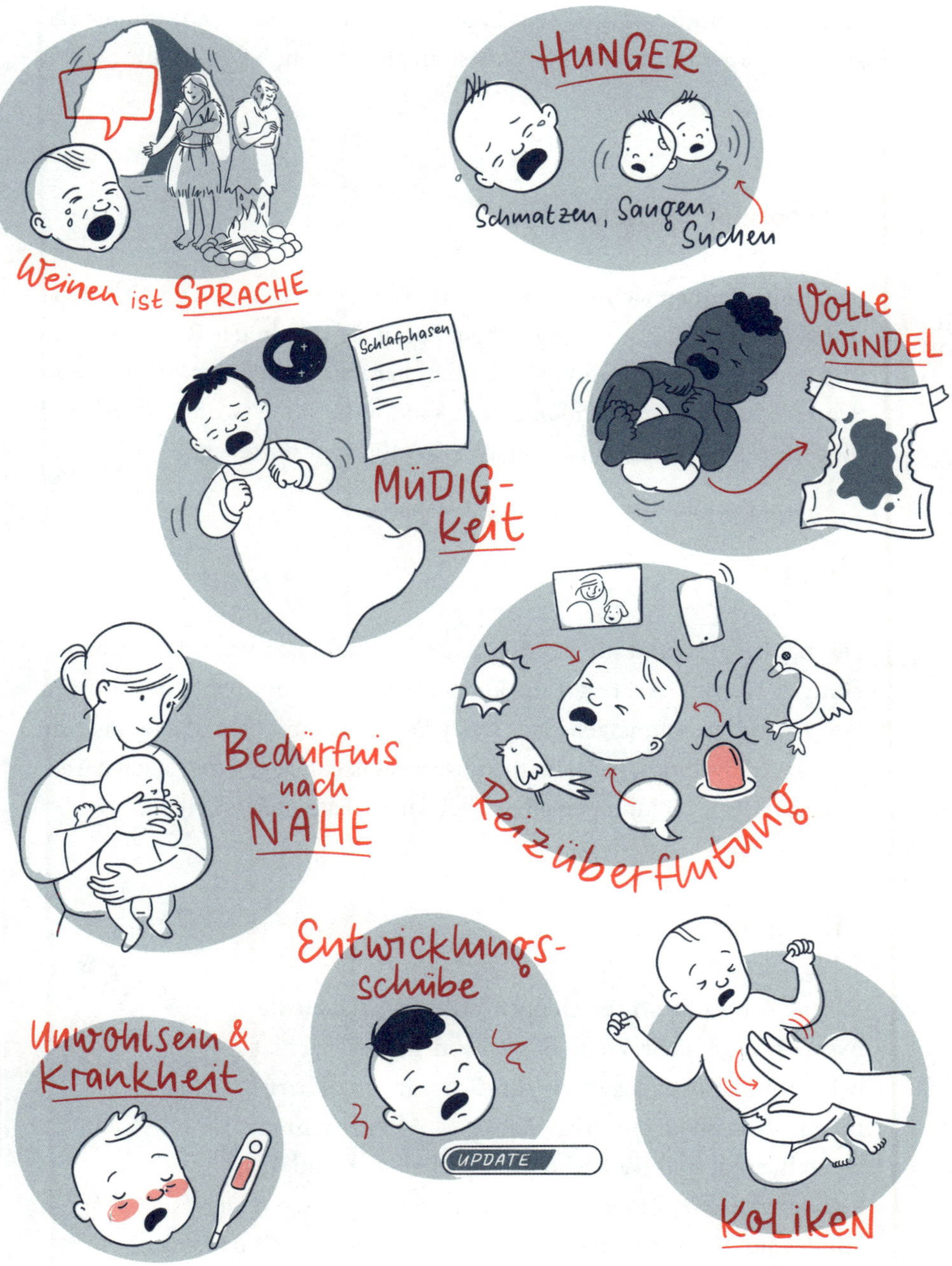

Niemand hat dir vorhergesagt, dass Babys so viel weinen, oder? Es kann herausfordernd sein, wenn ein Baby scheinbar ohne ersichtlichen Grund weint. Es ist frustrierend, das Weinen nicht immer zu verstehen. Hier sind mögliche Gründe, warum dein Baby weint. Sie müssen nicht immer alle zutreffen, aber du solltest zumindest an sie denken, bevor du dir Sorgen machst.

Weinen ist Sprache

Säuglinge können sich noch nicht mit Worten mitteilen. Die Natur hat ihnen eine kräftige Stimme gegeben, damit sie sich in der Familienherde und in der Höhle ihres Zuhauses bemerkbar machen können. Weinen und Schreien hat immer einen Sinn, kein Kind weint ohne Grund. Manchmal möchte es dir auch nur etwas in aller Deutlichkeit mitteilen.

Hunger

Der häufigste Grund für das Weinen von Säuglingen ist einfach Hunger, Hunger, Hunger. Achte auf die kleinen Signale deines Babys bei Hunger, bevor es weint: Schmatzen, Saugversuche, suchen mit dem Mund. Beachte den Fütterrhythmus, der sich irgendwann einstellt, aber denke auch daran: In den ersten drei Monaten gibt es bei den meisten Babys keinen.

Müdigkeit

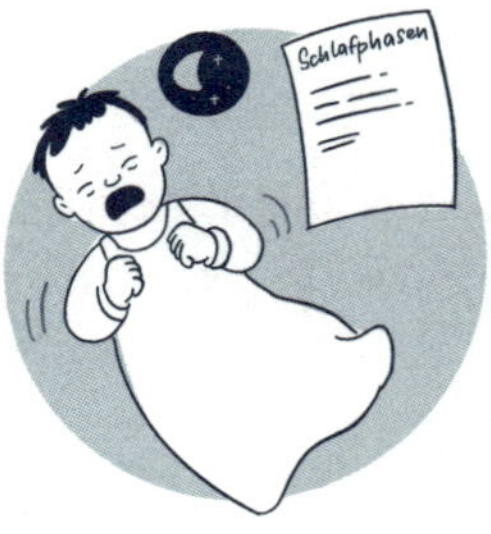

Es mag kontraintuitiv erscheinen, aber übermüdete Babys weinen oft mehr. Wenn das Baby nicht genug Schlaf bekommt, kann es schwierig für dich sein, es zu beruhigen. Versuche, einen regelmäßigen Schlafrhythmus zu etablieren, und beobachte die Zeichen von Schläfrigkeit. Schreib dir für ein paar Tage die Schlafphasen deines Kindes auf. Du wirst sehen, es holt sich mehr Schlaf, als du denkst.

Volle Windel

Eine nasse oder schmutzige Windel kann für Unbehagen sorgen. Überprüfe regelmäßig die Windel deines Babys und wechsle sie bei Bedarf. Ein trockenes und sauberes Gefühl wird dem Baby helfen, sich wohler zu fühlen. Gleichzeitig gilt: Wenn dein Baby schläft, musst du die Windel nicht wechseln. Schlafende Kinder werden nicht geweckt. Das sagt das Gesetz.

Bedürfnis nach Nähe

Neugeborene sind darauf angewiesen, die Nähe ihrer Eltern zu spüren. Tragen, Kuscheln und Hautkontakt wirken beruhigend und beschützend. Manchmal ist das Bedürfnis nach Nähe der Schlüssel zum Stillen des Weinens. Deshalb ist es immer in Ordnung, ein Baby so lange auf dem Arm zu halten, bis es eingeschlafen ist. »Verwöhnen« gibt es nicht, die Warnung davor ist Teil der schwarzen Pädagogik.

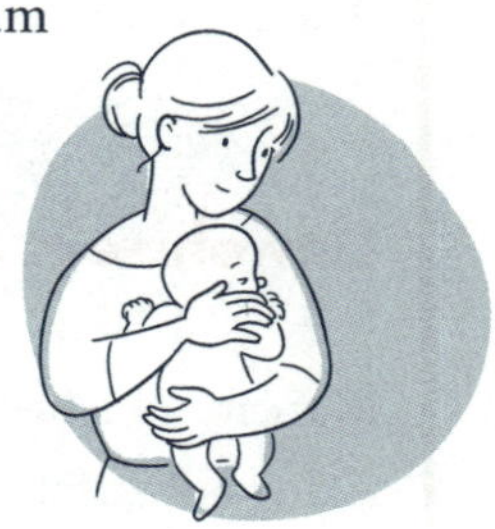

Reizüberflutung

Die Welt ist für Neugeborene voller neuer Eindrücke, und manchmal sind sie von zu vielen Reizen überwältigt. Versuche, eine ruhige, reizarme Umgebung zu schaffen, besonders vor dem Schlafengehen. Wiege dein Kind ein paar Minuten im Arm und setz dich dann entspannt an einen ruhigen Ort, auch wenn es noch weint. Zu viel Herumlaufen oder ein ständiger Wechsel der Tragepersonen irritiert den Säugling noch mehr. Der Alltag darf langweilig sein und voller Rituale, die Halt geben.

Koliken

Manche Babys leiden unter Koliken, was zu anhaltendem Weinen führen kann. Koliken sind ganz normal, weil die Darmflora erst noch reifen muss, solange entstehen viele Gase. Koliken sind in den ersten Lebensmonaten am ausgeprägtesten. Abhelfen können Bauchmassagen oder spezielle Trinkflaschen, da dann die Luft besser abgeht oder gar nicht erst übermäßig geschluckt wird. Tröpfchen und Mittelchen wie Globuli oder das Arzneimittel Dimeticon zeigen in seriösen Studien keine Wirkung.

Entwicklungsschübe

Babys durchlaufen verschiedene Entwicklungsschübe, in denen sie mehr Bedürfnisse haben und sensibler reagieren, weil sie ihr neues Körpererleben verarbeiten. Auch das ist eine Form der Reizüberflutung, die zu vermehrtem Weinen führen kann. Geduld und Verständnis sind in solchen Phasen besonders wichtig.

Unwohlsein oder Krankheit

Manchmal ist das Weinen ein Zeichen von Unwohlsein oder Krankheit. Achte auf zusätzliche Anzeichen wie Fieber, Erbrechen oder Veränderungen im Stuhlgang. Bei Unsicherheit bezüglich der Gesundheit deines Babys zögere nicht, deine Kinderärztin zu konsultieren.

Bitte beachte

- Jedes Baby ist einzigartig, und es kann eine Weile dauern, bis du die spezifischen Bedürfnisse deines Kindes verstehst. Habe Geduld und sei einfühlsam. Es ist okay, um Hilfe zu bitten, sei es von Familienmitgliedern, Freunden oder einem Fachmenschen.
- Denke daran, dass du nicht allein bist. Viele Eltern durchleben ähnliche Erfahrungen.

Wie kannst du ein Baby tragen?

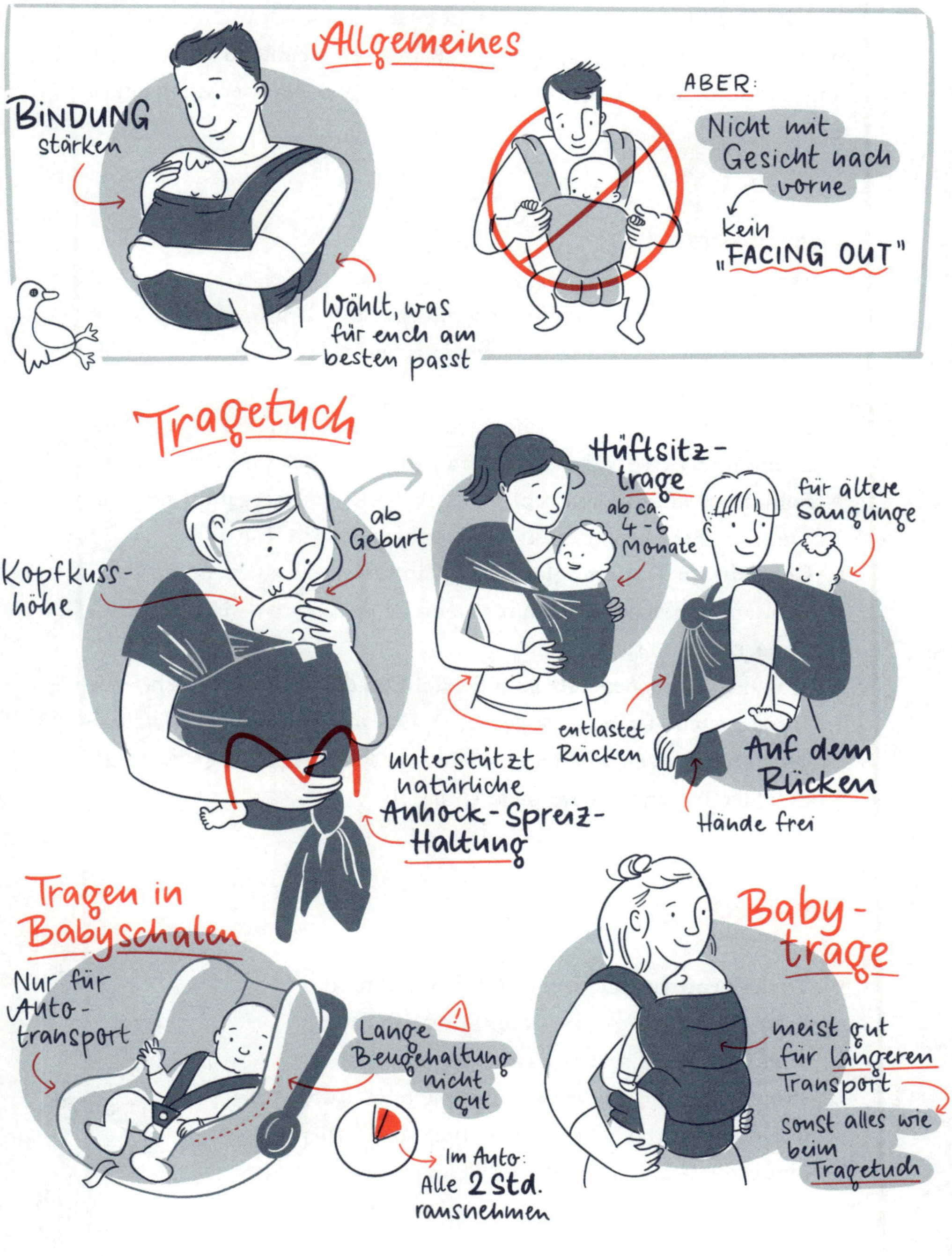

Euer Baby wurde neun Monate lang in Mamas Bauch getragen – warum sollte es jetzt anders sein? Tragen beruhigt euer Kind schneller, stärkt die Bindung durch ständigen Blick- und Körperkontakt und erleichtert das Einschlafen. Also, keine Scheu – tragt euer Baby so oft und so lange ihr möchtet. Und falls jemand meint, ihr würdet euer Kind zu sehr verwöhnen, lächelt freundlich und denkt daran: Ihr habt die Wissenschaft auf eurer Seite.

Allgemeines

- **Tragt, wie es euch gefällt**: Es gibt keine feste Regel, wie oft oder wie lange ihr euer Baby tragen solltet. Hört auf euer Bauchgefühl und das Bedürfnis eures Kindes.
- **Bindung stärken:** Regelmäßiges Tragen fördert eine starke emotionale Bindung. Diese Nähe gibt eurem Baby Sicherheit und Geborgenheit.
- **Schlaf ist heilig:** Lasst schlafende Babys schlafen, egal ob sie in der Trage, im Bettchen oder auf der Couch eingenickt sind.
- **Die richtige Tragemöglichkeit:** Wählt das, was zu euch und eurem Baby am besten passt. Ob hip, teuer oder »natürlich« – Hauptsache, es ist bequem und sicher.
- Trag dein Kind stets **mit dem Gesicht zu dir gerichtet** (nicht »nach vorne«, auch »facing out« genannt). Das minimiert die Verletzungsgefahr bei Stürzen, schützt dein Kind vor Reizüberflutung und der Rücken der Tragenden wird mehr entlastet.

Tragetuch

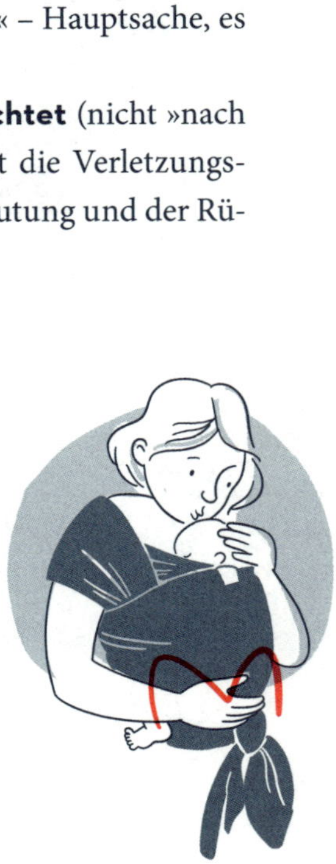

- **Wickelkreuztrage**: Ideal ab Geburt und bis das Baby selbstständig sitzen kann. Das Kind wird direkt vor der Brust getragen, der Kopf ist in »Kopfkusshöhe«. Diese Technik unterstützt die natürliche Anhock-Spreiz-Haltung, das fördert die Hüftentwicklung. Bei sehr kleinen Säuglingen solltest du Füße und Kopf durch das Tuch fixieren. Es gibt viele verschiedene Varianten dieser Wickeltechnik, manche einfacher, manche bequemer.

- **Hüftsitztrage**: Möglich, sobald das Baby den Kopf selbstständig halten kann (ab ca. vier bis sechs Monate) und bis das Baby zwei oder drei Jahre alt ist (und somit langsam zu schwer wird). Entlastet den Rücken der tragenden Person, ermöglicht dem Baby, die Umgebung zu entdecken.
- **Bindeweisen auf dem Rücken**: Hält die Hände der Tragenden frei und entlastet den eigenen Rücken. Beachte, dass du hier weniger Kontrolle hast über dein Kind und es außerdem weniger gewärmt wird. Das Auf-dem-Rücken-Tragen empfiehlt sich daher erst für ältere Säuglinge und Kleinkinder.
- Tragetücher gibt es auch mit vernähten Fixierringen (»**Ring Sling**»), wodurch das Verknoten des Tuches entfällt.
- Halte immer eine Hand an dein Kind (stabilisiere vor allem den Kopf), wenn du die verschiedenen Wickeltechniken übst. Schaut euch Online-Tutorials an und probiert sie gemeinsam mit eurem Partner oder eurer Partnerin.

Babytrage

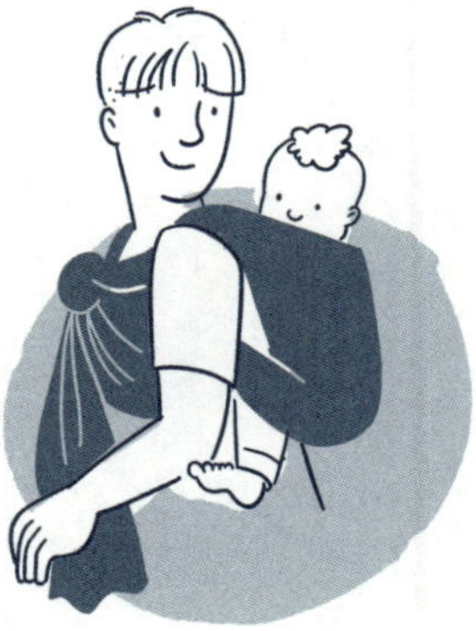

- **Babytragen** gibt es in verschiedensten Varianten für große und kleine Kinder, mit Kopfschutz oder ohne, mit verstellbaren Gurten oder ohne.
- Es gilt das Gleiche wie beim Tragetuch: **Trage dein Kind stets mit dem Gesicht zu deinem Körper**, ob auf dem Rücken oder vor dem Bauch, sodass du mehr Kontrolle über das Kind hast und es nicht zu vielen Reizen ausgesetzt ist.
- Meist kannst du mit Babytragen dein Kind deutlich länger transportieren. Tragetücher müssen oft nachjustiert werden.
- Viele Babytragen sind ergonomisch designed, dadurch sind sie rückenfreundlicher. Es gibt auch **Wander-Kindertragen (»Kraxen«)**, die

wie ein Rucksack mit Sonnenschutz für den Kinderkopf lange Strecken getragen werden können.

- Babytragen sind meist deutlich teurer als Tragetücher, bei Letzteren gibt es von Markenherstellern aber auch wenig Grenzen nach oben.

Tragen in Babyschale und Rückhaltesystem

- **Das Tragen in einer Babyschale** ist für kurze Strecken in Ordnung, aber auf Dauer sehr anstrengend für deinen Rücken.
- **Das Transportieren im Rückhaltesystem**, wie z. B. Maxi-Cosi, sollte nur für den Autotransport genutzt werden. Die Beugehaltung ist für dein Kind nicht gut, da es zu wenig Bewegungsmöglichkeiten hat und der Rücken zu lange nicht gestreckt werden kann.
- Babyschalen immer **rückwärtsgerichtet** ins Auto anschnallen, auch bei kurzen Strecken. Auch für größere Kinder gibt es diese Möglichkeit (»Reboarder«).
- Wenn du im Auto unterwegs bist, nimm dein Kind **alle zwei Stunden** aus dem Autositz (gilt auch für ältere Kinder).
- Kauft keinen Kinderwagen, auf den der Maxi-Cosi lediglich aufgesetzt wird, da die Säuglinge damit noch länger in den Rückhaltesystemen aufbewahrt werden.

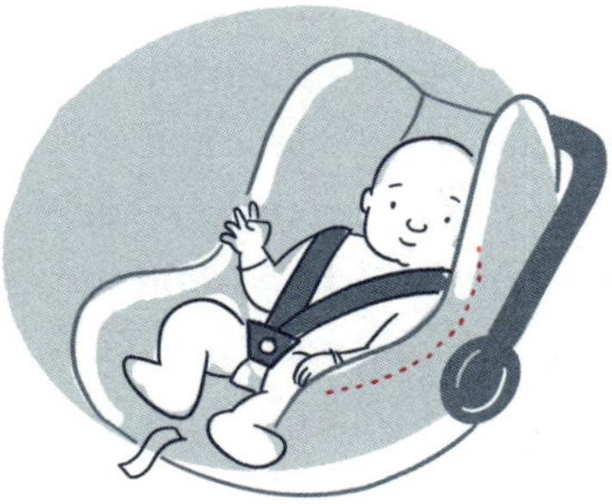

Hodenhochstand

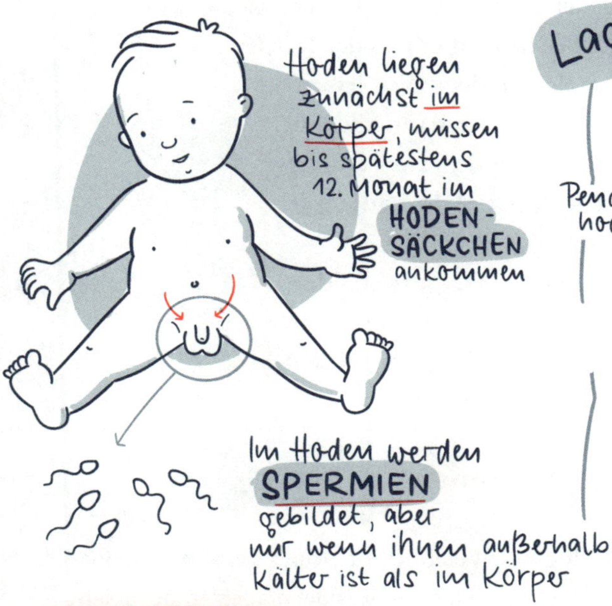

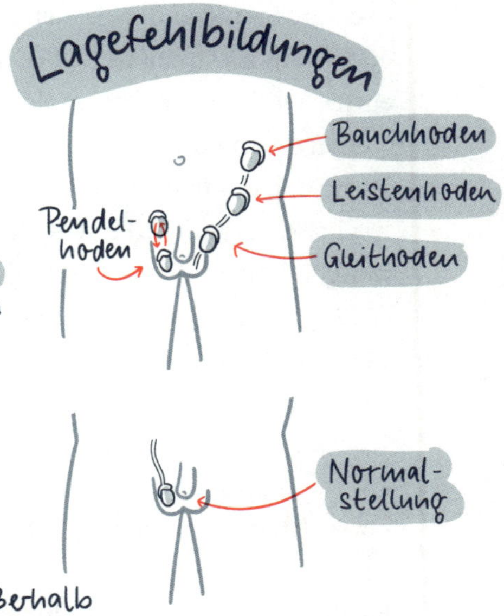

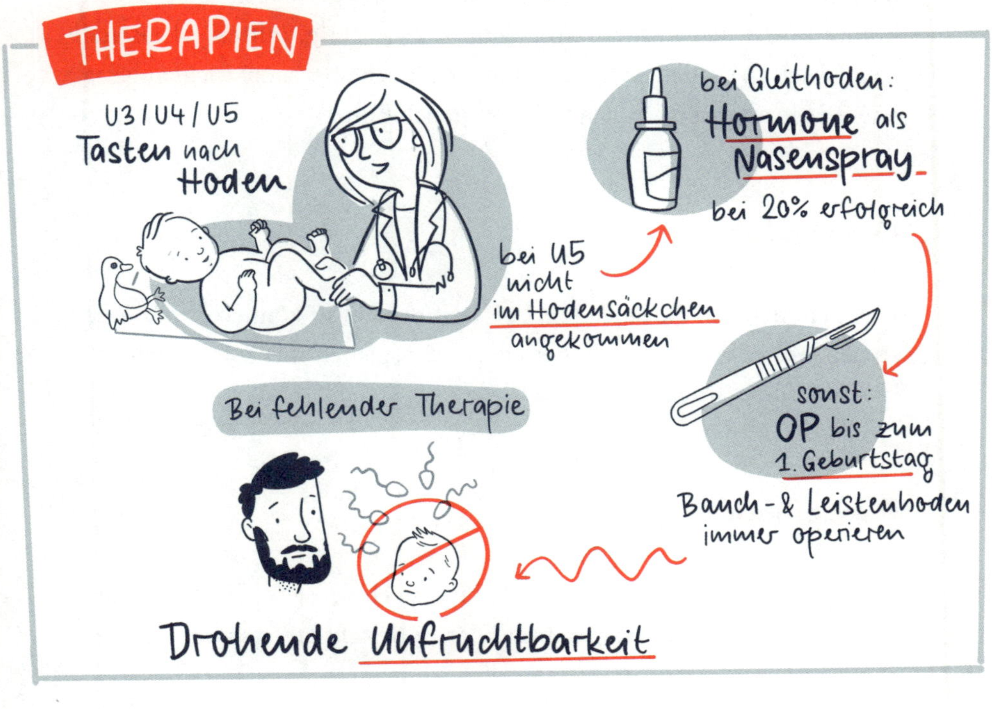

Die Hoden müssen in den Hodensäckchen ankommen, möglichst bei der Geburt, allerspätestens bis zum ersten Geburtstag des Jungen. Sie liegen in der Embryonalzeit noch innerhalb des Körpers und wandern langsam nach unten und außen. In den Hoden werden die Spermien gebildet, diese können sich aber nur außerhalb des Körpers entwickeln, wo es kälter ist als innerhalb. Verbleiben die Hoden oberhalb der Leiste im Körper, dann bildet der Mann nicht ausreichend und möglicherweise unbewegliche Spermien. Er wird dann **nicht zeugungsfähig**.

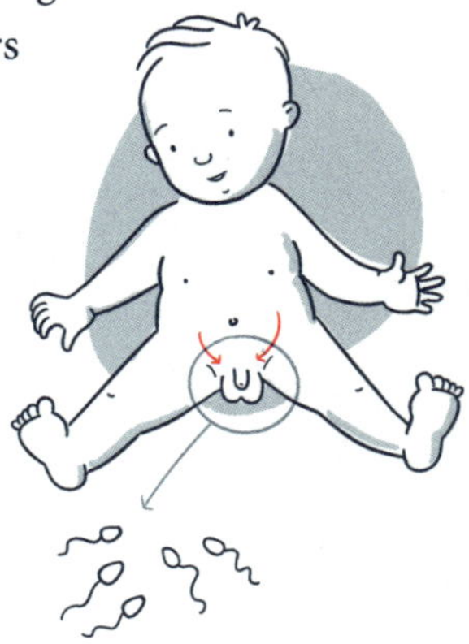

Es gibt verschiedene Formen der **Lagefehlbildungen von Hoden**, was bei bis zu 3 Prozent aller Jungen vorkommt, bei Frühgeborenen sogar bis zu 30 Prozent.

Bauchhoden und Leistenhoden

Bei dieser Form liegen die Hoden seit Geburt innerhalb des Körpers, oberhalb oder im Bereich des Leistenbandes. Sie wandern auch in der Kleinkindzeit nicht nach unten. Trotzdem ist es wichtig, mittels Ultraschall nach ihnen zu suchen. Eventuell sind die Hoden überhaupt nicht angelegt oder liegen an einer falschen Stelle im Bauchraum.

Gleithoden

Hier befinden sich die Hoden **im Leistenbereich**, sie können durch »Ausstreichen« in die Hodensäcke bewegt werden, gleiten aber sofort nach Loslassen wieder zurück.

Pendelhoden

Hierbei sind die Hoden die meiste Zeit in den Hodensäcken tastbar. Trotzdem ist der Samenstrang verkürzt oder es besteht ein starker »Kremasterreflex«, der die Hodensäckchen nach oben und zusammenzieht. So rutschen die Hoden immer wieder nach oben. Mit ausstreichenden Handgriffen während der ärztlichen Untersuchung können sie nun wieder nach unten bewegt werden. Die Pendelhoden gelten als **Normalvariante** und müssen nicht operiert werden.

Diagnosestellung

Bei jeder Vorsorgeuntersuchung tasten Kinder- und Jugendärzte auch nach den Hoden. Spätestens bei der U5 mit einem halben Jahr sollte festgestellt werden, ob die **Hoden ausreichend »deszendiert«** (»abgestiegen«) sind. Ist das nicht so, wird eine Therapie eingeleitet und in aller Regel das Kind in eine urologische Praxis oder Ambulanz überwiesen.

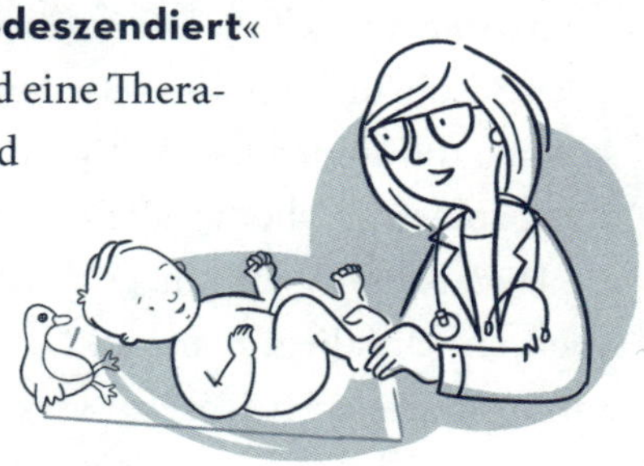

Therapien

Bei einem Gleithoden werden **Hormone als Nasenspray** (das körpereigene Gonadotropin Releasing Hormon) eingesetzt. Dieses wird dreimal täglich für vier Wochen gegeben. Eine Kombination mit der Injektion eines anderen Hormons (Humanes Choriongonadotropin, einmal pro Woche für drei Wochen) ist möglich. Eine regelmäßige Kontrolle ist vonnöten. In 20 Prozent der Fälle ist die alleinige Hormontherapie erfolgreich.

Sind die Hoden durch die Hormongabe nicht abgestiegen, findet eine **Operation bis zum ersten Geburtstag** statt. Bauch- oder Leistenhoden sollten immer operiert werden. Dabei werden die Hoden gesucht, die Samenstränge gelockert und freigelegt, die gelösten Hoden heruntergezogen und im Hodensack festgenäht.

Besonderheiten

Natürlich können die Hoden auch **gar nicht angelegt** sein, dann muss eine weitere Diagnostik erfolgen, auch zur Klärung, ob und wie andere primäre Geschlechtsorgane angelegt sind (Penisentwicklung, Eierstöcke usw.). Die Operation eines im Innern des Körpers verbliebenen Hodens sollte immer erfolgen, das Risiko einer Tumorentwicklung ist zu groß.

In seltenen Fällen sind die Hoden **nur einseitig** angelegt. Auch dann muss nach dem anderen »gesucht« und dieser eventuell operiert werden.

Hoden können verschiedene Größen haben und auch unterschiedlich tief im Skrotum (Hodensack) liegen, das ist ganz normal.

Kremasterreflex: Ein normaler Reflex, bei dem durch Kälte, Schreck oder Berührung ein Muskelreflex die Hodensäcke nach oben zieht. Dabei können die Hoden kurzzeitig in der Leiste verschwinden. Nach Entspannung sollten sie aber wieder unten tastbar werden.

Hydrozele: Viele Jungen werden mit »geschwollenen« Hodensäckchen geboren. Dies liegt meist an Gewebewasser, was sich um die Hoden ansammelt. Diese Hydrozelen verschwinden in den ersten Wochen bis Monaten nach der Geburt und müssen selten operiert werden.

Bitte beachte

- Die Überprüfung der Hodenlage ist wichtiger Bestandteil der Vorsorgeuntersuchung in der Kinder- und Jugendarztpraxis.
- Die Hoden sind meist bei Geburt bereits im Skrotum tastbar, eine Behandlung mit Hormonen oder eine Operation sollte bis zum ersten Geburtstag abgeschlossen sein.

Kinder

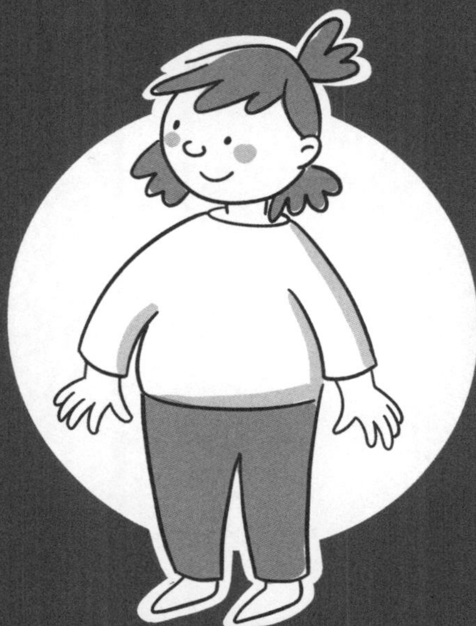

Vorsorgeuntersuchung U7 – mit 2 Jahren

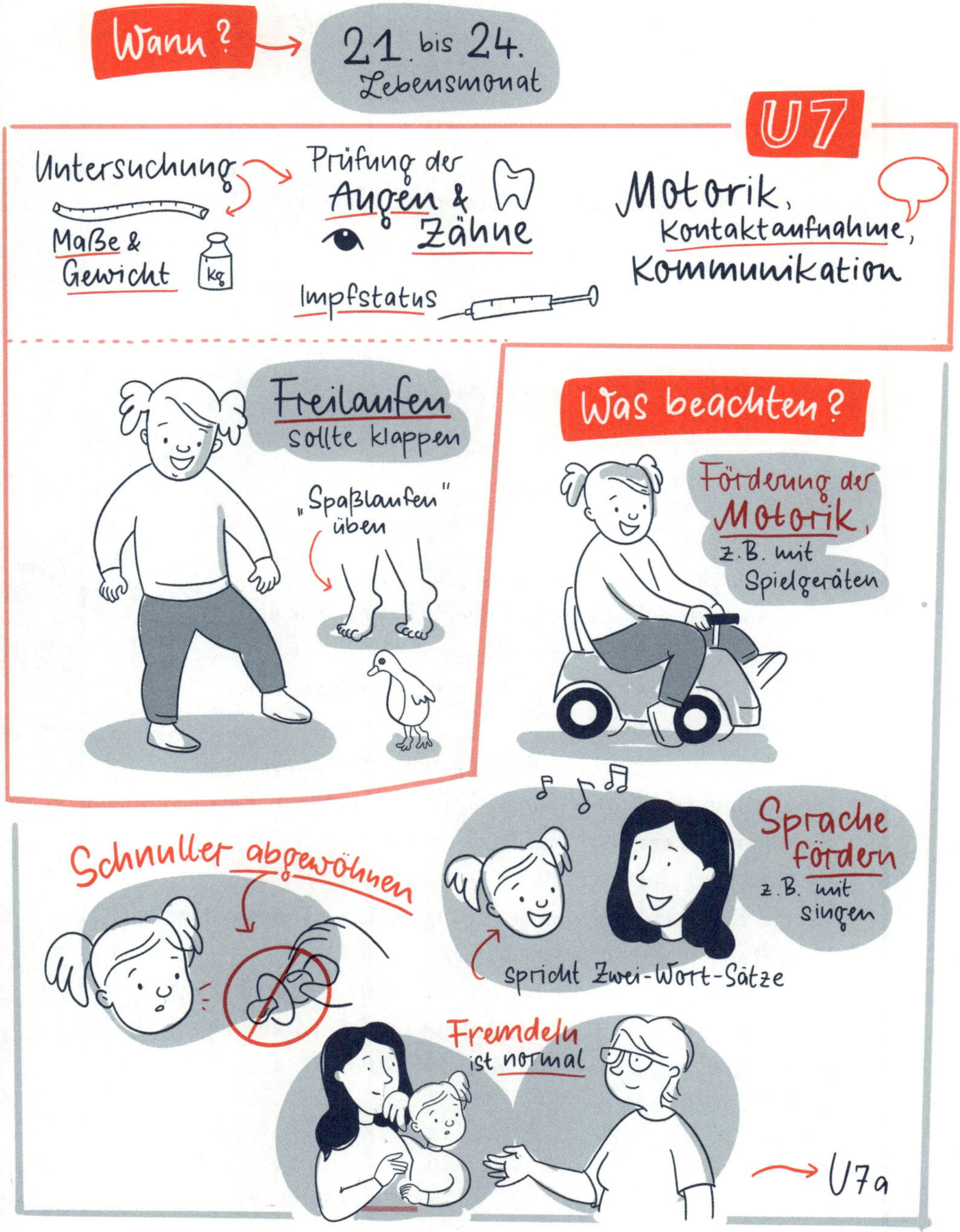

Wann?
21. bis 24. Lebensmonat
U7
Untersuchung
Maße & Gewicht
kg
Prüfung der Augen & Zähne
Impfstatus
Motorik, Kontaktaufnahme, Kommunikation
Freilaufen sollte klappen
„Spaßlaufen" üben
Was beachten?
Förderung der Motorik, z.B. mit Spielgeräten
Schnuller abgewöhnen
Sprache fördern z.B. mit singen
spricht Zwei-Wort-Sätze
Fremdeln ist normal
→ U7a

Die Vorsorgeuntersuchung mit zwei Jahren ist für viele Eltern eine besondere. Wenn die Kinder nicht krank waren, liegt die letzte Untersuchung bereits ein Jahr zurück, die empfohlenen Impfungen sind zu diesem Zeitpunkt meistens abgeschlossen. Jetzt widmen wir uns den großen Entwicklungsschritten, vor allem der Sprache und der Motorik.

Zeitraum

21. bis 24. Lebensmonat (20. bis spätestens 27. Lebensmonat).

Ort

Die U7 findet in der Kinder- und Jugendarztpraxis statt.

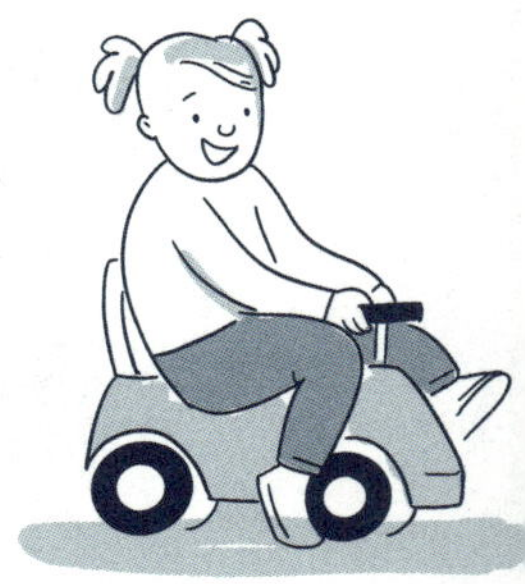

Inhalte

- Körpermaße: Größe, Gewicht, Kopfumfang.
- Untersuchung des Kindes einschließlich der Zähne und der Augen (z. B. auf **Schielstellungen**).
- Untersuchung des Kindes auf Motorik, Kontaktaufnahme, Kommunikation.
- Bilanzieren der Sprachentwicklung durch Elternfragebögen.
- Besprechung der Entwicklungsschritte, Essverhalten, Entwicklung der **Familienkost am Tisch**, Eindruck der Eltern.
- Hinweise zur Unfallverhütung.
- Ist das Kind bereits in der Betreuung bei einer **Tagesmutter** oder in der **Kita**? Wie verhält es sich dort?
- Überprüfung des Impfstatus bis zu diesem Zeitpunkt, ggf. weitere Impfungen planen. Der empfohlene Impfplan sollte eigentlich mit 15 Monaten abgeschlossen sein, sodass bei der U7 keine Impfung ansteht. Wie entspannend für alle!
- Beantwortung von Fragen.

Was gibt es zu beachten?

- Wann hat das Kind **laufen gelernt**, wie sicher ist es inzwischen? Das Freilaufen sollte ein Kind bis spätestens 18 Monaten gelernt haben, laufen lernen ist damit jedoch nicht abgeschlossen. Übe mit deinem Kind »Spaßlaufen« wie rückwärts, seitwärts oder auf Zehenspitzen gehen. Laufen mit »eingedrehten« Füßen (X-Beine) ist weitestgehend normal und entsteht durch die natürliche Achsstellung des Hüftkopfes. Erst im Schulalter laufen Kinder »gerade«.
- **Förderung der Motorik** durch Spielplatzbesuche, Kinderturngruppen, anbieten eines Rutschautos, Laufrades, evtl. Roller. Hüpfen, Fuß- und Handballspielen üben.
- Ein Zweijähriges **isst am Tisch alleine** mit Gabel oder Löffel, es sollte nicht mehr gefüttert werden.
- **Sprache**: Ein Zweijähriges spricht in Zwei-Wort-Sätzen und benutzt mindestens 50 freie Wörter. Ein Zwei-Wort-Satz ist bereits »Papa, Essen!« oder ähnliches. Gegenstände dürfen mit verschiedenen Sprachen benannt werden, und es dürfen auch erfundene Wörter benutzt werden. Jedes Kind hat eigene Wörter, die nur es selbst und seine Eltern verstehen.

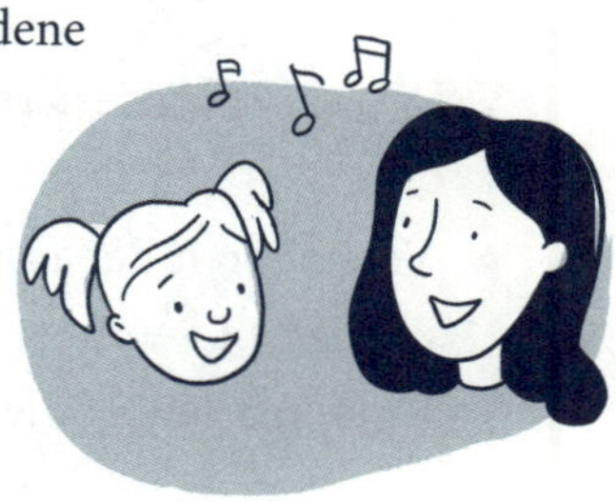

- **Sprache fördern** durch Bücher vorlesen, Geschichten erzählen, Lieder singen. Wichtig ist ritualisierte Sprache wie Begrüßungen, Abzählreime oder Abendlieder.
- Ist die Sprachentwicklung nicht zufriedenstellend, werden die Kinder nach spätestens drei Monaten wieder einbestellt und weiter getestet.
- **Zweisprachigkeit**: Sprich mit deinem Kind die Sprache, in der du dich selbst am wohlsten fühlst. Spricht dein:e Partner:in eine andere Sprache, ist das in Ordnung, aber jede:r sollte seine eigene Sprache sprechen. Bitte vermische nicht die Sprachen. Wenn Deutsch nicht deine Muttersprache ist, musst du deinem Kind kein Deutsch beibringen.
- Bei Sorge um ein normales **Gehör** ist eine gute Hörtestung notwendig, z. B. bei einer Pädaudiologin (eine Art HNO-Arztpraxis für Kinder).
- Bei echten Sprachentwicklungsstörungen kann eine logopädische The-

rapie gestartet werden, eventuell in Form einer Elternschulung (»Heidelberger Elterntraining« – hier wird den Eltern ein aktives Zuhören und die spielerische Förderung der Sprache vermittelt).

- **Schnuller abgewöhnen**: Spätestens mit dem zweiten Geburtstag solltest du den Schnuller oder andere »Saughabits« abgewöhnen, sonst ist die Zahnstellung gefährdet. Es drohen Sprachbildungsstörungen, Karies und vermehrte Ohrenentzündungen.
- **Zahnpflege**: Putze deinem Kind zweimal am Tag mit einer erbsengroßen Menge fluoridhaltiger Kinderzahnpasta (1000 ppm Fluorid) die Zähne. Gehe mit deinem Kind zweimal im Jahr zum Zahnarzt.
- Das **Fremdeln** ist normal. Es entsteht durch das Autonomiebedürfnis des Kleinkindes, sich als Person zu verstehen und sich damit von anderen abzugrenzen. Nicht unmittelbare Bezugspersonen werden als »fremd« erkannt, dies erzeugt Unsicherheit beim Kind. Wir sollten dann gelassen bleiben, und dies nicht als Angst vor anderen missverstehen.

Wie es weitergeht

- Vereinbaren der nächsten Termine: nächster Impftermin, falls etwas übersehen wurde, nächste Vorsorge U7a mit drei Jahren.
- Kindergartenbescheinigung (»Unbedenklichkeit«) ausfüllen lassen.

Vorsorgeuntersuchung U7a – mit 3 Jahren

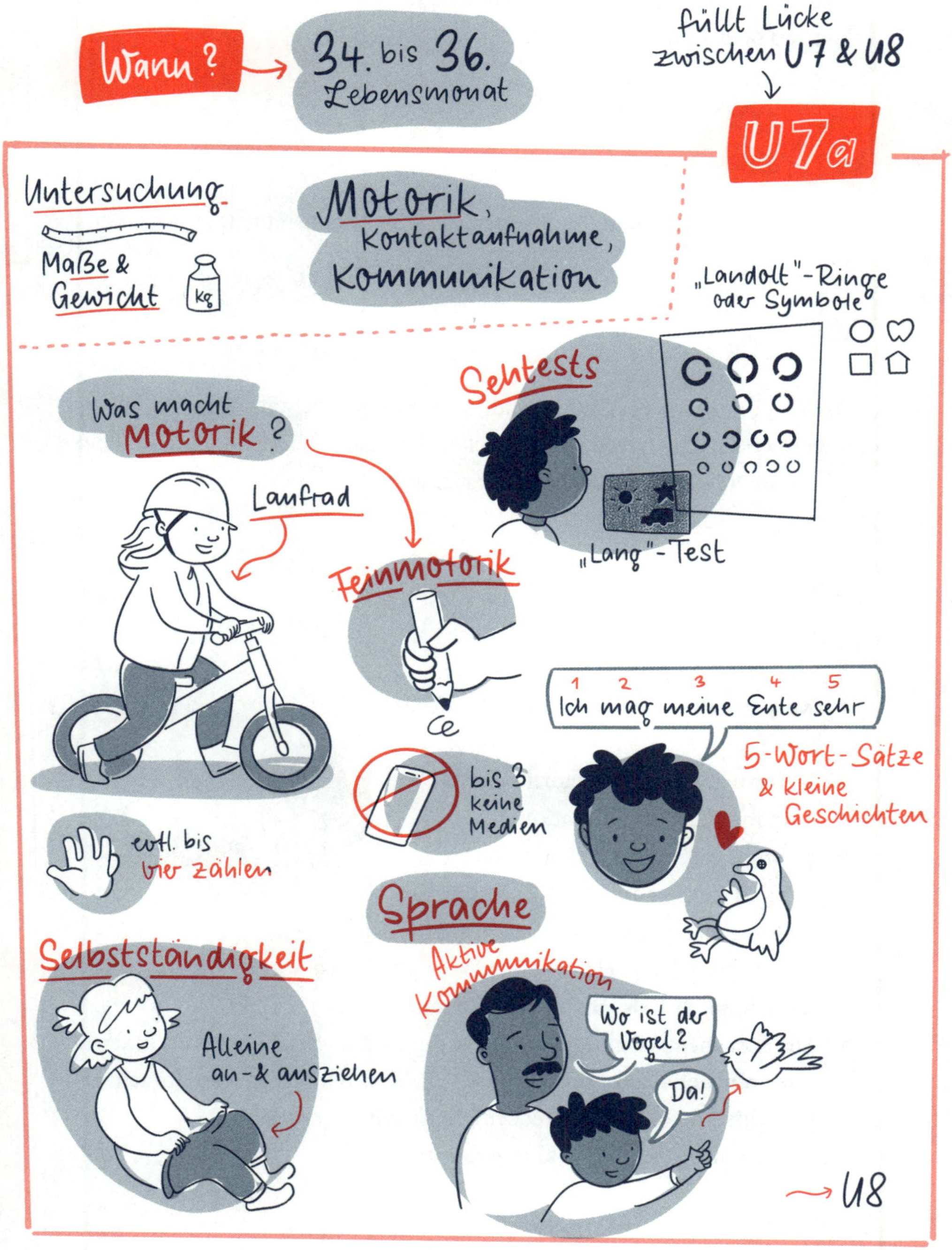
Wann?
34. bis 36. Lebensmonat
füllt Lücke zwischen U7 & U8
U7a
Untersuchung
Maße & Gewicht
kg
Motorik, Kontaktaufnahme, Kommunikation
„Landolt"-Ringe oder Symbole
Sehtests
„Lang"-Test
Was macht Motorik?
Laufrad
Feinmotorik
1 2 3 4 5
Ich mag meine Ente sehr
5-Wort-Sätze & kleine Geschichten
bis 3 keine Medien
evtl. bis vier zählen
Sprache
Selbstständigkeit
Alleine an- & ausziehen
Aktive Kommunikation
Wo ist der Vogel?
Da!
→ U8

Mit drei Jahren besuchen die meisten Kinder bereits eine Betreuungseinrichtung, viele sind schon länger dort. Bei manchen Familien ist ein zweites Kind unterwegs. In diesem Alter können Kinder problemlos kommunizieren und werden auch von Fremden gut verstanden. Dreijährige fahren Laufrad oder Roller. Der Toilettengang wird geübt.

Zeitraum

34. bis 36. Lebensmonat (33. bis spätestens 38. Lebensmonat).

Ort

Die U7a findet in der Kinder- und Jugendarztpraxis statt. Sie wird mit einem »a« bezeichnet, weil sie die Lücke zwischen U7 und U8 schließt. Hier gab es bis 2008 keine Vorsorgeuntersuchung.

Inhalte

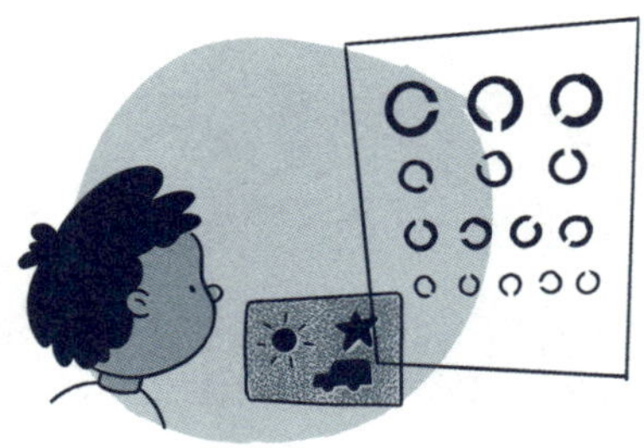

- Untersuchung des Kindes.
- Körpermaße: Größe, Gewicht, Kopfumfang.
- Untersuchung von Motorik, Kontaktaufnahme, Kommunikation.
- **Sehtestung** mittels »Lang«-Test (Vexierbild zum räumlichen Sehen), »Landolt«-Ringen oder E-Haken, oft mit den »LEA-Symbolen« (Haus, Apfel, Viereck, Kreis), manchmal mittels apparativer Messungen.
- Die Sprachentwicklung kann jetzt durch das »Benennen von Bildern« oder **einfache Sprachtests** (z. B. SETK-2, Beurteilen von Sprachverständnis und aktivem Sprechen) objektiviert werden.
- Besprechung der Entwicklungsschritte.

- Hinweise zur Unfallverhütung und zum Medienkonsum.
- Ist das Kind in der Tagesbetreuung? Wie verhält es sich dort?
- Überprüfen des Impfstatus bis zu diesem Zeitpunkt.
- Beantwortung von Fragen.

Was gibt es zu beachten?

- Was macht die Motorik? Benutzt das Kind schon ein **Laufrad** oder einen **Roller**? Wie sicher steigt es die Treppen hoch und runter ohne Festhalten, benutzt es schon den wechselnden Erwachsenenschritt (Rechts-Links-Wechsel bei jeder Treppenstufe)?
- In der Feinmotorik sollte ein Kind jetzt **Stifte benutzen**, einfache Formen wie eine flache Spirale malen, das ist im Faustgriff noch in Ordnung. Benutzt das Kind sicher Gabel, Messer oder Stäbchen? Können Knöpfe geschlossen werden? Kann ein Türmchen oder andere Formen aus Klötzen gebaut werden?

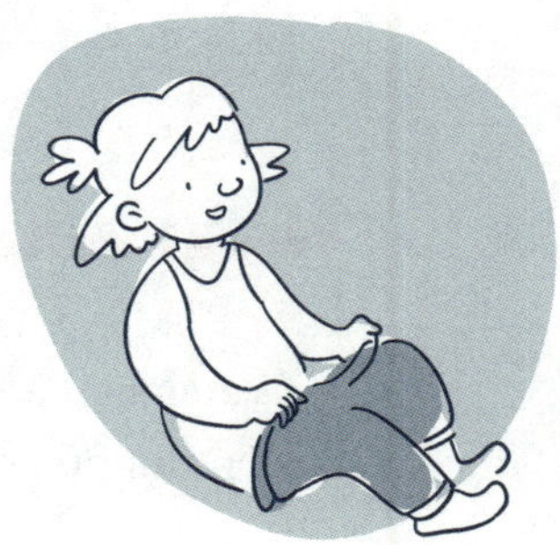

- Kann sich das Dreijährige bereits **alleine ausziehen**, vielleicht einfache Kleidungsstücke wieder anziehen?
- Sprachlich kann ein dreijähriges Kind **Sätze aus fünf Wörtern** bilden, es versteht einfache Zusammenhänge wie Geschichten und kann sie selbst erzählen. Die Aussprache muss noch nicht perfekt sein: Viele Kinder nuscheln noch sehr in diesem Alter (»kleinkindliche Unflüssigkeit der Sprache«), einzelne Buchstaben (wie G, K, R, S oder SCH) werden noch nicht sauber gesprochen.
- Deutsche Sprache wird im Kindergarten gelernt, durch Freund:innen und Erzieher:innen. **Zweisprachige Kinder** erhalten eine Sprachförderung im Kindergarten. Du solltest weiter in deiner Muttersprache mit dem Kind sprechen.
- Wecke durch **aktive Kommunikation** die Neugier deines Kindes und fördere das Bilden von Fragen und Antworten. Benutze offene Fragen (»Was macht das Mädchen …?« statt »Wo ist das Mädchen …?«).

- Bei echten Sprachentwicklungsstörungen kann eine logopädische Therapie gestartet werden, dazu wird vorher das einwandfreie Hören getestet.
- Das Kind kann jetzt **Farben zuordnen**, das Benennen ist noch unwichtig. Viele Kinder zählen schon bis vier.
- Wie ist das **Sozialverhalten** im Kindergarten? Spielt dein Kind schon einfache Rollenspiele (»Eltern-Kind«, »Tiere«)?
- Bei einer auffälligen Sehtestung wird eine Überprüfung durch eine Augenarztpraxis durchgeführt.
- **Zahnpflege**: Putze nun zweimal am Tag mit einer **erbsengroßen** Menge fluoridhaltiger Kinderzahnpasta (1000 ppm) die Zähne und gehe mit deinem Kind zweimal im Jahr zum Zahnarzt.
- Bis drei Jahre sollte ein Kind **keinen Kontakt zu Medien** haben. Bitte verwende keinen Bildschirm zum »Parken des Kindes« oder als Ablenkung beim Essen. Eine halbe Stunde Bildschirm am Tag ist jetzt ab 3 Jahre aber ok.

Wie es weitergeht

- Vereinbaren der nächsten Termine: nächster Impftermin bei verpassten Impfungen, nächste Vorsorge U8 mit vier Jahren.

Vorsorgeuntersuchung U8 – mit 4 Jahren

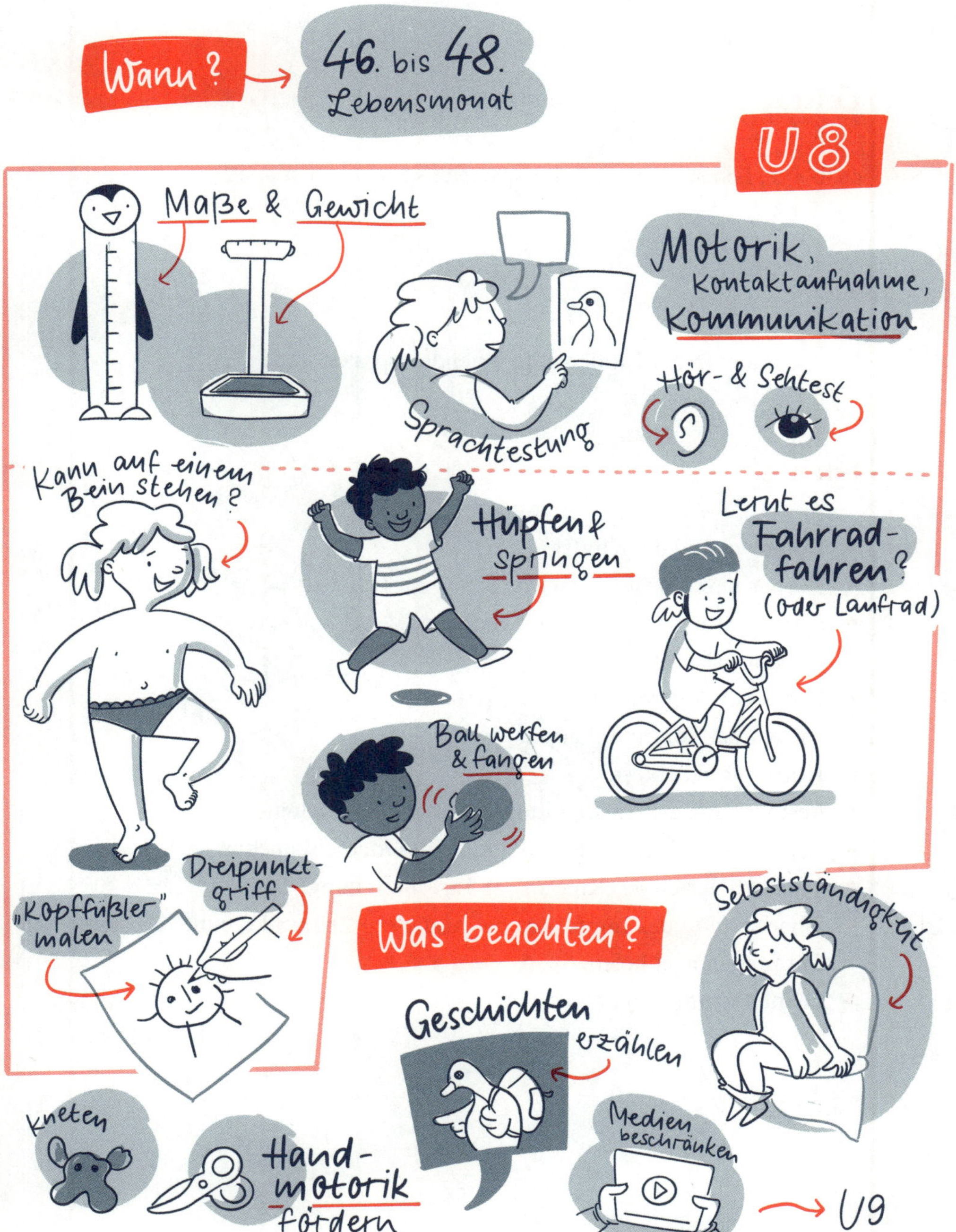
Wann?
46. bis 48. Lebensmonat
U8
Maße & Gewicht
Sprachtestung
Motorik, Kontaktaufnahme, Kommunikation
Hör- & Sehtest
Kann auf einem Bein stehen?
Hüpfen & springen
Lernt es Fahrrad-fahren? (oder Laufrad)
Ball werfen & fangen
Dreipunkt-griff
„Kopffüßler" malen
Was beachten?
Selbstständigkeit
Geschichten erzählen
kneten
Hand-motorik fördern
Medien beschränken
U9

Bei der U8 mit vier Jahren sind die Kinder jetzt schon fortgeschritten im Kindergarten, viele können bereits gut Laufrad- oder gar Fahrradfahren, sie helfen im Haushalt und ziehen sich alleine an und aus. Die Einschulung ist nur noch zwei Jahre entfernt, erste Skills dafür werden gelernt.

Zeitraum

46. bis 48. Lebensmonat (43. bis spätestens 50. Lebensmonat).

Ort

Die U8 findet in der Kinder- und Jugendarztpraxis statt.

Inhalte

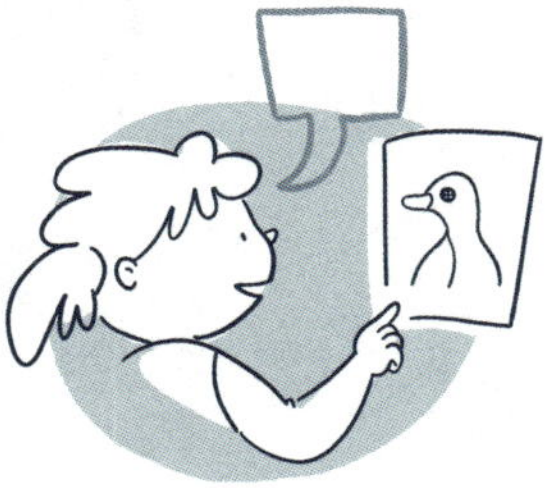

- Untersuchung des Kindes.
- Körpermaße: Größe, Gewicht.
- Sprachtestung (z. B. Bilder benennen, standardisierte Sprachtests).
- Untersuchung von Motorik, Kontaktaufnahme, Kommunikation.
- Hörtest und Sehtest.
- Besprechung der Entwicklungsschritte, Essverhalten.
- Hinweise zur Unfallverhütung und zum Medienkonsum.
- Wie verhält sich das Kind in der Tagesbetreuung?
- Überprüfung des Impfstatus bis zu diesem Zeitpunkt, evtl. verpasste Impfungen nachholen.
- Beantwortung von Fragen.

Was gibt es zu beachten?

- Kann das Kind sicher laufen und hüpfen? Ein vierjähriges Kind sollte **auf einem Bein stehen** können und gut **beidbeinig** springen.
- Lernt es bereits das **Fahrradfahren**? Laufrad ist aber auch noch in Ordnung.
- Ein Ball sollte geworfen und vielleicht schon gefangen werden. Fußballspielen macht allen Spaß, ist aber zu einfach.

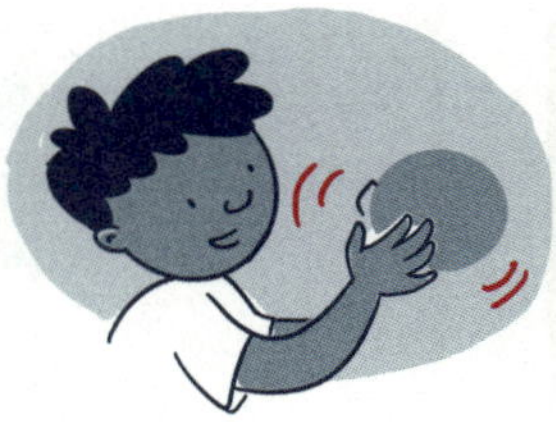

- Förderung der Motorik durch **Spielplatzbesuche** und **Kinderturngruppen**, Hüpfen, Fuß- und Handballspielen üben.
- Ein vierjähriges Kind hält einen Stift im normalen **Dreipunktgriff** und kann einfache Formen nachmalen (z. B. Kreis, Viereck, Dreieck). Daraus entstehen kleine Bilder. Ein Mensch wird oft als »Kopffüßler« gemalt: Ein Gesicht mit Armen und Beinen.
- **Fördere die Handmotorik** durch regelmäßiges Malen, Kneten, Kleben, Schneiden, Helfen im Haushalt, auch Mitkochen in der Küche: Obst und Gemüse schneiden, Teig kneten, Eier aufschlagen.
- Sprache: Mit vier Jahren sprechen Kinder flüssig und können problemlos **Geschichten erzählen.** Die sind eventuell noch zeitlich durcheinander oder komplett erfunden. Fördere die Sprache durch Bücher vorlesen, Geschichten erzählen, Lieder singen.
- Stottern: Kleinkinder durchlaufen regelmäßig **Phasen des Stotterns**. Dies ist normal, solange es nicht länger als ein halbes Jahr besteht und nicht in allen Situationen auftritt. Stottert ein Kind bei Aufregung, ist das ganz normal.
- Je nach Sprachentwicklung wird eine Nachtestung stattfinden oder eine logopädische Therapie eingeleitet. Viele Buchstaben bilden sich aber erst später (G, K, R, S oder SCH) in klarer Aussprache.
- Bei auffälligem Hörtest ist eine fachärztliche Abklärung notwendig, z. B. bei einem HNO-Arzt oder Pädaudiologen.
- Beschränke **Bildschirmmedien** auf eine kurze Zeit (z. B. halbe Stunde pro Tag), nie als Belohnung oder zum Abbau von Langeweile.

- Was macht die Selbstständigkeit? Du musst dein vierjähriges Kind nicht mehr **an- und ausziehen**, das kann es schon alleine. Gib ihm Aufgaben wie Handtücher oder einfache Wäschestücke zusammenlegen. Geht dein Kind tagsüber schon **alleine auf Toilette**? Du kannst das jetzt mehr üben, wenn ihr wollt. Nachts muss es noch nicht trocken sein.
- Übrigens: Es ist völlig in Ordnung, wenn das Vierjährige nicht alle Übungen perfekt beherrscht, auch, wenn es während der Vorsorgeuntersuchung **keine Lust hat alles mitzumachen**. Das kennen wir in der Kinderarztpraxis. Vielleicht macht ihr mit eurer Kinderärztin einen neuen Termin aus, an dem das Bobbele in besserer Stimmung ist? Vielleicht bekommst du auch Fragebögen von der Praxis, die die Fähigkeiten deines Kindes umfassender beantworten können.
- Neben den **Meilensteinen der Entwicklung**, nach denen wir in der Kinderarztpraxis schauen, gibt es bestimmt Dinge, die dein Kind besonders gut beherrscht. Erzähl uns davon: Was sind Stärken und Fähigkeiten, worin ist es besonders fit?

Wie es weitergeht

- Vereinbare die nächsten Termine: ggf. nächster Impftermin, die nächste Vorsorge U9 mit fünf Jahren.

Vorsorgeuntersuchung U9 – mit 5 Jahren

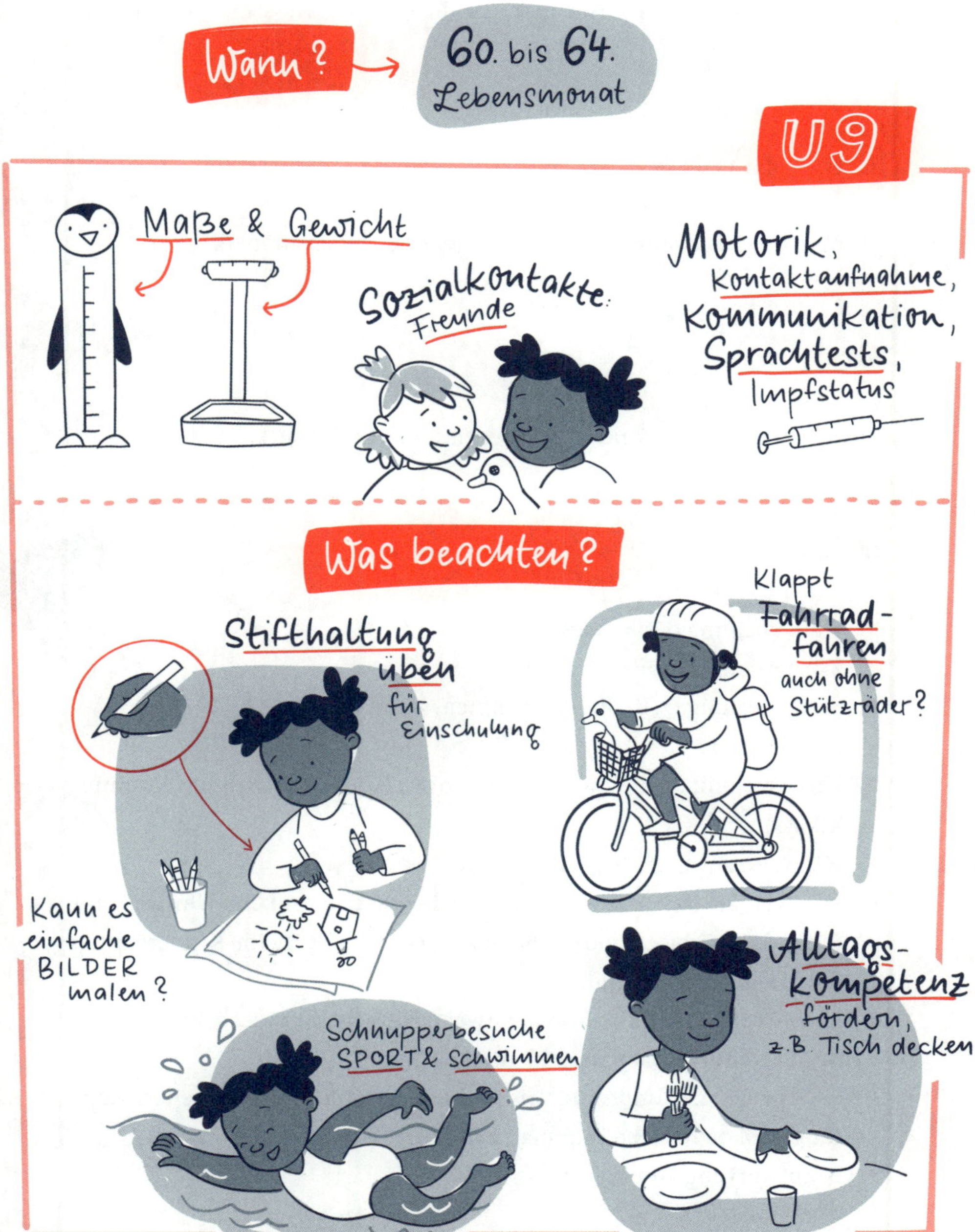

Wann?
60. bis 64. Lebensmonat
U9
Maße & Gewicht
Sozialkontakte: Freunde
Motorik, Kontaktaufnahme, Kommunikation, Sprachtests, Impfstatus
Was beachten?
Stifthaltung üben für Einschulung
Kann es einfache BILDER malen?
Klappt Fahrradfahren auch ohne Stützräder?
Schnupperbesuche SPORT & Schwimmen
Alltagskompetenz fördern, z.B. Tisch decken

Zur U9 haben manche Kinder bereits die Einschulungsuntersuchung durch den Öffentlichen Gesundheitsdienst hinter sich. Deshalb beobachten wir bei dieser Vorsorgeuntersuchung die Entwicklung hinsichtlich der Schulreife ein bis anderthalb Jahre später. Malen mit Stiften wie ein Erwachsener ist eine Kulturtechnik, die ihr üben müsst, sie lernt sich nicht von alleine.

Zeitraum

60. bis 64. Lebensmonat (58. bis spätestens 66. Lebensmonat).

Ort

Die U9 findet in der Kinder- und Jugendarztpraxis statt.

Inhalte

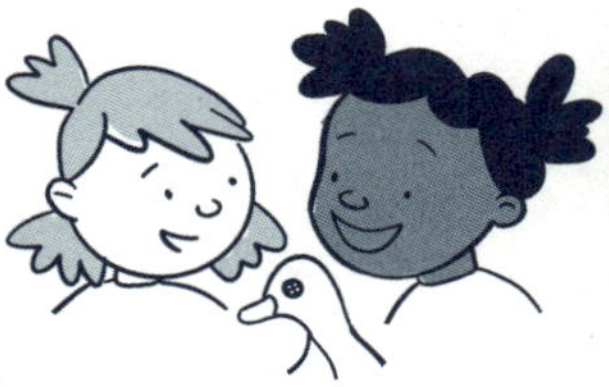

- Untersuchung des Kindes.
- Körpermaße: Größe, Gewicht.
- Sprachtestung (z. B. Bilder benennen, standardisierte Sprachtests).
- Untersuchung des Kindes auf Motorik, Kontaktaufnahme, Kommunikation.
- Hinweise zur Unfallverhütung.
- Wie verhält sich das Kind **im Kindergarten** und im Umgang mit Freunden? Gibt es andere **Sozialkontakte**, z. B. beim Kinderturnen oder in der Musikschule?
- Hinweise zum **Medienkonsum** (weiterhin sehr eingeschränkt und nur mit Begleitung, niemals zum »Parken«).
- Überprüfen des Impfstatus bis zu diesem Zeitpunkt, evtl. weitere Impfungen planen. Siehe Impfplan Seite 103.
- Beantwortung von Fragen.

Was gibt es zu beachten?

- Gab es schon eine **Einschulungsuntersuchung** (auch »Schuleingangsuntersuchung«)? Welche Auffälligkeiten wurden da festgestellt?
- In Deutschland besteht normalerweise **Schulpflicht** für alle Kinder, die das 6. Lebensjahr abgeschlossen haben. Der Stichtag hierfür ist in den Bundesländern aber verschieden. Es besteht die Möglichkeit einer früheren Einschulung (»Kann-Kinder«, einige feiern dann erst nach dem ersten Schultag ihren 6. Geburtstag) aber auch einer Förderung in Form einer Grundschulförderklasse. Dies wird kommunal sehr unterschiedlich geregelt.

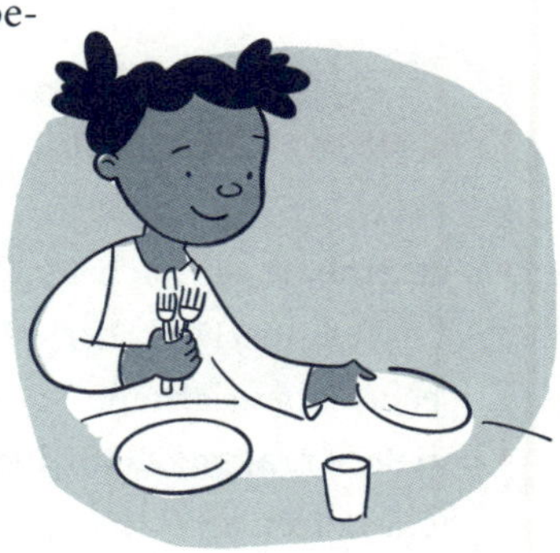

- Wie ist die **Stifthaltung**? Wie werden Bilder und einfache Formen gemalt, z. B. ein Haus, ein Baum, ein Mensch? Schreibt das Kind schon seinen Namen? Beachte die Stifthaltung im **Dreipunktgriff**. Wenn du mit deinem Kind einmal in der Woche für eine halbe Stunde ein paar einfache Bilder malst, klappt das gut mit der Einschulung ein Jahr später.
- Fördere die **Feinmotorik** durch Kneten, Kleben, Schneiden oder Eier aufschlagen.
- Kann das Kind **Fahrradfahren**? Laufrad ist weiterhin in Ordnung, aber der Übergang sollte ohne Stützräder gelingen.
- **Sprache**: Ein fünfjähriges Kind spricht in zusammenhängenden Sätzen, kann Geschichten in der richtigen Reihenfolge wiedergeben. Die Konsonanten werden alle sauber ausgesprochen. Bei wenigen Kindern sind die Zischlaute (S, SCH) noch nicht einwandfrei, diese sollten nach dem Zahnwechsel logopädisch gefördert werden.
- Jetzt ist ein guter Zeitpunkt, neben Kinderturnen und häuslicher Bewegungsförderung (z. B. Fahrrad, Bolzplatz, Abenteuerspielplatz) erste **Schnupperbesuche in Sportvereinen** zu machen und das Kind zum **Schwimmkurs** anzumelden.
- Fördert eure Fünfjährigen in **Alltagskompetenz**: Lasst sie Wäsche zusammenlegen, unter Aufsicht kleine Einkäufe erledigen, den Tisch

decken, Abwaschen und Abtrocknen, im Garten und bei kleinen Reparaturen helfen, Gemüse schälen und schneiden.
- Kinder, die sich motorisch oder sprachlich unterhalb der Entwicklung gleichaltriger Kinder bewegen, können mit Logopädie oder Ergotherapie behandelt werden. Oberstes Ziel sollte aber immer sein, die Förderung im Kindergarten und in der Familie zu intensivieren.

Wie es weitergeht

- Vereinbare die nächsten Termine: Der nächste Impftermin ist meistens die Tetanus/Diphtherie/Pertussis-Auffrischungsimpfung mit fünf bis sechs Lebensjahren.
- Viele Krankenkassen bieten Vorsorgeuntersuchungen mit sieben bis acht Jahren an (U10), dann mit neun bis zehn Jahren (U11).
- Alle Versicherten erhalten eine Jugenduntersuchung J1 zwischen dem 12. und 14. Geburtstag.

Sprachentwicklung

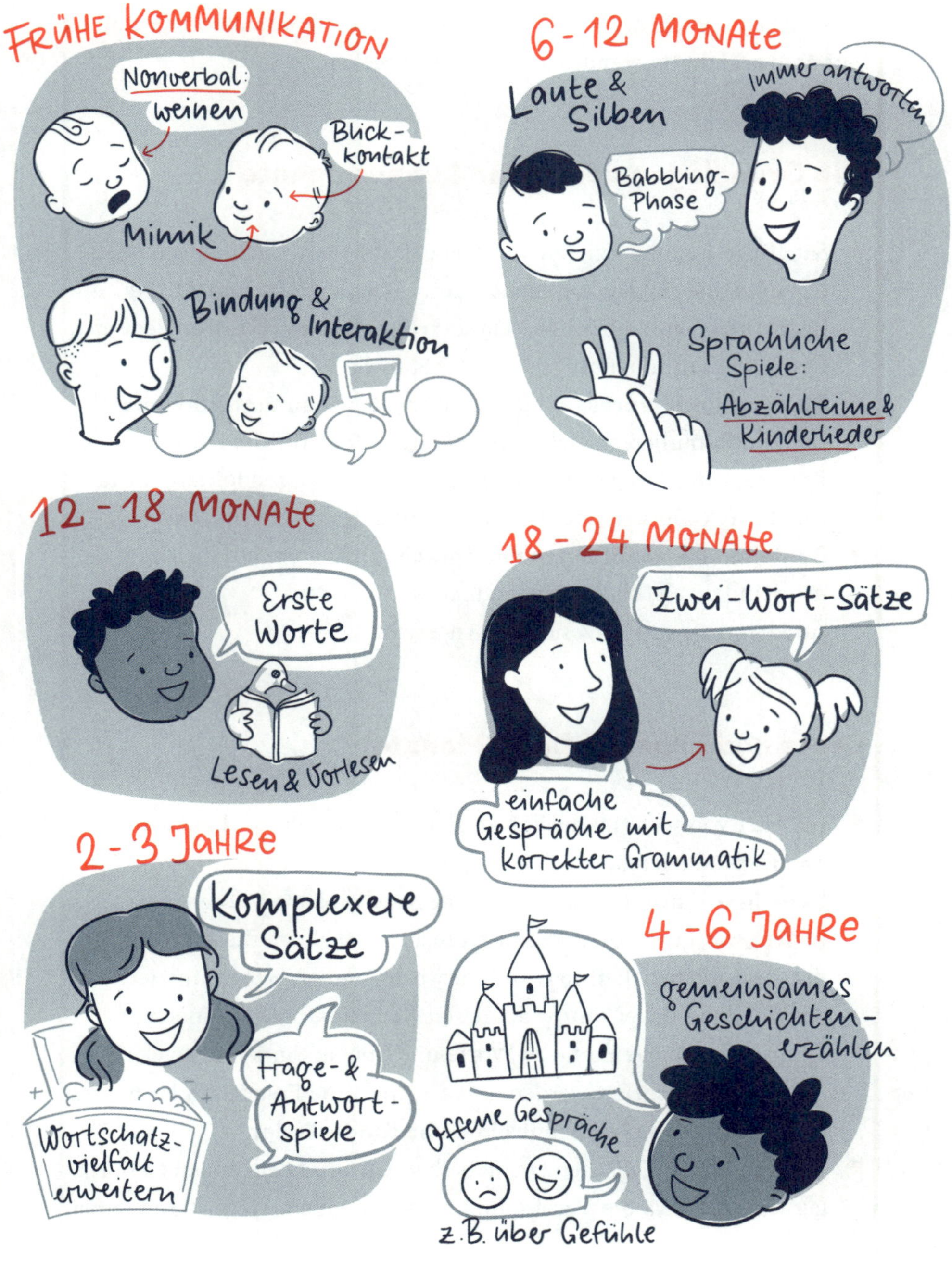
FRÜHE KOMMUNIKATION
Nonverbal:
weinen
Blick-
kontakt
Mimik
Bindung &
Interaktion
6-12 MONATE
Laute &
Silben
Babbling-
Phase
immer antworten
Sprachliche
Spiele:
Abzählreime &
Kinderlieder
12-18 MONATE
Erste
Worte
Lesen & Vorlesen
18-24 MONATE
Zwei-Wort-Sätze
einfache
Gespräche mit
korrekter Grammatik
2-3 JAHRE
Komplexere
Sätze
Frage- &
Antwort-
Spiele
Wortschatz-
vielfalt
erweitern
4-6 JAHRE
gemeinsames
Geschichten-
erzählen
Offene Gespräche
z.B. über Gefühle

Die Sprachentwicklung ist für unser gesamtes Zusammenleben von sehr großer Bedeutung, Sprache ist der Schlüssel zu anderen Menschen und zum Verständnis der Welt. Kinder müssen daher von Geburt an in ihrer natürlichen Sprachentwicklung unterstützt werden, durch aufmerksames Zuhören und motivierendes Miteinandersprechen.

Die Grundlagen der ersten Lebensmonate

- Säuglinge kommunizieren von Geburt an, wenn auch auf nonverbale Weise. Sie nutzen weinende Laute, Blickkontakt und Mimik, um Bedürfnisse auszudrücken. Diese **frühe Kommunikation** legt den Grundstein für die Entwicklung der Sprache.
- **Bindung und Interaktion** durch liebevolle Kommunikation, Reagieren und Stimulieren spielen eine zentrale Rolle für die Förderung der Sprache. Umgebungen mit vielen sprachlichen Reizen fördern die neuronale Verknüpfung und die Entwicklung des Hörvermögens.
- **Begleite alle Handlungen mit Sprache**. Antworte auf die Laute deines Kindes, als ob es verständlich spricht, und sprich immer von Angesicht zu Angesicht.

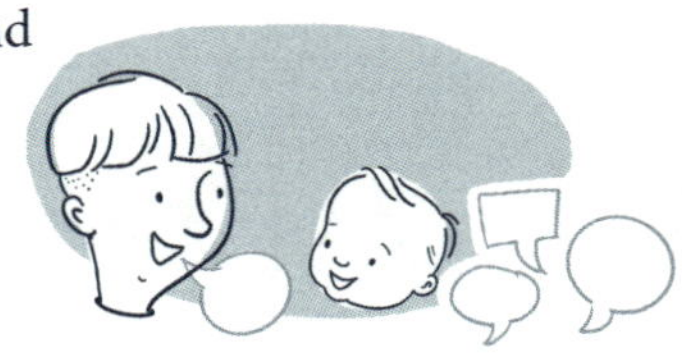

Laute und Silben (6 bis 12 Monate)

- Im Alter von sechs bis zwölf Monaten beginnen Babys, **Laute und Silben** zu produzieren.
- **Babbling-Phase**: Kinder üben Laute in scheinbar endlosen Kombinationen, was eine Vorstufe zum Sprechen ist. Nutze diese als Zeichen der sprachlichen Reifung und antworte immer. Kommuniziere mit deinem Baby, dabei kannst du diesen »Babytalk« auch imitieren.
- Sprachliche Spiele: Einfache Worte und Silben können in spielerische Aktivitäten integriert werden, um die kindliche Freude am Lernen zu fördern. Wiederhole **Abzählreime und Kinderlieder.**
- **Triangulieren**: Zwischen einem halben Jahr und dem ersten Geburtstag lernen Babys die Verbindung zwischen einem Gegenstand, einer

anderen Person und sich selbst (ein Säugling zeigt auf ein Spielzeug, lautiert dazu, die Eltern reagieren mit Sprache). Dieses Dreiecksverständnis ist wichtig für den gesamten Spracherwerb.

Die Geburt der ersten Worte (12 bis 18 Monate)

- Zwischen 12 und 18 Monaten äußern viele Kinder ihre **ersten Worte**. Dabei müssen die Wörter nicht klar und deutlich klingen, viele Kinder erfinden Worte in ihrer eigenen Sprache.
- Vokabularerweiterung: Nimm aktiv am **Wortschatz-Aufbau** teil, indem du Worte wiederholst, Dinge benennst und in alltäglichen Situationen verwendest.
- **Lesen und Vorlesen:** Bilderbücher sind Schatzkisten der Sprachentwicklung. Sie fördern nicht nur die Sprache, sondern erklären die Welt.

Phase der Zwei-Wort-Sätze (18 bis 24 Monate)

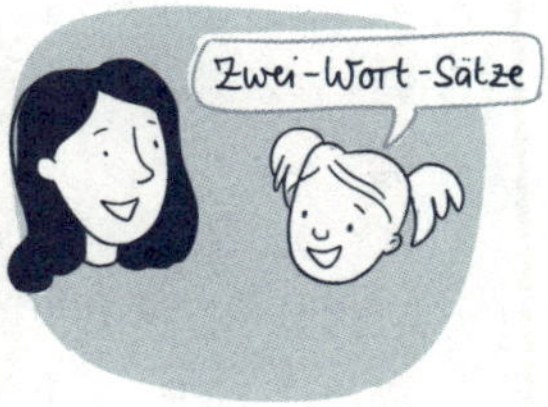

- Zwischen 18 und 24 Monaten beginnen Kinder, **Zwei-Wort-Sätze** zu bilden.
- Grammatik und Syntax: Eltern können durch einfache Gespräche und die Verwendung **korrekter Grammatik** die Entwicklung der sprachlichen Struktur unterstützen. Sprich in ganzen Sätzen mit deinem Kind und benutze jetzt keine Babysprache mehr.
- **Spiele interaktive Spiele,** die die Fantasie anregen und die Verwendung von Wörtern fördern (z. B. »Ich sehe was, was du nicht siehst«).

Erweiterte Sprachkenntnisse (2 bis 3 Jahre)

- Mit zwei bis drei Jahren entwickeln Kinder **komplexere Sätze** und ein tieferes Verständnis von Wörtern und Zusammenhängen.
- Wecke durch **Frage- und Antwortspiele** und mit offenen Fragen (»Was

macht der Hund?« statt »Wo ist der Hund?«) die Neugier deines Kindes.

- **Wortschatzvielfalt**: Die Einführung neuer Wörter, insbesondere durch Kennenlernen verschiedener Themenfelder (Haushalt, Werkzeug, Tierarten, Baustellen, Fahrzeuge, Natur usw.), erweitert den Wortschatz und fördert das Verständnis von Zusammenhängen.

Vorbereitung auf die Schule (4 bis 6 Jahre)

- **Geschichten erzählen**: Kinder entwickeln jetzt Verständnis für den Aufbau von Geschichten mit Anfang, Problem und Auflösung. Eltern fördern durch gemeinsames Geschichtenerzählen die Fantasie und Erzählkompetenz. Benutze szenische Bilderbücher und Themenbücher, Vorlesebücher und stelle offene Fragen zu Geschichten.
- Förderung der **Selbstausdrucksfähigkeit**: Offene Gespräche über Gefühle, Ideen und Erlebnisse ermöglichen es Kindern, ihre Gedanken klar und selbstbewusst auszudrücken.

Bitte beachte

- Das Wichtigste ist, dass überhaupt geredet wird.
- Schaue dein Kind beim Sprechen immer an, damit dein Kind deine gesamte Körpersprache und Mimik wahrnimmt.
- Bildschirmmedien sind zu passiv, um die Sprache zu fördern.
- Sprich mit deinem Kind die Sprache, in der du dich selbst am wohlsten fühlst. Spricht dein Partner eine andere Sprache, sollte jede:r seine eigene Sprache sprechen. Bitte vermische nicht die Sprachen. Wenn Deutsch nicht deine Muttersprache ist, musst du deinem Kind kein Deutsch beibringen.
- Macht dir die Sprachentwicklung Sorgen, verlasse dich auf die Kinder- und Jugendärzte bei den Vorsorgeuntersuchungen. Sie kennen die Probleme in der Sprachentwicklung und können ggf. eine professionelle Sprachtherapie verordnen.

Motorische Entwicklung

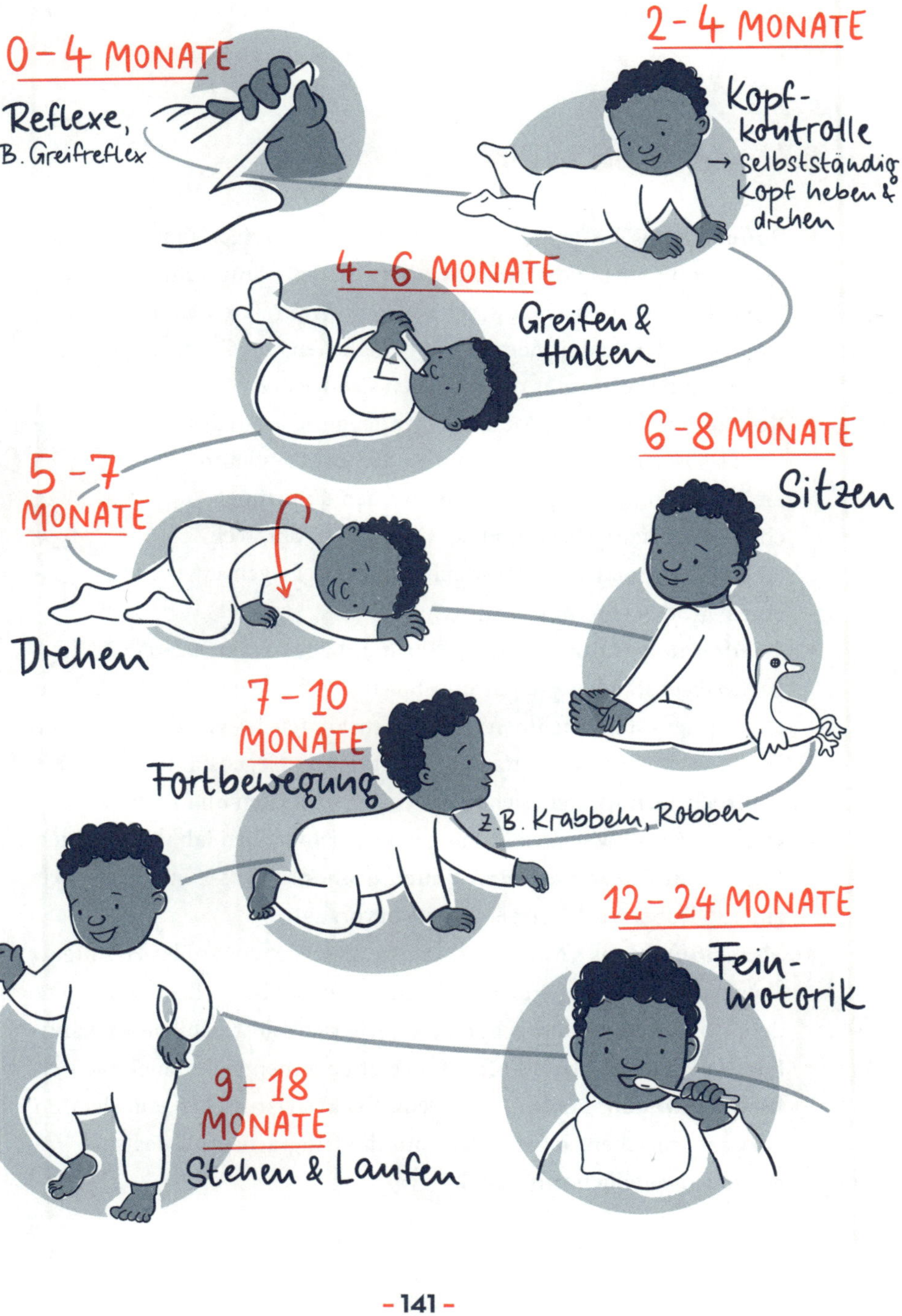

Die Motorische Entwicklung ist einer der großen Bausteine der individuellen Reifung eines Kindes. Die Kinder- und Jugendärzte schauen sich bei den Vorsorgeuntersuchungen die Feinmotorik der Hände an, dazu die Grobmotorik der Fortbewegung, der Körperbalance und auch der Koordination.

Babyalter (0 bis 2 Jahre)

- **Reflexe** (0 bis 4 Monate): Bereits Neugeborene zeigen motorische Fähigkeiten in Form von **Urreflexen**, die in der Frühgeschichte für das Überleben der Menschen wichtig waren: Greifreflex, Saugreflex, auch Krabbel- oder Schreitreflex. Viele Fähigkeiten, wie kurzzeitiges Kopfheben, sind rudimentär und verlieren sich wieder.
- **Kopfkontrolle** (2 bis 4 Monate): Der Säugling lernt, den Kopf selbstständig zu heben und zu drehen. Dies kann am besten in der Bauchlage geübt werden. Eine mögliche Unterstützung bekommt der Oberkörper durch ein eingerolltes Handtuch oder durch gehaltenes Liegen auf einem großen Gymnastikball.

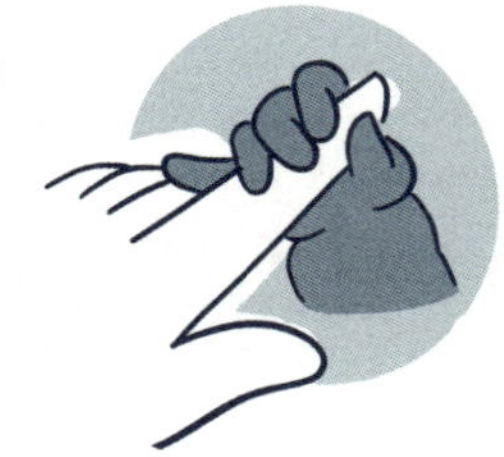

- **Greifen und Halten** (4 bis 6 Monate): Babys können jetzt nach Gegenständen greifen und Spielzeug für kurze Zeit festhalten. Das In-den-Mund-nehmen von Gegenständen ist ganz normal, der Mund entdeckt Konsistenz und Funktion der Gegenstände. Das birgt natürlich auch Risiken, siehe Kapitel »Verschlucken und Ersticken«.
- **Drehen** (5 bis 7 Monate): Mit ungefähr einem halben Jahr können sich Babys vom **Rücken auf den Bauch drehen**, kurze Zeit später auch zurück. Dabei wird meist eine Seite bevorzugt.
- **Sitzhaltung** (6 bis 8 Monate): Das erste Sitzen ist ein großes Highlight, aber erst mit etwa einem Dreivierteljahr können Babys das alleine. Setz dein Kind erst dann aufrecht hin, wenn es sich selbst stabilisieren kann.
- **Fortbewegung** (7 bis 10 Monate): Jetzt beginnen viele Säuglinge sich **fortzubewegen**. Robben, Krabbeln, Rückwärtsrutschen, auf dem Po vorwärts rutschen, sogar Rollen um die Längsachse, all das sind Varianten, die völlig normal sind.

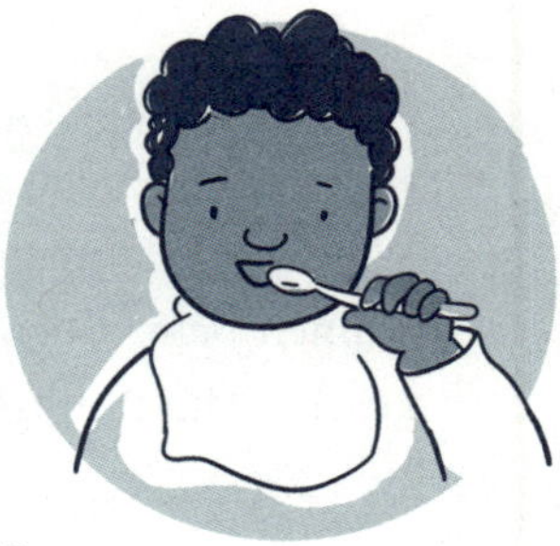

- **Stehen und Laufen** (9 bis 18 Monate): Die **ersten Schritte** werden unternommen, oft begleitet vom Festhalten an Möbeln oder Händen. Freies Laufen ohne Unterstützung erwarten wir erst mit 18 Monaten.
- **Feinmotorik** (12 bis 24 Monate): Ab einem Jahr können Kinder **alleine essen**. Sie sind feinmotorisch jetzt geschickt genug, um einen Löffel zu halten. Stapeln, Dinge ineinanderstecken oder Flaschen aufdrehen kann jetzt gelingen.

Kleinkindalter (2 bis 4 Jahre)

- **Laufen und Rennen**: Die Fortbewegung wird sicherer, und Kinder rennen, hüpfen und springen nun. Fahrradfahren lernen Kinder zwischen dem 4. und 5. Lebensjahr.
- **Feinmotorik**: Die Stifthaltung und das **Bildermalen** dürfen ab dem 3. Lebensjahr geübt werden. Einfache Formen werden mit vier Jahren gezeichnet. Auch das Bauen mit kleinen Legoteilen oder Playmobil, Steckspiele oder Kneten und Schneiden kann jetzt gelingen.
- **Balance und Koordination**: Kinder lernen, auf einem Bein zu stehen oder zu hüpfen, auf einer Linie zu laufen, vorwärts und rückwärts.
- **Grobmotorische Fähigkeiten**: Das Werfen, Fangen und Kicken von Bällen wird verbessert. Dabei sollte immer mehr Hand- als Fußball gespielt werden, da dies viel besser die Koordination übt.
- **Selbstversorgung**: Kinder werden unabhängiger bei Aktivitäten wie **Anziehen, Händewaschen und Zähneputzen**. Im Alltag lernen Kinder die meisten Fähigkeiten.

Vorschulalter (5 bis 6 Jahre)

- **Feinmotorik**: Jetzt sollte man beim Bildermalen auch etwas erkennen können. Der eigene Name wird geschrieben. Das Schneiden mit einer Schere bereitet keine Probleme mehr.

- **Haushalt**: Kinder dürfen im Haushalt mithelfen, z. B. Tisch decken, Wäsche zusammenlegen, die Geschirrspülmaschine ausräumen. Sie können beim Kochen helfen, Sachen umrühren, einfache Schnippelarbeiten durchführen, Teig kneten oder Eier aufschlagen.

Grundschulalter (6 bis 12 Jahre)

- **Sportliche Fähigkeiten**: Kinder entwickeln Interesse und Fähigkeiten in verschiedenen Sportarten. Dabei sollten sie sich ausprobieren dürfen, ob eine Bewegungs- (z. B. Fußball, Leichtathletik, Schwimmen) oder Koordinationssportart (z. B. Kampfsport, Turnen, Tischtennis) das Richtige ist. Viele Sportvereine bieten Schnuppertage an.
- **Feinmotorik**: Hobbys sind gute Motorikübungen. Dazu zählen das **Lernen eines Instruments**, aber auch Malen, Zeichnen, sogar das Daddeln an einer Spielekonsole. Die Schrift sollte jetzt lesbar sein, dem Schulkind aber auch erlaubt werden, selbst zu entscheiden, ob es Druck- oder Schreibschrift verwendet und welches Schreibgerät es dazu nutzt.
- **Teamarbeit**: In der Schule und im Sport lernen Kinder, in Teams zu arbeiten, was ihre sozialen und kooperativen Fähigkeiten stärkt.

Jugendalter (13 bis 18 Jahre)

- **Entwicklung der Muskulatur**: Es gibt einen Schub im Muskelwachstum, was zu stärkeren und ausdauernderen Bewegungen führt.
- **Verfeinerung der Feinmotorik**: Die Auge-Hand-Koordination wird auf ein fortgeschrittenes Niveau gebracht, was sich in komplexen Aktivitäten wie dem **Autofahren** oder dem Spielen von schwierigen Stücken auf Musikinstrumenten zeigt.
- **Sportliche Spezialisierung**: Jugendliche, die sich in verschiedenen Sportarten geübt haben, beginnen, sich zu spezialisieren oder sogar dem **Leistungssport** zuzuwenden, um ihre Fähigkeiten zu verbessern.

Zahnpflege

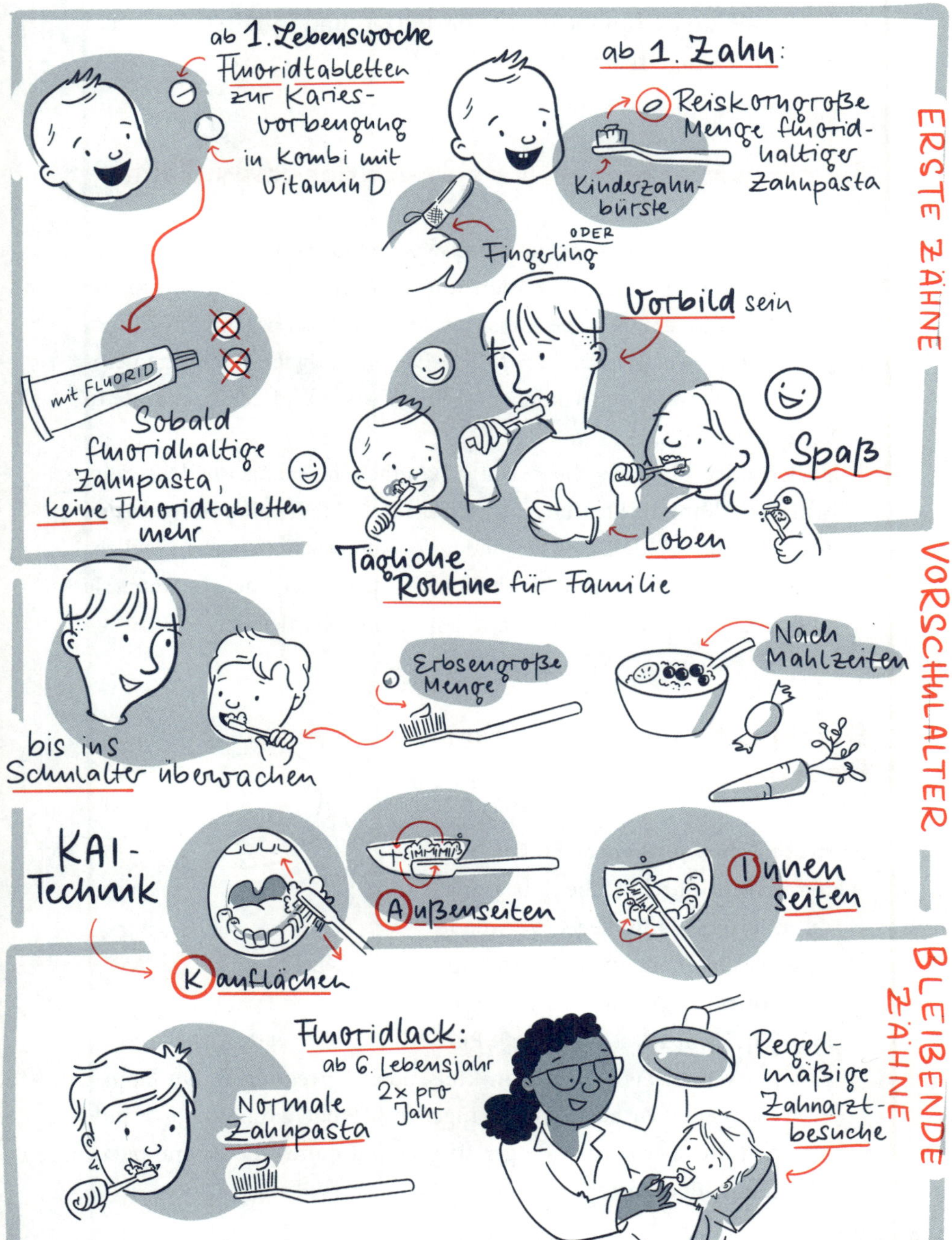

ab 1. Lebenswoche Fluoridtabletten zur Karies-vorbeugung
in Kombi mit Vitamin D
ab 1. Zahn:
Reiskorngroße Menge fluorid-haltiger Zahnpasta
Kinderzahn-bürste
ODER
Fingerling
ERSTE ZÄHNE
mit FLUORID
Sobald fluoridhaltige Zahnpasta, keine Fluoridtabletten mehr
Vorbild sein
Spaß
Loben
Tägliche Routine für Familie
VORSCHULALTER
bis ins Schulalter überwachen
Erbsengroße Menge
Nach Mahlzeiten
KAI-Technik
Kauflächen
Außenseiten
Innenseiten
BLEIBENDE ZÄHNE
Fluoridlack:
ab 6. Lebensjahr 2x pro Jahr
Normale Zahnpasta
Regelmäßige Zahnarztbesuche

Es ist wichtig, von Anfang an die Zahngesundheit deines Kindes zu fördern. Die Pflege der Milchzähne bildet die Grundlage für ein gesundes Gebiss der bleibenden Zähne nach dem Zahnwechsel. Die wichtigsten Tipps sind Routine und Gründlichkeit beim Putzen und mindestens einmal jährlich zur Zahnarztkontrolle.

Säuglingsalter bis zum Durchbruch der ersten Zähne

- Bitte verwende ab der ersten Lebenswoche **Fluoridtabletten** zur Kariesvorbeugung, in Kombination mit Vitamin D für die allgemeine Knochenentwicklung. Die Tabletten lösen sich sofort auf im Mund, ggf. nimm etwas Wasser oder Milch. Die Fluoridgabe ist eine gemeinsame Empfehlung der Kinder- und Jugendärzte und der Zahnärzte in Deutschland (2021).
- Stillen oder Flasche geben richtig handhaben: Wenn du dein Baby stillst oder ihm die Flasche gibst, achte darauf, dass **keine Milch in der Mundhöhle verbleibt**, insbesondere vor dem Schlafengehen. Milchreste können (durch den Milchzucker) Karies verursachen, wenn sie über einen längeren Zeitraum auf den Zähnen verbleiben.

Durchbruch der ersten Zähne bis zum Kleinkindalter

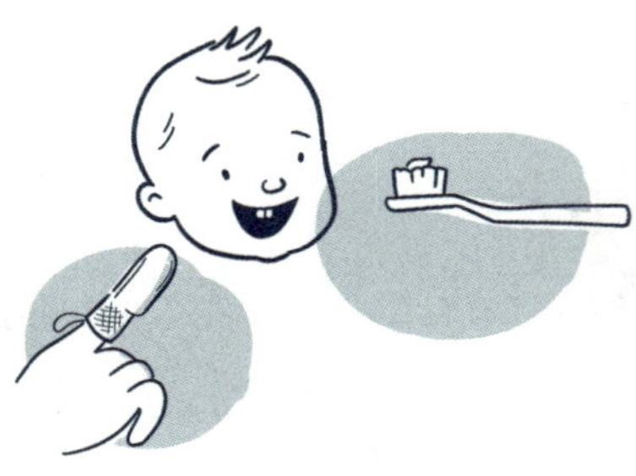

- **Erste Zähne putzen**: Sobald die ersten Zähne durchbrechen, beginnst du mit der Zahnpflege. Verwende eine weiche Kinderzahnbürste und eine **reiskorngroße** Menge fluoridhaltiger Zahnpasta (1000 ppm). Putze die Zähne zweimal täglich sanft in kreisenden Bewegungen. Du kannst zum Zähneputzen auch einen Fingerling (Fingerzahnbürste) benutzen, den du über deinen Finger stülpst und damit die Zähne putzt. Manchen fällt das leichter.

- Sobald du eine **fluoridhaltige Zahnpasta** benutzt, brauchst du die Fluoridgabe über die Tabletten nicht mehr. Klappt das Zähneputzen anfangs noch nicht so gut, bleibe bei einer fluoridfreien Zahnpasta und gib stattdessen die Tabletten.
- Gewöhnung an die Zahnpflege: Mache das Zähneputzen zu einem festen Bestandteil der **täglichen Routine** deines Kindes. Mache aus dem Zähneputzen ein Spiel, um das Interesse deines Kindes zu wecken und es zur Zusammenarbeit zu ermutigen. Lobe dein Kind für die Mitarbeit, um eine positive Einstellung zur Zahnpflege zu fördern.
- **Sei Vorbild** beim Zähneputzen und mache daraus ein Event für die ganze Familie. Es ist wichtiger, dass das Zähneputzen immer Spaß macht, als dass es anfangs immer sehr gründlich ist.
- Einen **Schnuller** solltest du spätestens zum zweiten Geburtstag **abgewöhnt** haben (wegen möglicher Fehlstellungen der Zähne), beginne mit dem Weglassen schon tagsüber ab dem ersten Geburtstag.
- Ab dem ersten Zahn kannst du Termine in der **Zahnarztpraxis** ausmachen, ein guter Rhythmus ist einmal pro Halbjahr. Anfangs nimmst du dein Kind mit zu deiner eigenen Zahnkontrolle, dann kann es schon einmal zusehen, wie das so läuft.

Vorschulalter bis zum Wechsel bleibende Zähne

- **Kontrolle**: Auch wenn dein Kind schon gut alleine die Zähne putzt, solltest du das bis ins Schulalter überwachen und eventuell korrigieren.
- **Regelmäßigkeit:** Putze die Zähne möglichst nach den Mahlzeiten, insbesondere nach dem Genuss von Süßigkeiten – mindestens aber

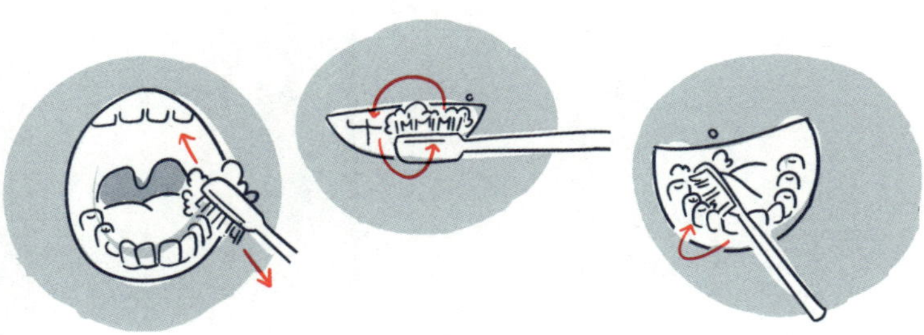

nach dem Frühstück und vor dem Zubettgehen. Benutze jetzt eine **erbsengroße** Menge fluoridhaltiger Zahnpasta (1000 ppm).

- Putze nach der **KAI-Technik**: 1. **K**auflächen 2. **A**ußenseiten der Zähne 3. **I**nnenseiten der Zähne
- Überprüfe regelmäßig die Zähne deines Kindes auf **Anzeichen von Karies** oder andere Problemen. Achte auf Verfärbungen, Löcher oder Zahnfleischentzündungen und suche früh eine Zahnarztpraxis auf.
- Eine **ausgewogene Ernährung** trägt zur Zahngesundheit bei. Reduziere den Konsum von zuckerhaltigen Lebensmitteln und Getränken und fördere stattdessen den Verzehr von Obst, Gemüse und Milchprodukten. Benutze fluoridiertes Speisesalz.

Bleibende Zähne und Jugendalter

- Wenn dein Kind sechs Jahre alt ist, kannst du auf eine »**normale**« **(also auch für Erwachsene) fluoridhaltige Zahnpasta** (1500 ppm) umsteigen. Fluorid stärkt den Zahnschmelz und schützt vor Karies.
- **Fluoridlack**: Neben der Zahnreinigung empfiehlt die Kassenzahnärztliche Bundesvereinigung (KZBV) ab dem 6. Lebensmonat viermal pro Jahr eine lokale Fluoridierung mit einem Zahnlack, ab dem 6. Lebensjahr zweimal pro Jahr, bei erhöhtem Kariesrisiko weiterhin viermal pro Jahr.
- **Regelmäßige Zahnarztbesuche**: Plane regelmäßige Besuche in der Zahnarztpraxis ein, um die Zahngesundheit deines Kindes zu überwachen und professionelle Zahnreinigungen durchführen zu lassen. Zahnärztinnen und Zahnärzte unterstützen auch bei der Frage nach kieferorthopädischer Behandlung (Zahnspange).

Sehentwicklung und Augenuntersuchungen

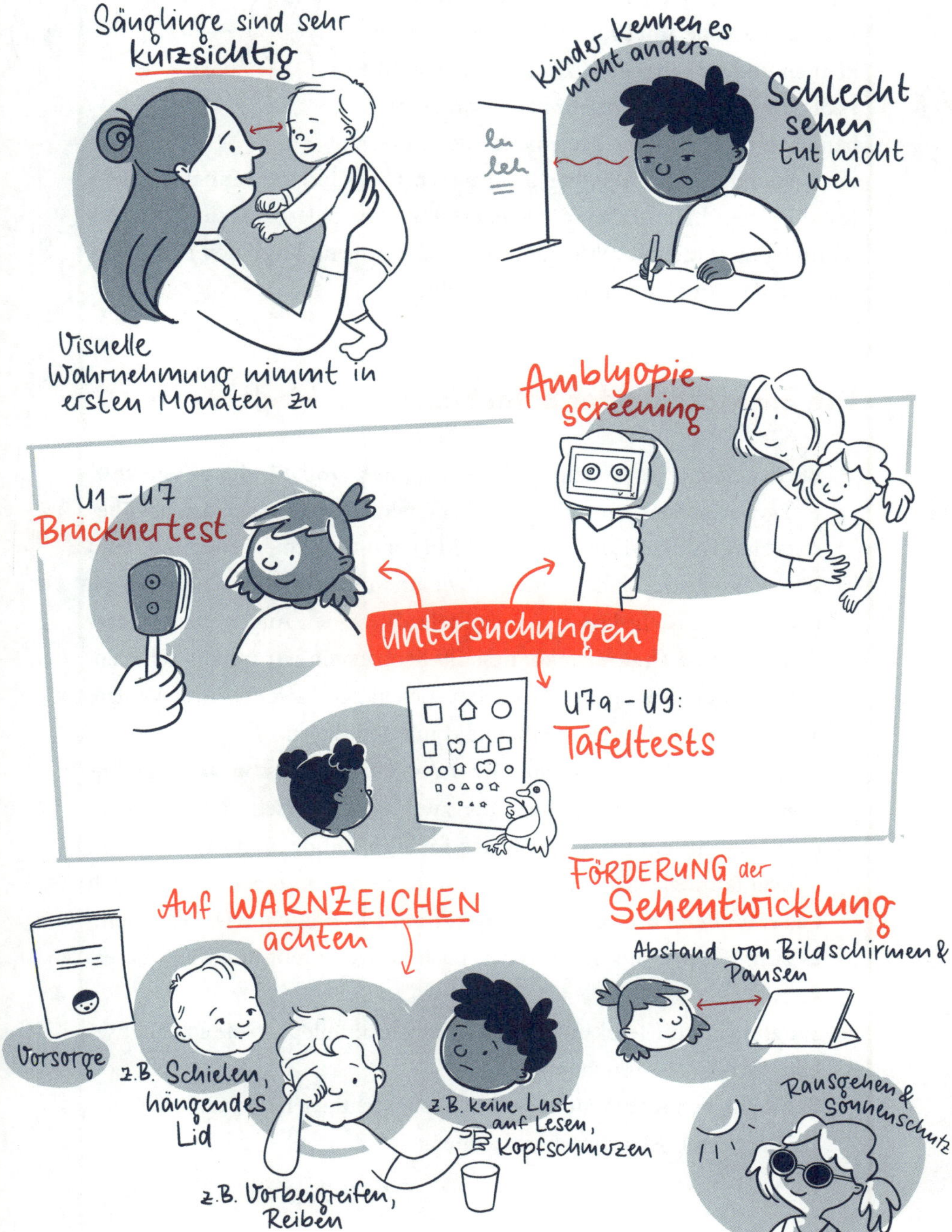
Säuglinge sind sehr kurzsichtig
Visuelle Wahrnehmung nimmt in ersten Monaten zu
Kinder kennen es nicht anders
Schlecht sehen tut nicht weh
Amblyopie-screening
U1 – U7
Brücknertest
Untersuchungen
U7a – U9:
Tafeltests
Auf WARNZEICHEN achten
Vorsorge
z.B. Schielen, hängendes Lid
z.B. Vorbeigreifen, Reiben
z.B. keine Lust auf Lesen, Kopfschmerzen
FÖRDERUNG der Sehentwicklung
Abstand von Bildschirmen & Pausen
Rausgehen & Sonnenschutz

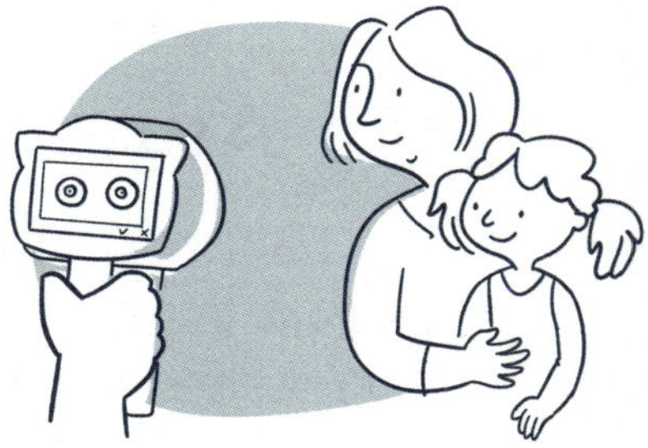

Die Sehentwicklung bei Kindern ist ein komplexer Prozess, der von Geburt bis zum Erwachsenenalter fortschreitet. Frühzeitige und regelmäßige Untersuchungen spielen eine entscheidende Rolle, um Probleme frühzeitig zu erkennen und zu behandeln. In Deutschland gibt es bis zum dritten Lebensjahr keine vorgeschriebene Sehtestung in der Augenarztpraxis. Erst mit der Vorsorge U7a im Alter von 3 Jahren wird bei Kinderärztinnen ein Sehtest durchgeführt, bei dem die Kinder selbst beurteilen, was sie sehen. Bis dahin ist nur eine indirekte Beurteilung der Augen (durch den Brücknertest und das Amblyopiescreening) möglich.

Die Entwicklung der Sehfähigkeit bei Kindern

- Bei der Geburt ist die Sehfähigkeit noch **nicht vollständig entwickelt**. Neugeborene sehen unscharf und schemenhaft, unterscheiden aber bereits Hell-Dunkel-Kontraste sowie Muster und Formen. Säuglinge sind sehr kurzsichtig, daher bewegen wir uns instinktiv sehr nahe an sie heran. Beim Neugeborenen vermitteln die beiden Augen noch **unterschiedliche Seheindrücke**, deshalb beobachten wir oft ein Schielen, vor allem bei Müdigkeit. Trotzdem suchen auch zwei bis drei Monate alte Kinder bereits den Blickkontakt mit den Eltern.
- In den ersten Lebensmonaten lernt der Säugling das **beidäugige Sehen**, das heißt, das Gesehene der zwei Augen verschmilzt zu einem einzelnen Seheindruck. Auch das **farbige Sehen** reift bis zu einem halben Jahr. Die visuelle Wahrnehmung nimmt nun deutlich zu, auch das **räumliche und Entfernungssehen**. Das braucht das Baby, wenn es zum Beispiel mit den Händen nach Dingen greift und die Welt erkundet.
- Säuglinge und Kleinkinder können nicht mitteilen, ob sie schlecht sehen, sie kennen es nicht anders.
- **Schlecht sehen tut nicht weh**. Umso wichtiger ist es, auf indirekte Zeichen einer Sehschwäche zu achten.

Wichtige Untersuchungen und Empfehlungen

Die Richtlinien des Berufsverbandes der Kinder- und Jugendärzt:innen (BVKJ) empfehlen folgende Untersuchungen:

- U1 bis U7: Bereits bei den ersten Vorsorgeuntersuchungen im Säuglingsalter wird auf einen Unterschied der Lichtbrechung beider Augen untersucht (**Brücknertest**). Dabei leuchtet der Kinder- und Jugendarzt mit einem hellen Licht (Ophthalmoskop) in beide Augen. Normalweise wird das Licht von beiden Augen gleich reflektiert. Sieht man einen Unterschied, kann dies einen Hinweis geben auf eine Sehschwäche, **Schielstellungen** oder **anatomische Auffälligkeiten** der Augen (z. B. Trübungen der Linse). Gleichzeitig wird die Reaktionsfähigkeit der Pupillen überprüft.
- Mittels eines apparativen Sehtests (**Amblyopiescreening**) kann indirekt die Sehschärfe der Augenlinsen, der Pupillenabstand (Schielstellung) und eine Hornhautverkrümmung geprüft werden. Dies bieten viele Kinder- und Jugendarztpraxen an, ist aber in der Regel eine Privatleistung.
- U7a bis U9 (mit fünf Jahren): Nun kann das Kind ausreichend mitarbeiten, sodass die **Sehleistung durch Tafeltests** (mit »E-Haken«, »Landoltringen«, »Lang«-Stereotest (räumliches Sehen), »LEA-Symbolen« (Haus, Apfel, Viereck, Kreis) geprüft werden kann. Auch jetzt sind apparative Sehtestungen in manchen Praxen möglich.
- **Schuluntersuchung**: Bei der Untersuchung im Jahr vor der Einschulung werden Seh- und Hörleistung nochmals getestet.

Darauf solltet ihr bei euren Kindern achten

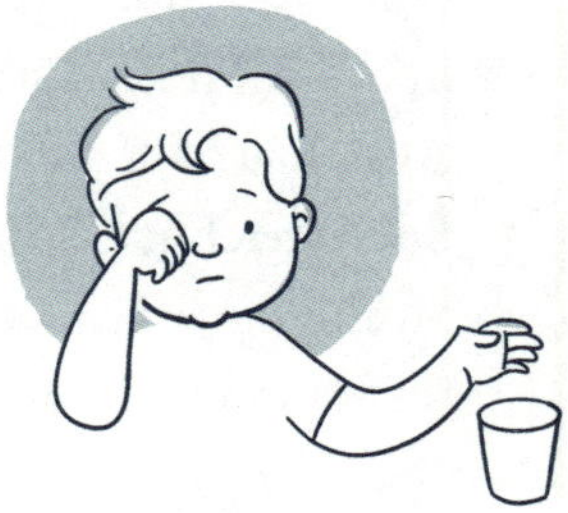

- Bei **Säuglingen und Kleinkindern** auf Augenzittern und Schielen (auch, wenn es nur zeitweilig auftritt), eine getrübte Hornhaut, ein hängendes Augenlid, ständiges Reiben mit den Fingern an den Augen, Lichtscheue oder keine Reaktion auf Licht.

- Bei **größeren Kindern** auf ein Vorbeigreifen an Gegenständen, Tollpatschigkeit, Balancestörungen, Konzentrationsschwächen oder Kopfschmerzen, ständiges Augenreiben, schnelles Ermüden beim Basteln und Malen, häufiges Stolpern, Probleme beim Ballfangen, Sehprobleme bei Dämmerung und Dunkelheit.
- Bei **Schulkindern** auf Lustlosigkeit oder Schwierigkeiten beim Lesen, auf Balance- und Koordinationsprobleme beim Sport, auf Kopfschmerzen, Übelkeit und Unkonzentriertheit, auf geringen Abstand zu Büchern oder Bildschirmen.

Tipps zur Förderung der Sehentwicklung

- **Regelmäßige Vorsorgeuntersuchungen:** Bring dein Kind zu allen empfohlenen Vorsorgeuntersuchungen, um frühzeitig eine Sehschwäche festzustellen.
- Achte auf die oben genannten **Warnzeichen für Sehfehler** und konsultiere frühzeitig einen Kinder- oder Augenarzt.
- **Gesunde Ernährung:** Eine ausgewogene Ernährung trägt zur Gesundheit der Augen bei. Sie sollte reich sein an Obst, Gemüse und Omega-3-Fettsäuren.
- **Begrenze die Bildschirmzeit** deines Kindes und ermutige es, regelmäßige Pausen einzulegen, um die Augen zu entlasten. Stelle sicher, dass der Bildschirm in angemessener Entfernung platziert ist und die Umgebungsbeleuchtung ausreichend ist.
- **Geht viel raus:** Wer sich täglich mindestens zwei Stunden bei Tageslicht im Freien aufhält und auch mal nach Vögeln und Flugzeugen Ausschau hält, senkt das Risiko für Kurzsichtigkeit um die Hälfte.
- **Sonnenschutz**: Schütze die Augen deines Kindes vor schädlicher UV-Strahlung, indem es Sonnenbrillen mit UV-Schutz trägt, insbesondere im Sommer und in sonnigen Umgebungen.

Der Nachtschreck

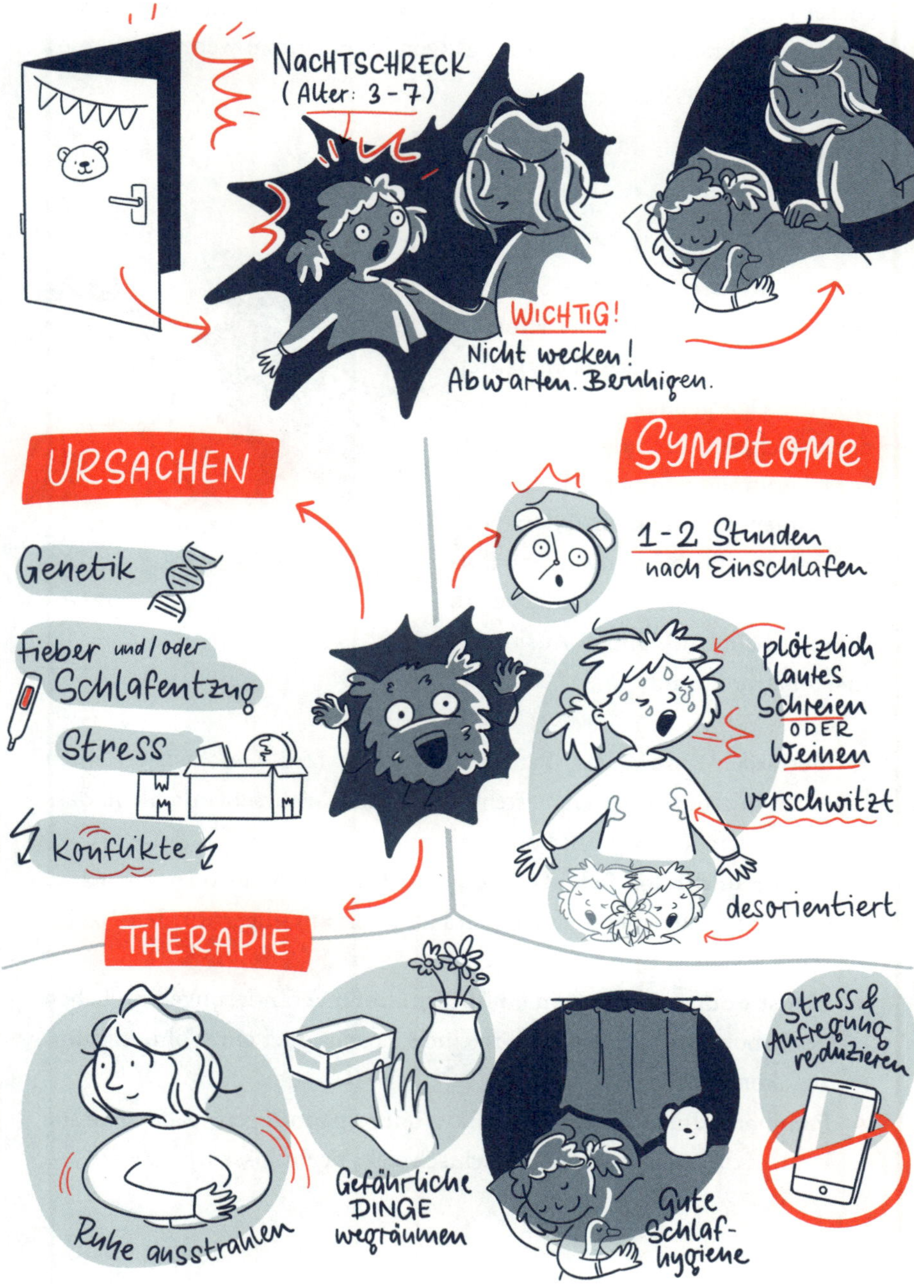
NACHTSCHRECK
(Alter: 3-7)
WICHTIG!
Nicht wecken!
Abwarten. Beruhigen.
URSACHEN
Genetik
Fieber und/oder Schlafentzug
Stress
Konflikte
SYMPTOME
1-2 Stunden nach Einschlafen
plötzlich lautes Schreien ODER Weinen
verschwitzt
desorientiert
THERAPIE
Ruhe ausstrahlen
Gefährliche DINGE wegräumen
Gute Schlafhygiene
Stress & Aufregung reduzieren

Ein Bild, das viele wahrscheinlich kennen: Mitten in der Nacht wird dein Kind plötzlich mit einem lauten Schrei wach. Du eilst in das Kinderzimmer und findest dein Kind scheinbar wach, aber verwirrt und ängstlich. Dieses Phänomen wird als **»Nachtschreck«** oder **»Pavor nocturnus**« bezeichnet und kann für Eltern beängstigend sein, zumal wenn sich dieses Ereignis wiederholt.

Ursachen

Der Nachtschreck ist eine Schlafstörung (Parasomnie), die bei Kindern im Alter von drei bis sieben Jahren auftritt. Der genaue Auslöser wird noch nicht vollständig verstanden. Forscher:innen nehmen an, dass das Phänomen mit dem unreifen Nervensystem und dem normalen Entwicklungsprozess von Kindern zusammenhängt. Mögliche Auslöser und Risikofaktoren sind:

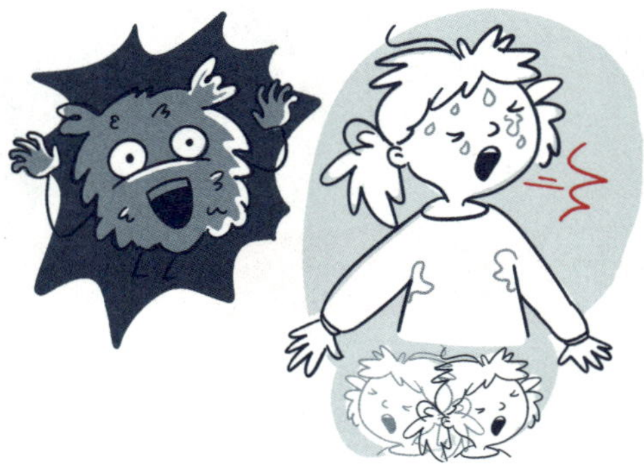

- **Genetik**: Wenn andere Familienmitglieder (z. B. Geschwister) einen Pavor nocturnus hatten, besteht eine höhere Wahrscheinlichkeit, dass weitere Kinder ebenfalls betroffen sind.
- **Fieber und/oder Schlafentzug**: Ein krankes Kind oder ein Kind, das nicht ausreichend geschlafen hat, kann anfälliger für den Nachtschreck sein.
- **Stress oder Änderungen im Alltag**: Große Veränderungen im Leben des Kindes, wie der Beginn des Kindergartens oder ein Wohnungsumzug, können Auslöser sein.
- **Familiäre Belastungen**: Konflikte oder Spannungen in der Familie können das Auftreten eines Nachtschrecks beeinflussen.

Symptome

Ein typischer Nachtschreck beginnt etwa ein bis zwei Stunden nach dem Einschlafen des Kindes. Dein Kind wacht plötzlich auf und beginnt laut zu schreien oder zu weinen. Es wird vielleicht unkoordinierte Bewegungen machen und scheint völlig desorientiert zu sein.

Es ist verschwitzt und hat einen schnellen Herzschlag. Manch ein Kind versucht, wegzulaufen oder sich zu verteidigen, wenn es beruhigt werden soll, obwohl es eigentlich noch schläft.

Dieser Zustand kann Minuten bis zu einer halben Stunde dauern. Danach schläft das Kind wieder ein, ohne sich am nächsten Morgen an den Vorfall zu erinnern.

Therapie

Es gibt keine spezifische Behandlung für den Nachtschreck, er hört normalerweise im Laufe der Zeit von selbst auf. Was du trotzdem tun kannst:

- **Ruhe ausstrahlen**: Wenn dein Kind einen Nachtschreck hat, ist es wichtig, ruhig zu bleiben und darauf zu achten, dass es sich nicht verletzt. Versuche, es sanft wieder ins Bett zu bringen, wenn es sich wegbewegt hat.
- **Verletzungen vorbeugen**: Entferne gefährliche Gegenstände aus dem Schlafzimmer deines Kindes, um Verletzungen zu vermeiden, falls es während eines Nachtschrecks aufwacht und umherläuft. Auch das Herunterlassen oder Herausnehmen der Stäbe eines Gitterbettes kann Schlimmeres verhindern, wenn dein Kind aus dem Bett möchte
- **Schlafhygiene**: Stelle sicher, dass dein Kind ausreichend Schlaf bekommt und möglichst einen regelmäßigen Schlafrhythmus hat. Dies gilt für die Dauer des Schlafes und das richtige Einschlaffenster. Versuche nicht, dein Kind aus dem Nachtschreck heraus zu wecken, denn eigentlich

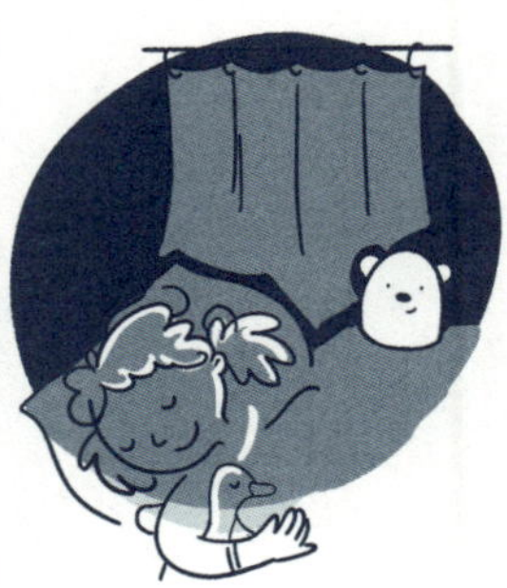

ist das Kind in einem tiefen Schlafzustand. Wecken bedeutet, diesen Rhythmus zu stören, was erneut zu Schlafmangel führt.

- **Reduziere Stress**: Versuche, Stressfaktoren im Leben deines Kindes zu minimieren und eine entspannte Schlafumgebung zu schaffen. Dazu zählen eine liebevolle Schlafbegleitung, keine aufregenden Geschichten zum Einschlafen und kein langer Medienkonsum vor dem Einschlafen.

Bitte beachte

- Frage deinen Arzt: Wenn die Nachtschreckepisoden deines Kindes häufiger auftreten, extrem intensiv sind oder länger als 30 Minuten dauern, solltest du eine Kinderärztin konsultieren, um andere medizinische Probleme auszuschließen. Sehr selten verbirgt sich hinter einem vermeintlichen Pavor nocturnus eine neurologische Erkrankung.

Husten

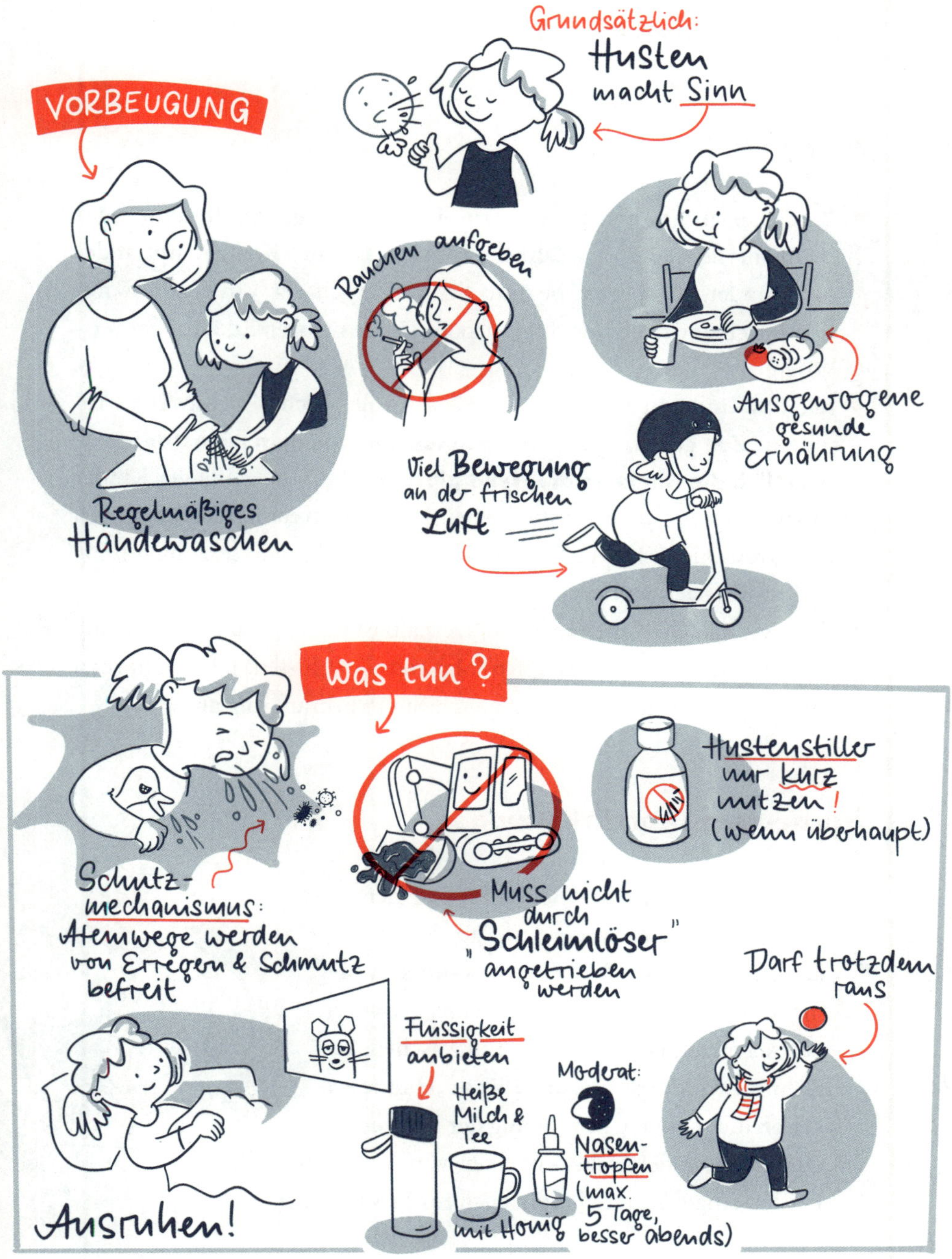
Grundsätzlich:
Husten macht Sinn
VORBEUGUNG
Regelmäßiges Händewaschen
Rauchen aufgeben
Ausgewogene gesunde Ernährung
Viel Bewegung an der frischen Luft
Was tun?
Schutz-mechanismus: Atemwege werden von Erregern & Schmutz befreit
Muss nicht durch „Schleimlöser" angetrieben werden
Hustenstiller nur kurz nutzen! (wenn überhaupt)
Darf trotzdem raus
Ausruhen!
Flüssigkeit anbieten
Heiße Milch & Tee
mit Honig
Moderat:
Nasen-tropfen (max. 5 Tage, besser abends)

Kaum eine Frage wird häufiger gestellt in der Kinder- und Jugendarztpraxis als: »Mein Kind hat Husten, was soll ich tun?« In der Erkältungszeit von Herbst bis zum Frühlingsbeginn vergeht in vielen Familien kaum eine Woche ohne laufende Nase oder Husten.

Allgemeines

- Erkältungen gehören genauso **zu einer normalen Kindheit** wie das Laufenlernen oder das Zahnen. Sobald das Kind Kontakt mit anderen Kindern bekommt, beginnt der Austausch der Viren und damit die Auseinandersetzung mit ihnen, da sie die meisten Erkältungen auslösen.
- Ob das Kind nun ein Jahr alt ist oder drei oder sechs, irgendwann wird es eine Zeit geben, in dem **ein Schnupfenvirus dem nächsten wortwörtlich die Klinke in die Hand gibt.** Da über die Hälfte der Kinder inzwischen vor dem zweiten Lebensjahr in Betreuungseinrichtungen geht, verschiebt sich das Eintrittsalter der Auseinandersetzung mit Erkältungen nach vorne.
- **Husten hält die Luftwege frei**. Deshalb ist der Husten unser Freund. Einem ordentlichen Schnupfen folgt stets ein Husten. Dies ist normal und zeigt nicht automatisch eine schwerere Erkrankung an.

Vorbeugung von Erkältungen

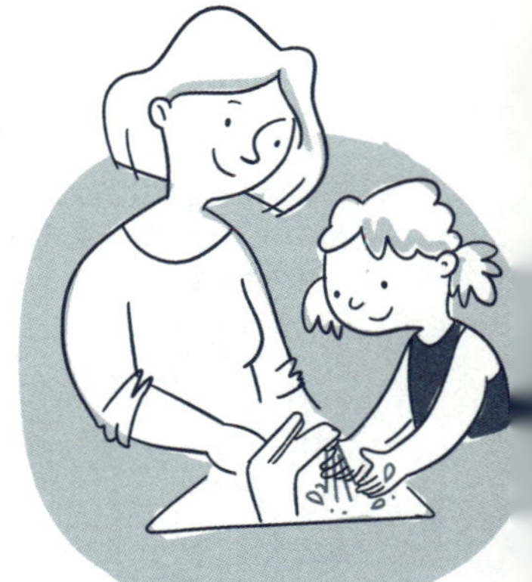

- Händewaschen ist das A und O. Vor der Übertragung der Viren in der Luft, an der Türklinke oder am Einkaufswagengriff kann sich niemand schützen. Aber bring deinen Kindern bei, sich regelmäßig die Hände zu waschen. Vor allem wird durch **regelmäßiges Händewaschen** die weitere Übertragung der Erreger und damit das epidemische Auftreten von Rotz und Husten eingedämmt (das gilt auch für Erwachsene).

- Gib das Rauchen auf! **Vermeide das Passivrauchen** der Kinder durch Bezugspersonen. Auch auf dem Balkon.
- Halte dich und deine Kinder fit. Bewegt euch viel an der **frischen Luft**. Lüftet die Wohnräume oft, heizt nicht so viel und traut euch, bei offenem Fenster zu schlafen.
- Für die Einnahme von Vitamin C, Probiotika oder Zinkpräparaten gibt es zu wenig positive Studien für eine ausdrückliche Empfehlung. Eine **ausgewogene gesunde Ernährung** ist aber immer gut für die Gesundheit.

Symptome und Therapien

- Husten ist ein **Schutzmechanismus des Körpers**. Husten macht Sinn, er bringt die Erkältungserreger, aber auch Verunreinigungen und Schleim, nach oben, sodass sie aus den Atemwegen befördert werden. Die Atemwege werden »befreit«. Ihn sofort zu bekämpfen wäre, als würde man den Staubsauger abschaffen oder die Straße nicht mehr fegen.

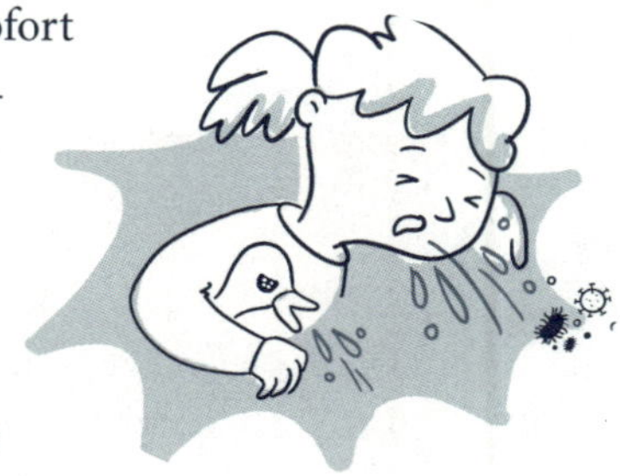

- **Abhusten muss nicht noch** zusätzlich durch »Schleimlöser« (Mukolytika oder Expektorantien) angetrieben werden. »Schleimbagger«, die irgendwelchen Schmutz bewegen müssen, gibt es nur in der Werbung.
- Kinder, die Sekretlöser erhalten, husten oft viel mehr, weil sie mehr Schleim produzieren. Bei einer Bronchitis ist der Schleim sogar in den Bronchien »gefangen«, **mehr Sekret verschlimmert die Symptomatik**. Die Wirkung von pflanzlichen Mitteln mit Thymian, Primel und Efeu ist sehr gering.
- Hustenstiller mit Codein (ein Opioid-Derivat) wurden wegen zu starker Nebenwirkungen vom Markt genommen. Andere mit z. B. Noscapin (ebenfalls ein Opioid-Derivat) oder Pentoxyverin gibt es, aber auch sie haben ihre Nebenwirkungen. Sie können dennoch – für kurze Zeit eingesetzt – Kindern (und Eltern) **ein paar ruhige Nächte** bereiten.

Vorsicht: Bei einer Bronchitis oder Lungenentzündung bitte keine Hustenstiller kaufen. Hier ist das Abhusten unerlässlich.

Hausmittel

- **Ausruhen**
- **Ausreichend Flüssigkeit** anbieten (aber nicht mehr! Das ist nur bei Fieber nötig.)
- **Heißen Tee mit Honig oder Milch mit Honig** empfinden viele Kinder als angenehm. In Studien zeigten sich Vorteile gegenüber frei verkäuflichen Hustensäften aus der Apotheke.
- **Nasentropfen**: Gib sie moderat (maximal fünf Tage, besser nur abends). Wer gut durch die Nase atmet, muss das nicht durch den Mund tun. Dann reizt das nicht den Hals.
- **Frische Luft**: Dein Kind darf trotzdem raus. Das tut gut und lenkt ab.

Bitte beachte

In die Arztpraxis muss du,

- wenn dein Kind nicht nur hustet, sondern zusätzlich länger als drei Tage fiebert und sehr krank wirkt, also zum Beispiel sehr schlecht schläft durch den Husten oder ständig dabei erbricht.
- bei hustenden Säuglingen, die jünger sind als ein halbes Jahr.
- wenn Atemnot besteht oder du Nebengeräusche hörst, vor allem wenn sich dein Kind verschluckt hat.
- wenn der Husten länger als drei Wochen besteht.

Verstopfung

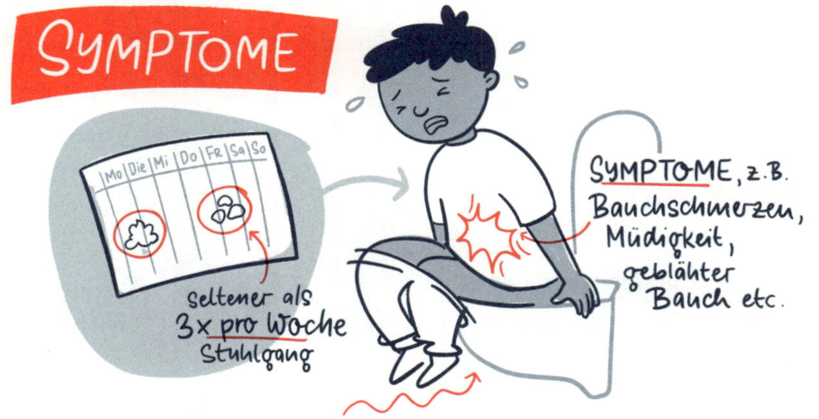

SYMPTOME
Mo Die Mi Do Fr Sa So
seltener als 3x pro Woche Stuhlgang
SYMPTOME, z.B. Bauchschmerzen, Müdigkeit, geblähter Bauch etc.

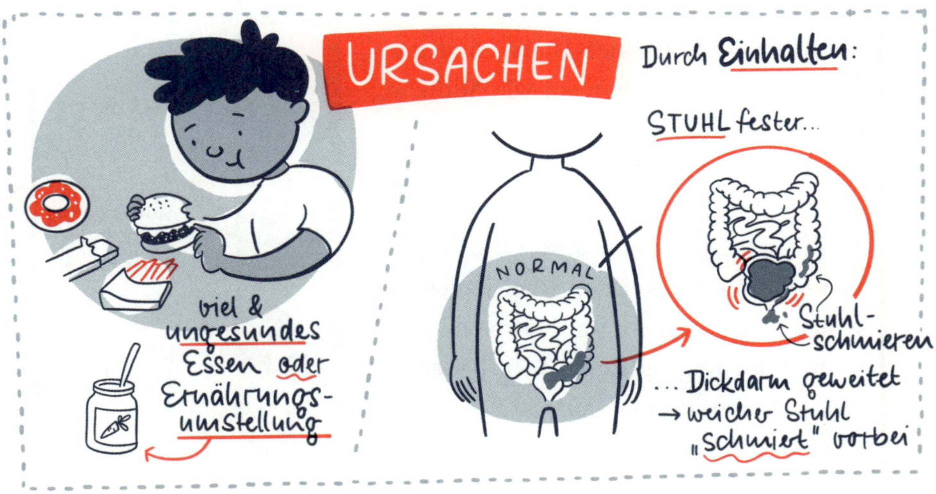

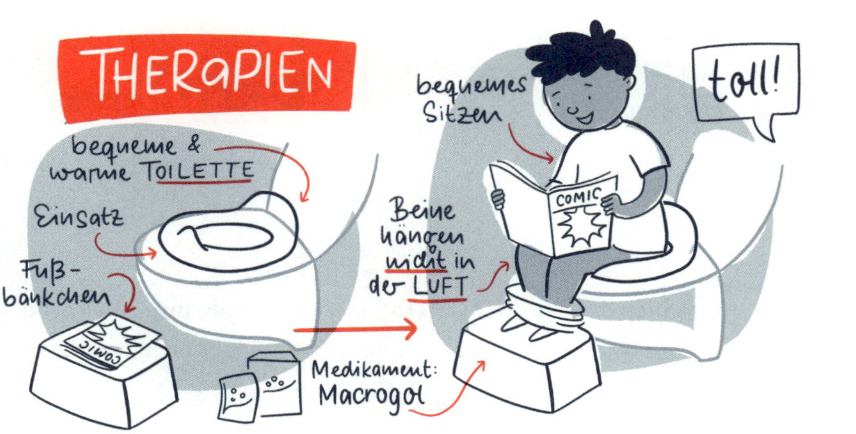

THERAPIEN
bequeme & warme TOILETTE
Einsatz
Fuß-bänkchen
COMIC
Medikament: Macrogol
bequemes Sitzen
toll!
COMIC
Beine hängen nicht in der LUFT

Wenn ältere Kinder Stuhlgang in der Unterhose einschmieren, ständig Bauchweh haben, jüngere dabei auch einnässen, die ganz Kleinen selten Stuhlgang oder offensichtliche Hasenköttel in die Windel drücken, müssen wir uns in der Kinder- und Jugendarztpraxis mit dem Thema Verstopfung (Obstipation) beschäftigen.

Symptome

Von Obstipation sprechen wir, wenn Kinder **seltener als dreimal pro Woche Stuhlgang absetzen** oder wenn dieser offensichtlich **zu hart** ist. In einer lustigen Einteilung (der sogenannten »Bristol-Stuhlformen-Skala«) finden sich hübsche Abbildungen, wie Stuhlgang aussehen kann. Faustformel: Je kugeliger, je rissiger die Oberfläche, desto verstopfter.

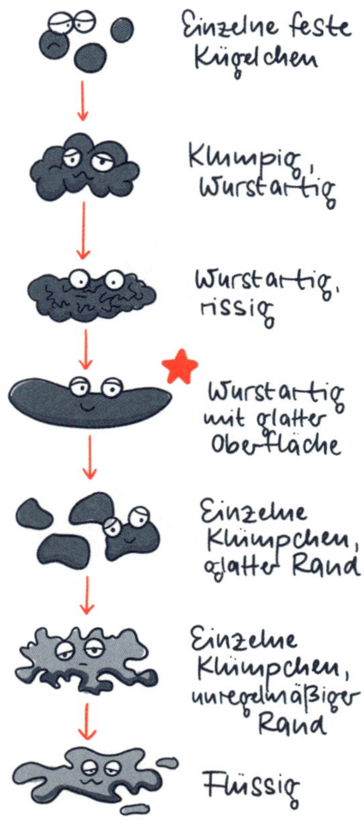
Einzelne feste Kügelchen
Klumpig, Wurstartig
Wurstartig, rissig
Wurstartig mit glatter Oberfläche
Einzelne Klümpchen, glatter Rand
Einzelne Klümpchen, unregelmäßiger Rand
Flüssig

Zusätzliche Symptome, die auf Verstopfung hinweisen, sind Bauchschmerzen, überhaupt und während der Stuhlentleerung, ein geblähter Bauch, Stuhlschmieren, Blut auf Stuhl oder Klopapier, Analfissuren (kleine Risse im Anusbereich), zusätzlich Einnässen, Müdigkeit und schlechte Laune, außerdem Verhaltensauffälligkeiten wie das Verstecken der Unterhose.

Ursachen

Verstopfung entsteht oft bei der **Umstellung von Ernährung**, etwa bei der Einführung der Beikost, und wenn ungewöhnlich viel oder ballaststoffarm mit noch sehr viel Milchprodukten gegessen wird. Auch wenn die Kinder »sauber« werden, neigen manche zum Stuhlverhalt, weil sie sich schämen oder es ihnen unangenehm ist, auf eine Toilette zu gehen.

Ein Teufelskreis entwickelt sich: Durch das Einhalten des Stuhlgangs wird mehr Wasser im Darm resorbiert, der Stuhl wird fester und dadurch unangenehmer beim Toilettengang. Die Ausscheidung wird noch länger hinausgezögert, der Dickdarm weitet sich und hält den Stuhl noch länger. Irgendwann empfinden die Kinder keinen Stuhldrang mehr, gehen nicht mehr aufs Klo. Stuhlschmiere entsteht, weil der Schließmuskel den Druck nicht halten kann, oder sich dünnerer Stuhl an den Stuhlmassen im Dickdarm vorbeischummelt.

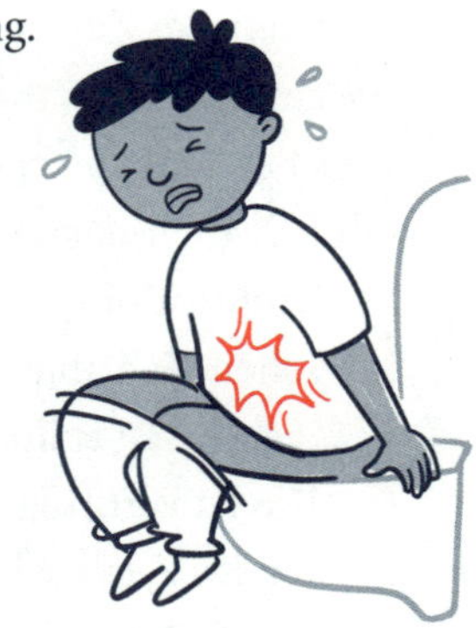

Die meisten Kinder entwickeln zwischen dem ersten und vierten Lebensjahr eine Phase der Verstopfung, sie kann aber in jedem Alter auftreten (Fun Fact: Seltener Stuhlgang **bei vollgestillten Säuglingen** ist ganz normal, sie haben manchmal nur einmal in zehn Tagen eine volle Windel, der Stuhl sieht ganz normal aus).

Sehr selten ist die Obstipation ein Symptom anatomischer Ursachen oder chronischer Erkrankungen wie der Zöliakie (eine angeborene Unverträglichkeit auf das Klebereiweiß Gluten vieler Getreidesorten) oder einer Schilddrüsenerkrankung.

Therapien

- Wichtig ist die **Aufklärung** über den normalen Ablauf der Verdauung, am besten zusammen mit dem Kind. Der Teufelskreis muss verstanden werden.
- Eine Änderung der Essgewohnheiten hilft nur sehr langfristig, hat aber keine Auswirkung auf die akuten Beschwerden.
- **Mehr Trinken** bringt nichts. Die Flüssigkeit weiß nicht, dass sie im Darm gebraucht wird, sondern wird nur vermehrt ausgepinkelt.
- **Soforthilfe** bringt die »Desimpaktion« mit künstlichen Ballaststoffen

(Polyethylenglykol »PEG« = das Medikament Macrogol). Das sind kleine Beutel mit geschmacksneutralem Pulver, dass du in Trinkflüssigkeiten oder sogar ins Essen einrührst.

- Früher angewandte Mittel wie Laktulose, aber auch Klistiere, solltest du nicht mehr verwenden. Manipulationen am Anus mit »hohen Einläufen« oder Zäpfchen bitte nur noch mit Einverständnis des Kindes.
- Wichtiger ist der **Erhalt des regelmäßigen Stuhlgangs**. Ziel ist ein weicher, täglich abgesetzter Kothaufen. Dies erreichst du ebenfalls mit Stuhlregulationsmitteln wie Macrogol, aber auch durch:
  - **Stuhltraining**: Den gastrokolischen Reflex (Zusammenhang zwischen Nahrungsaufnahme und Darmentleerung) unmittelbar nach dem Essen sollten die Kinder nutzen, um jetzt eine Sitzung auf dem Klo zu verbringen. Ein Erfolgskalender bringt zusätzliches motivierendes Feedback.
  - **Die Toilette** muss bequem und warm und mit Comic-Heften ausgerüstet sein.
  - Kinder sollten **entspannt** auf der Toilette sitzen. Die Klobrille braucht eine Verkleinerung, damit die Kinder nicht »hineinfallen«, die Füße dürfen auf einem Fußbänkchen aufliegen, sodass eine Hockposition eingenommen wird und die Beine nicht herunterhängen.

Bitte Beachte

- Diskutiere bitte nicht über den Stuhlgang, bestrafe nicht und kommentiere nicht mit übermäßig viel Lob.
- Nutze Stuhlweichmacher in ausreichender Dosierung für mindestens zwei bis drei Monate. Wir Ärztinnen sagen, die Behandlung dauert mindestens so lange, wie die Verstopfung schon vorher bestand.
- Bleib entspannt (setzt euch langfristige Ziele und lasst den Medikamenten ihre Wirkung). Am besten setzt du sie erst nach Rücksprache mit dem Arzt wieder ab.

Vom Umgang mit Hunden

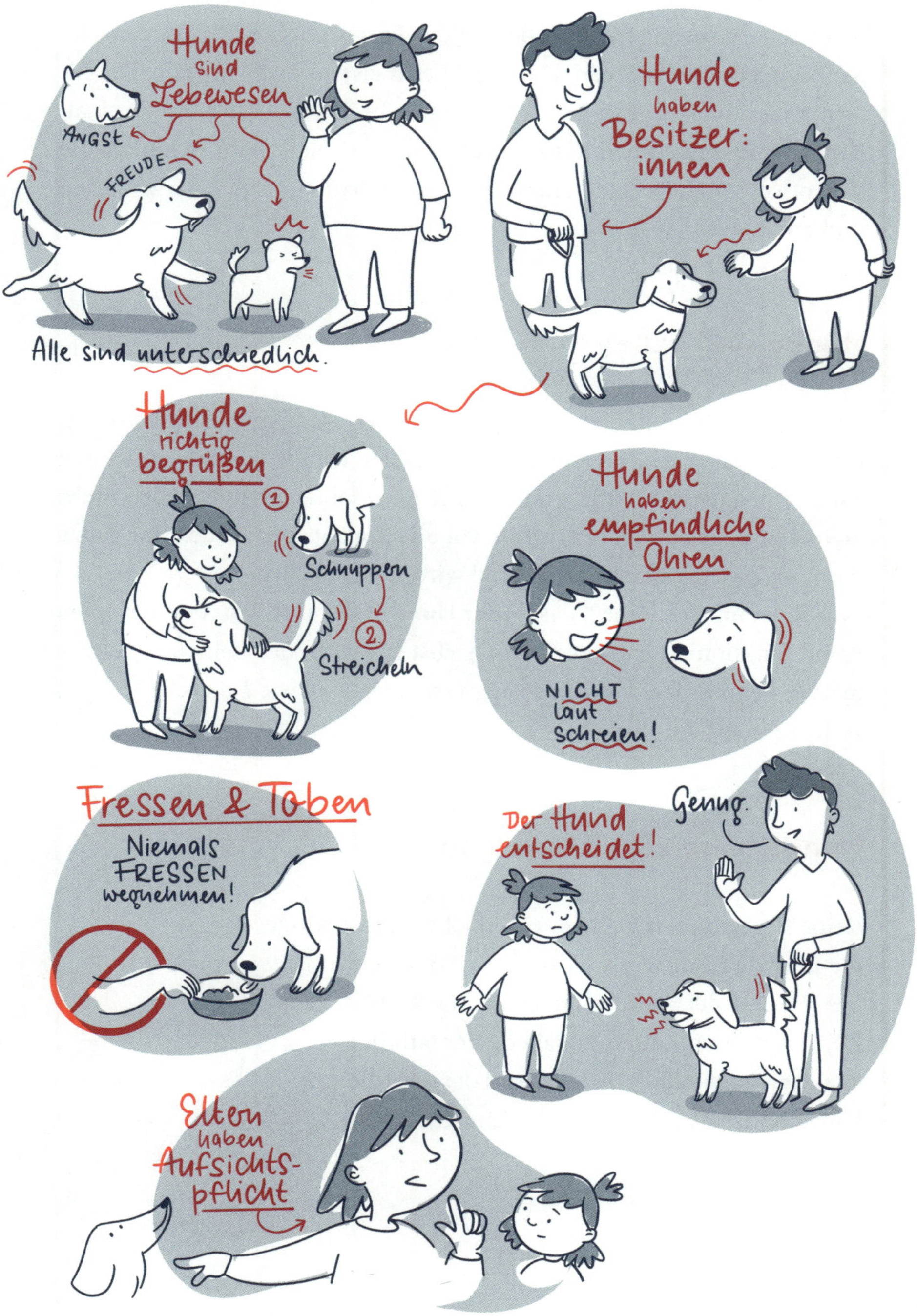

Hunde sind Lebewesen
ANGST
FREUDE
Alle sind unterschiedlich.
Hunde haben Besitzer:innen
Hunde richtig begrüßen
1
Schnuppern
2
Streicheln
Hunde haben empfindliche Ohren
NICHT laut schreien!
Fressen & Toben
Niemals FRESSEN wegnehmen!
Der Hund entscheidet!
Genug.
Eltern haben Aufsichtspflicht

Wer Kinder hat und diese in einer Umgebung mit vielen Familien großzieht, beschäftigt sich irgendwann mit der Frage: Wie mit dem Thema Kinder und Hunde umgehen? Wie soll man sich Hunden nähern, was den Kindern sagen? Denn, leider: In der Praxis müssen wir immer wieder Hundebisse versorgen. Dafür gibt es meistens zwei Gründe: Die Eltern haben nicht aufgepasst – oder aber die Hundehalter:innen nicht. Kinder sind nun einmal Kinder und tragen als solche natürlich nicht die Verantwortung für einen Hundebiss. Aber man kann ihnen viel zeigen und erklären.

Hunde sind Lebewesen

Lebewesen spüren Ärger, Angst und Schmerz, sie können sich bedrängt fühlen, genauso aber Freude und Spaß haben. Hunde können manchmal auch sehr ungestüm oder grob sein. Kinder sollten grundsätzlich **nicht unvorbereitet auf Tiere treffen**, vor allem nicht auf Hunde. Eine Katze rennt im Zweifelsfall weg, ein Hund wird stehenbleiben.

Kinder müssen lernen, dass **jeder Hund anders ist**. Was bei dem einen Hund funktioniert hat, kann beim nächsten ganz anders sein. Size doesn't matter: Rehpinscher können so aggressiv reagieren wie Deutsche Doggen völlig relaxed.

Hunde haben Besitzer:innen

Keine Begegnung mit einem Hund, ohne dass der oder die Besitzer:in dabei ist. Also: Kein Streicheln eines Hundes, der vor dem Geschäft angeleint ist. Kein Auf-einen-Hund-zugehen, der **alleine draußen herumläuft**. Immer wird der oder die Hundehalter:in gefragt, ob sich ein Kind dem Hund nähern darf.

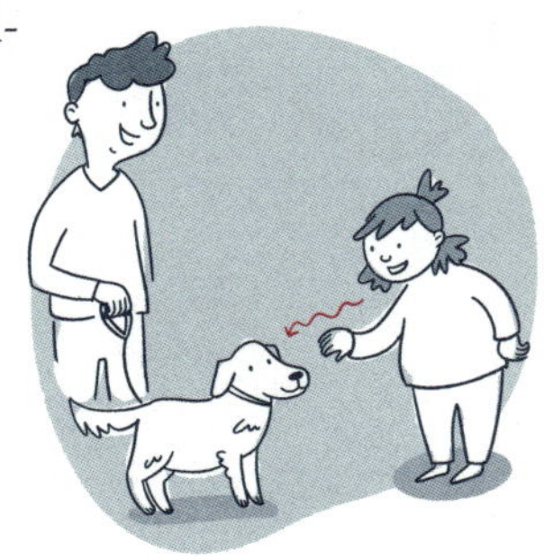

Hunde richtig begrüßen

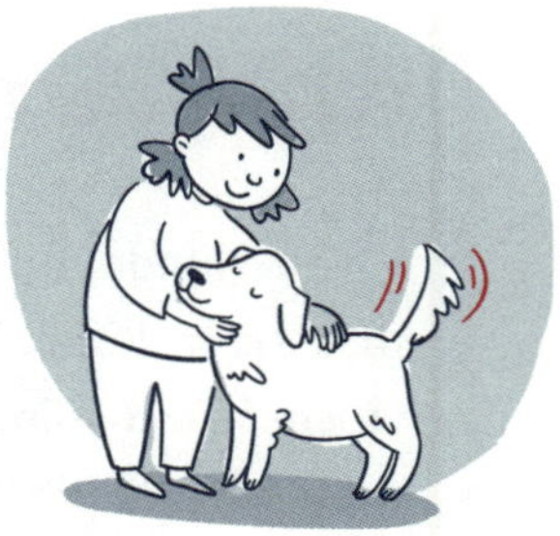

Zuallererst wird der Besitzer begrüßt und gefragt, ob es überhaupt erlaubt ist, sich dem Hund zu nähern. Begegne einem Hund nie von hinten, sodass er dich nicht sehen kann. Die **Beobachtungs- und Schnupperphase** ist für den Hund sehr wichtig. Streicheln kommt später.

No-Gos bei fremden Hunden

Streicheln kommt erst nach dem Schnuppern und auch nur, wenn die Hundebesitzerin das ausdrücklich erlaubt. Auch hier gilt: Erst ein wenig, dann mehr. **Drei Sekunden, dann Hände wieder weg**. Der Hund wird zeigen, ob ihm das gefallen hat und ob er mehr davon möchte.

Am besten streichelt man den **Rücken**, wenn der Hund das akzeptiert und mit dem Schwanz wedelt, dann auch im Nacken. Viele Hunde mögen es nicht, wenn sie »von oben herab« am Kopf oder den Ohren berührt werden. Vermeiden sollten Kinder auch, den Hunden in die Augen zu stieren. Das werten Hunde als Affront.

No-Gos: Die Schnauze, die Pfoten und der Schwanz sind tabu. Ebenso Umarmen oder Küssen eines fremden Hundes.

Hunde haben sehr empfindliche Ohren

Im Umgang mit Hunden sollten Kinder stets leise und bedächtigt vorgehen. Das schließt sich schon beinahe aus, und das macht es gerade so schwierig. Also erkläre deinem Kind, in Gegenwart eines Hundes **nicht laut zu schreien** oder **schnelle Bewegungen** zu machen. Schrille Quietschlaute erschrecken Hunde und stimulieren ihren Beuteinstinkt.

Im Übrigen brauchen Hunde extrem viel Ruhe und Schlafphasen, also diese auch gönnen.

No-Gos: Schlafende Hunde wecken.

Fressen und Toben

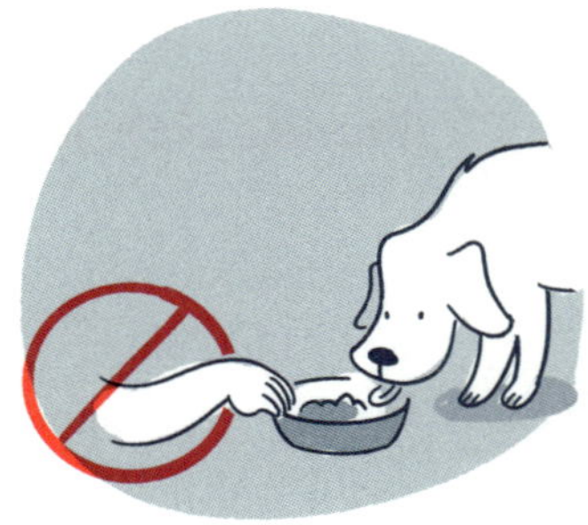

Wenn Hunde mit Fressen beschäftigt sind, lässt man sie in Ruhe. Niemals sollte man versuchen, einem **Hund sein Fressen wegzunehmen**. Dies darf vielleicht die Besitzerin und muss das manchmal auch tun (Giftköder!), aber fremde Menschen, schon gar nicht Kinder, dürfen das nicht.

Ähnliches gilt für das Spiel oder den Streit zwischen zwei Hunden. Wenn sich hier jemand einmischt, dann höchstens die Besitzer:innen. Als Kind – und auch als Erwachsener – macht man besser einen großen Bogen um die Rabauken.

Der Hund entscheidet

Zurück zur Begegnung mit einem Hund: Fiffi entscheidet selbst, wann das Spiel beendet ist. Wenn sich **der Hund abwendet** oder lieber bei seinem Herr- oder Frauchen steht, sollten Kinder von ihm ablassen. Deutlichere Signale sind ein Innehalten des Hundes (»freezing«), das Aufstellen der Rute oder gar Knurren. Dann: Finger weg!

Die Besitzer:innen kennen ihren Hund am besten: Wenn diese entscheiden, dass nun ein Ende ist mit der Streichelei, dann ist das eben so.

Eltern haben die Aufsichtspflicht

Am Ende habt ihr Eltern die Aufsichts- und Erziehungspflicht für eure Kinder. **Ihr solltet nie damit rechnen**, dass ihr einen brav erzogenen Hund vor euch habt oder vernünftige Hundebesitzer:innen. Begegnungen mit Hunden sind wie Begegnungen im Straßenverkehr. Ihr habt die Aufgabe, **eure Kinder so vorzubereiten**, dass sie es im Vertrauen später alleine schaffen. Solange die Kleinen aber noch jung und unerfahren sind, solltet ihr beim Draußenspielen immer eine Voraussicht walten lassen, vor allem, wenn ihr die Wohngegend mit vielen Hunden kennt.

Mediennutzung

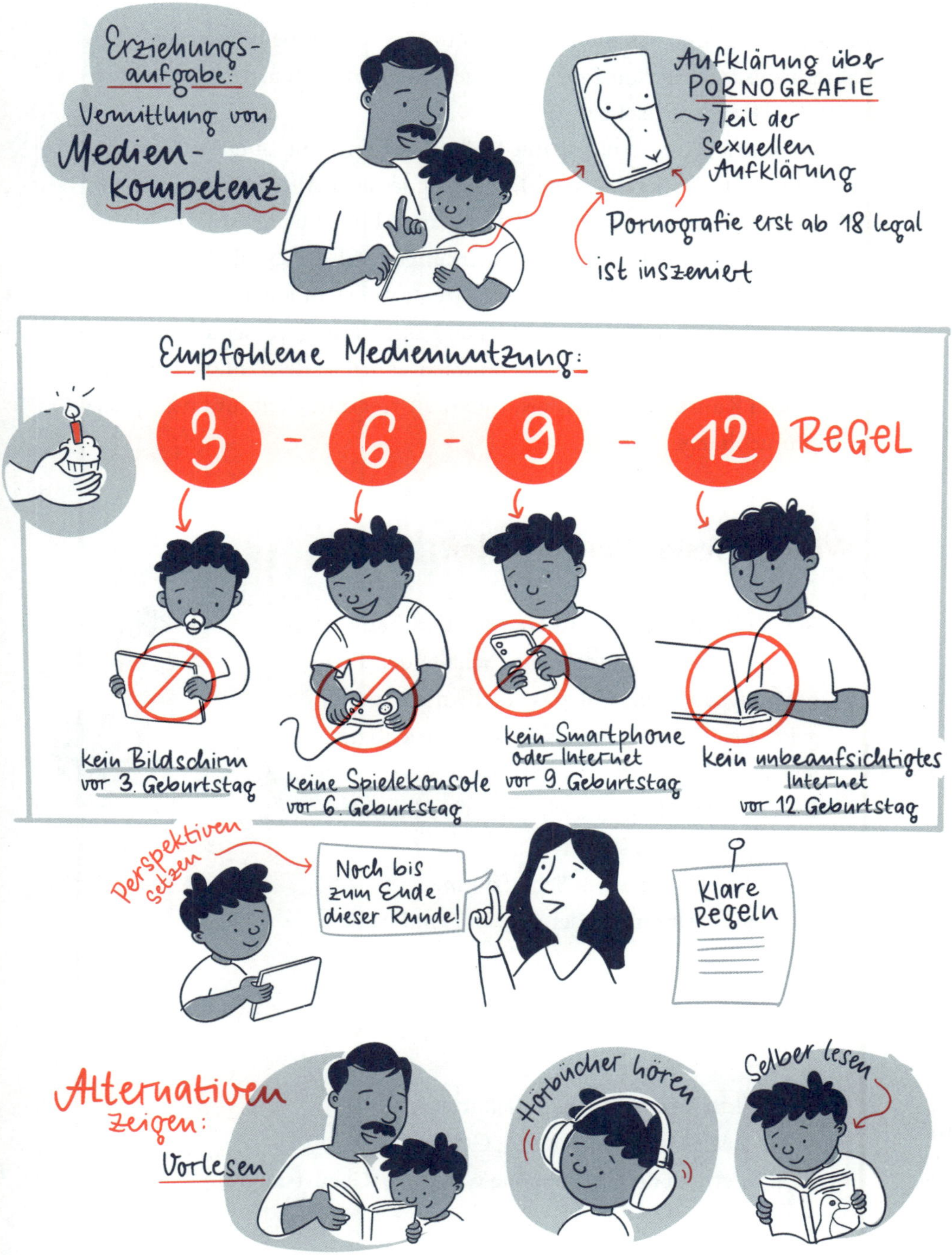

Sinnvolle Mediennutzung ist in digitalen Zeiten eine Herausforderung für unseren Alltag mit Kindern. Es gilt, die richtige Balance zu finden zwischen Dämonisieren und dem Umgang mit der Realität, in der Medien allgegenwärtig sind. Schließlich werden unsere Kinder bereits den Großteil ihrer Hausaufgaben am Tablet erledigen, Eltern möchten, dass ihre Kinder mit dem Handy erreichbar sind.

Der kompetente Umgang mit Medien ist Erziehungsaufgabe. Dazu gehört die zeitlich angemessene Dosierung je nach Alter genauso wie das Vermitteln von Risiken der Mediennutzung. Ein zu frühes und zu großes Maß an Medien hat negative Auswirkungen auf die kindliche Entwicklung, zum Beispiel ein Mangel an Konzentration, vor allem für lange Texte der analogen Medien, oder fehlende Fokussierung im Schulunterricht. Noch beinahe unerforscht bei Heranwachsenden ist der Einfluss von Fake News und Künstlicher Intelligenz auf die Urteilsfähigkeit für tatsächliche Zusammenhänge.

Wir Eltern sind die Vorbilder

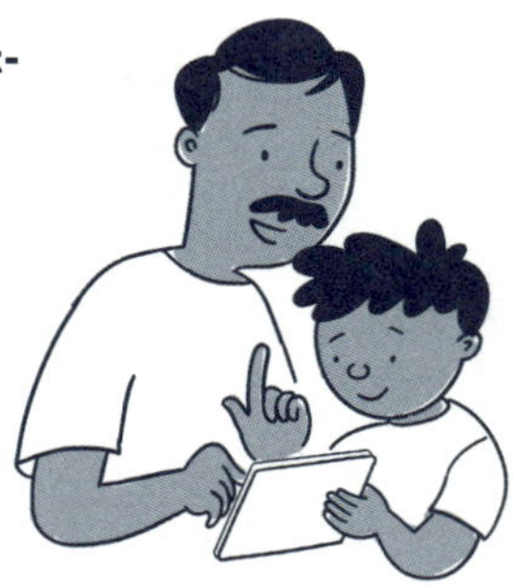

- **Schränke deine eigene Handy- und Tabletnutzung** vor deinen Kindern ein. Schalte den Fernseher tagsüber aus. Hab das Handy nicht immer griffbereit. Schalte akustische Benachrichtigungen ab.
- **Essen** findet ohne Bildschirm statt. Bildschirm findet ohne Essen statt.
- Nutze keine Medien im Schlafzimmer.
- **Medienabstinenz** tut der ganzen Familie gut.

Mediennutzung nach der 3-6-9-12-Regel

- Kein Bildschirm vor dem 3. Geburtstag.
- Keine Spielekonsole vor dem 6. Geburtstag.
- Kein Internet oder Smartphone vor dem 9. Geburtstag.

- Kein unbeaufsichtigtes Internet vor dem 12. Geburtstag.
- **Perspektiven setzen** (»noch 10 Minuten« oder »bis zum Ende dieser Spielrunde«), dann aber auch die Grenze durchsetzen, wahrhaftig sein. Das ist immer besser, als überraschend und »jetzt« die Mediennutzung zu beenden.
- **Vereinbarungen** vorher klar machen (»am Wochenende«, »nicht vor dem Schlafengehen«, »nicht beim Essen«, Mediennutzung-Zeitchips), evtl. sogar in einer schriftlichen Vereinbarung festhalten. An vereinbarte Regeln halten sich Kinder wie Erwachsene gleichermaßen.

Weitere Tipps

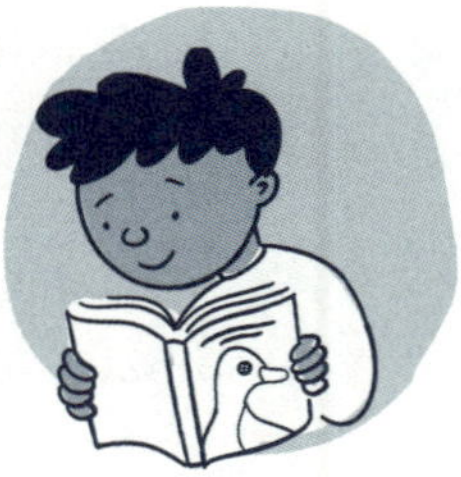

- Mediennutzung ist wie Essen: Zu viel und falsches Essen schadet.
- Achte auf die Symptome: Anzeichen für **Sucht** sind Verlust der Selbstkontrolle, zwanghaftes Handeln, Vermeidung von belastenden Gefühlen der realen Welt und Flucht in die Medienwelt, auch Störungen des Sozialverhaltens.
- **Alternativen zeigen**: Vorlesen, Hörbücher, Tonieboxen, selbst Lesen, selbst Kreativschreiben oder -dichten, gemeinsam in der Familie.
- **Interessiere dich** für die Medien deiner Kinder, zockt gemeinsam und schaut gemeinsam YouTube-Videos (»Let´s play«) und Filme, nutze die Werbung als Pause und schalte den Ton aus.
- Medien sind NIE Erziehungsmittel zur Bestrafung, Belohnung oder Beschäftigung gegen Langeweile.

Vermittlung von Medienkompetenz

- Anstatt Mediennutzung zu verbieten, solltest du deinen Kindern den **kritischen Umgang** mit Medieninhalten beibringen. Dazu gehört auch, Quellen zu überprüfen und die Unterscheidung zwischen virtueller Realität und der realen Welt zu verstehen.

- Sexuelle Aufklärung, Datenschutz, Gewalt, Pornografie und Glücksspiel musst du vorher mit den Kindern besprechen, bevor das Internet dies übernimmt.

Für alle Medienverteufler in der Kindererziehung

- **Aufklärung** ist wichtiger als alle technischen Filter (die die Kinder sowieso irgendwann umgehen).
- YouTube ist immer noch mit Abstand die meistkonsumierte Plattform. Influencer:innen nutzen TikTok und Instagram als Crossoverplattform. Deren **Werbung** zu identifizieren ist Teil der Medienkompetenz.
- Missbrauch des Internets findet auch statt, wenn du Bilder oder Geschichten deiner Kinder postest (z. B. bei WhatsApp oder Facebook).
- Wisse, was Cybergrooming, Doomscrolling und tl;dr bedeutet. Antworten dazu und **Tipps zur Medienkompetenz** bieten z. B. die Seiten »Durchblickt!« (www.durch-blickt.de) oder »Schau hin!« (www.schau-hin.info.de).
- »Elternängste und Sorgen sind keine Argumente, die es rechtfertigen, die Privatsphäre von Kindern und Jugendlichen zu verletzen.« (Patricia Cammarata)

Exkurs Pornografie

- Gespräche über Pornografie gehören zur sexuellen Aufklärung deiner Kinder dazu, spätestens, wenn diese Zugang zum Internet bekommen.
- Du solltest klarmachen, dass Pornografie erst **ab 18 Lebensjahren legal** ist. Das gilt für Produktion, Konsum und Verbreitung.
- Kinder und Jugendliche sehen Pornografie aus Neugierde und missverstehen die dargestellten Szenen als realistische Begegnungen.
- Du solltest aufklären, dass Pornografie **Inszenierungen** sind, die falsche Rollenbilder der Geschlechter vermitteln. Sexualität hat mit Liebe und Vertrauen zu tun und bietet mehr als die präsentierte Reduktion auf Sextechniken.

Jugendliche

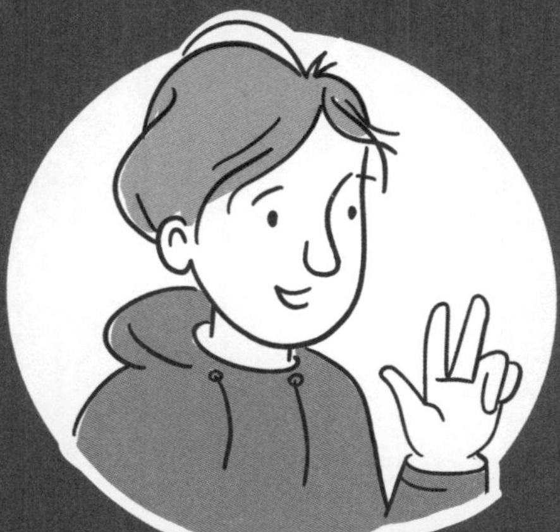

Vorsorgeuntersuchung J1 – mit 12 bis 14 Jahren

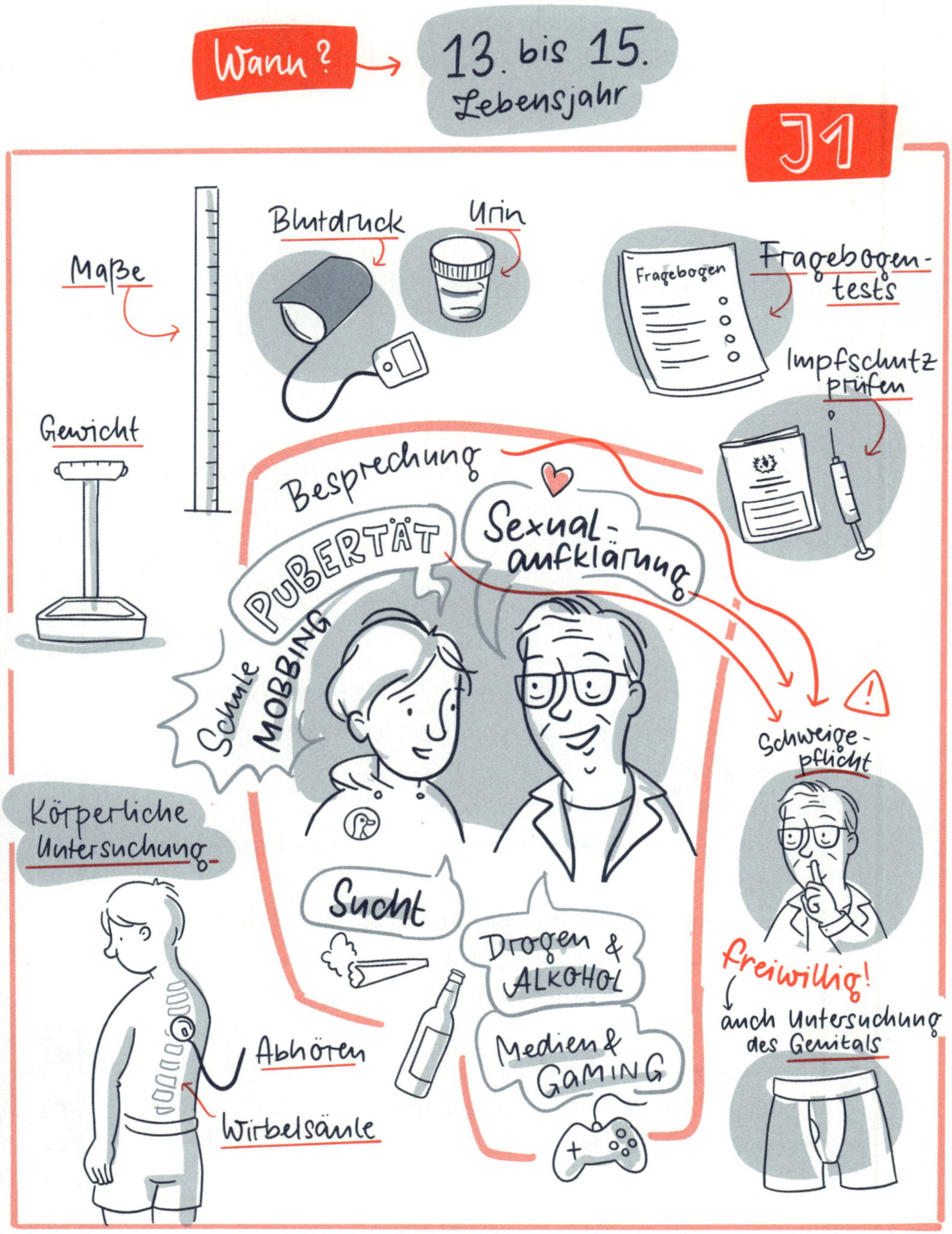

Jugendliche fühlen sich meist zu alt für den Kinderarzt und vielleicht zu jung für die Familienhausärztin. In der Weiterbildungsordnung für Mediziner:innen ist die Jugendmedizin der Ausbildung zum Facharzt für Kinder- und Jugendmedizin zugeordnet. Bei uns sind die Jugendlichen gut aufgehoben. Daher gibt es bereits seit 1998 die J1, die Jugenduntersuchung. Du kannst dieses Kapitel deinem Teenager in die Hand drücken, damit er sich informieren kann.

Zeitraum

13. bis 15. Lebensjahr (12. bis spätestens 15. Geburtstag).

Ort

Die J1 findet in der Kinder- und Jugendarztpraxis statt, manche Hausarztpraxen führen diese ebenfalls durch.

Inhalt

- Körpermaße, Gewicht, Blutdruckmessung, Urinuntersuchung.
- Sehr oft: Bearbeitung eines Jugendfragebogens, evtl. mit ergänzenden Fragebogentests.
- Komplette körperliche Untersuchung.
- Möglichkeit des **Vier-Augen-Gesprächs** mit den behandelnden Ärztinnen und Ärzten.
- **Besprechung jugendrelevanter Themen:** Körperliche Entwicklung in der Pubertät, Schule und Hobbys, Drogenkonsum, Sexualaufklärung, Verhütung, Medienkonsum und Gaming, gesunde Ernährung und Bewegung.
- Überprüfung deines Impfschutzes, vor allem HPV-Impfung, Tetanus/Diphtherie/Keuchhusten (Pertussis).
- Gespräch mit deinen Eltern.

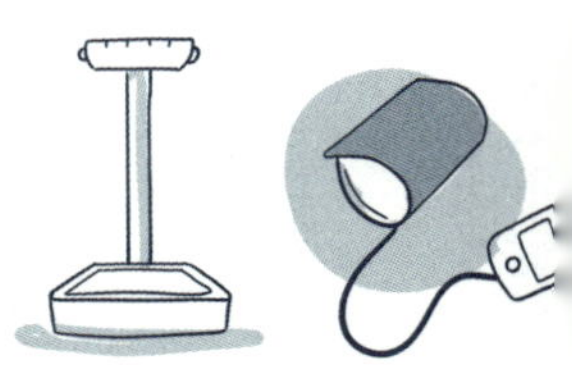

Was gibt es zu beachten?

- Die J1 ist eine Vorsorgeuntersuchung für Jugendliche. Sie sollte **freiwillig** erfolgen, der Teenager darf bestimmen, was besprochen und untersucht wird.
- Die J1 ist im Umkehrschluss **keine Kontrolluntersuchung für die Eltern**, weder was pädagogische Themen, noch Drogenkonsum oder Umgang mit »Freund:innen« betrifft.
- Die Arztpraxis schützt die **Schweigepflicht** zu anderen Personen, also auch gegenüber deinen Eltern.
- Welche **Sorgen** hast du als Jugendliche:r, die du gerne mit einer Ärztin oder einem Arzt besprechen möchtest? Wir sprechen mit dir auch über Sorgen in der Schule, Mobbing, Sucht oder Essstörungen.
- Bei der **körperlichen Untersuchung** achten wir vor allem auf Veränderungen der Wirbelsäule oder Fußfehlstellungen, wir hören dich ab und untersuchen dich komplett.

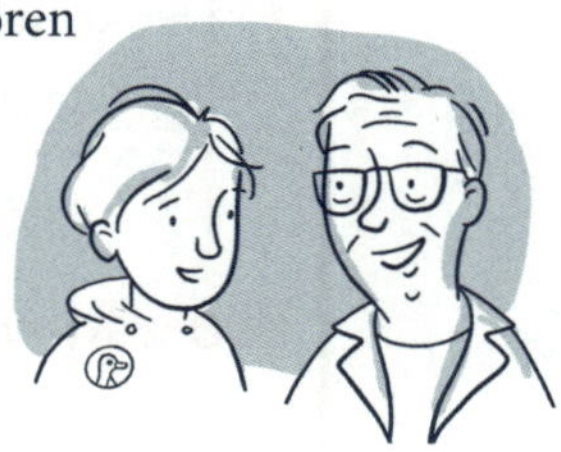

- Mögliche **Erkrankungen**, die es zu erkennen und zu besprechen gilt: Bluthochdruck, Schilddrüsenerkrankungen, Akne, ADHS, Übergewicht und Untergewicht, Wachstumsstörungen, Bauch- und Kopfschmerzen.
- Die **Untersuchung des Genitals** und bei weiblich gelesenen Personen auch der Brust ist natürlich freiwillig. Du solltest allerdings daran denken, dass du bei der J1 eine sehr gute Gelegenheit hast, checken zu lassen, ob sich alles medizinisch normal entwickelt. Wir beantworten dir alle Fragen.
- Hast du schon Erfahrung mit **Drogen und Alkohol** gemacht? Welche Fragen hast du?
- Du hast eine chronische Erkrankung wie Asthma oder Epilepsie? Was bedeutet das für deine spätere **Berufswahl**?
- Denkst du manchmal über Einsamkeit nach, hast traurige Gedanken, soziale Ängste oder Fragen zu **psychischer Gesundheit**? Wir können dich beraten und auch Anlaufstellen für eine Beratung vermitteln.
- Bist du mit deiner körperlichen Entwicklung **zufrieden**? Wie, glaubst du, sehen dich andere? Bist du mit deinem dir bei der Geburt zugewiesenen Geschlecht zufrieden, entspricht es deiner Geschlechtsidentität?

Wie es weitergeht

- Du darfst **bis zum 18. Geburtstag** bei Kinder- und Jugendärztinnen betreut werden.
- In vielen Praxen ist dein Besuch ab dem 14. Geburtstag auch ohne Eltern möglich, bei über 16-Jährigen sogar bei Impfungen, wenn du ein ausreichendes Urteilsvermögen und Verständnis für die Impfung hast. Du darfst dich jederzeit direkt an die Jugendmediziner:innen wenden, wenn du Sorgen oder Fragen hast.
- Weitere Vorsorgeuntersuchungen: J2 im 16./17. Lebensjahr und die Jugendarbeitsschutzuntersuchung vor einer Ausbildung. Die J2 ist eine Vertragsleistung mancher Krankenkassen, wie die U10 oder die U11, die Jugendarbeitsschutzuntersuchung hingegen verpflichtend im Rahmen des Jugendschutzgesetzes.
- Denke in Zukunft an die Auffrischung deiner Impfungen, vor allem an die Tetanus/Diphtherie/Keuchhusten-Impfung alle zehn Jahre.

Broschüren für dich zum Download

»Achte auf deine Nüsse« – Broschüre für Jungen zur Selbstuntersuchung auf Hodenerkrankungen:

»sex ´n´ tipps« – Broschüren-Reihe der Bundeszentrale für gesundheitliche Aufklärung zur Sexualentwicklung und -aufklärung:

Bauchschmerzen

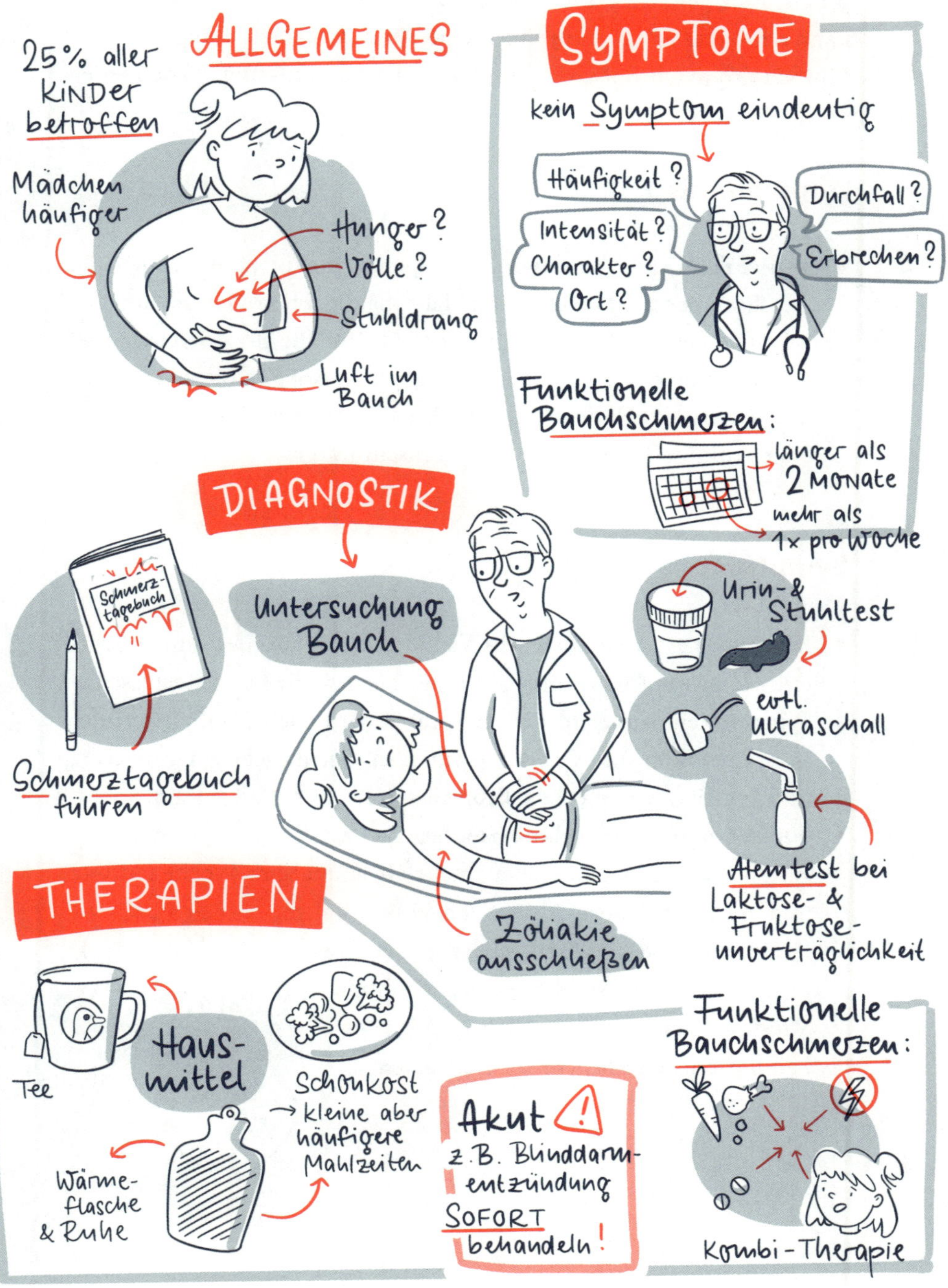
ALLGEMEINES
25 % aller KINDER betroffen
Mädchen häufiger
Hunger ?
Völle ?
Stuhldrang
Luft im Bauch
SYMPTOME
kein Symptom eindeutig
Häufigkeit ?
Intensität ?
Charakter ?
Ort ?
Durchfall ?
Erbrechen ?
Funktionelle Bauchschmerzen:
länger als 2 Monate
mehr als 1× pro Woche
DIAGNOSTIK
Schmerz-tagebuch
Schmerztagebuch führen
Untersuchung Bauch
Urin- & Stuhltest
evtl. Ultraschall
Atemtest bei Laktose- & Fruktose-unverträglichkeit
Zöliakie ausschließen
THERAPIEN
Tee
Haus-mittel
Wärme-flasche & Ruhe
Schonkost
→ kleine aber häufigere Mahlzeiten
Akut
z.B. Blinddarm-entzündung
SOFORT behandeln!
Funktionelle Bauchschmerzen:
Kombi-Therapie

Vor allem im beginnenden Schulalter, manchmal etwas früher, sind Bauchschmerzen ein häufiges Symptom in der Kinder- und Jugendarztpraxis. Eine gewissenhafte Abklärung bei Kinder- und Jugendärztinnen kann schwerere Erkrankungen wie eine Blinddarmentzündung oder einen Morbus Crohn (chronisch entzündliche Darmerkrankung) ausschließen.

Allgemeines

- **25 Prozent aller Kinder** klagen irgendwann in ihrem Leben über Bauchschmerzen. Mädchen sind dabei häufiger betroffen als Jungen.
- Nur in ungefähr 5 bis 10 Prozent der Fälle sind die Ursachen organisch.
- Kinder ab dem Vorschulalter nehmen ihren **Körper bewusster** wahr und äußern ein Hunger- oder Völlegefühl, aber auch den Stuhldrang oder »Luft im Bauch« gerne als Bauchschmerzen.

Symptome

- Bauchschmerzen können sehr vielfältig auftreten. Bestimmte Symptome lassen auf bestimmte Erkrankungen schließen, jedoch ist kein Symptom eindeutig. In der Arztpraxis wird nach Häufigkeit, Intensität, Charakter und Ort der Schmerzen, Beeinträchtigung im Alltag und Begleitsymptomen wie Erbrechen oder Durchfall gefragt.
- **Funktionelle Bauchschmerzen** liegen vor, wenn die Symptome länger als zwei Monate bestehen, mehr als einmal pro Woche auftreten und die alltäglichen Aktivitäten einschränken. Funktionelle Bauchschmerzen haben keine organische Ursache, sondern entstehen durch Stress und Anspannung, z. B. in Schule oder Familie, die den Körper reagieren lassen.

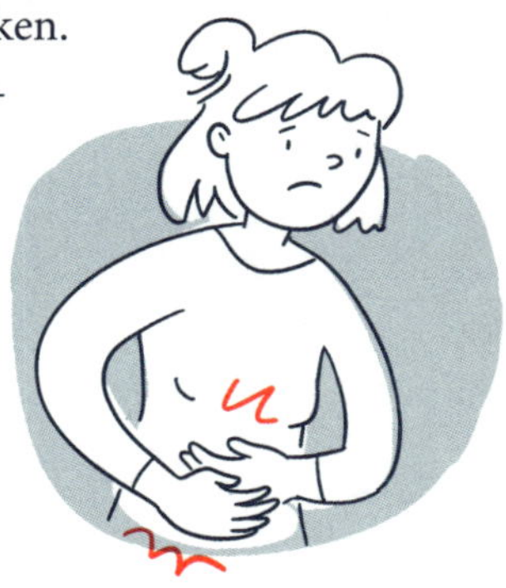

Ursachen

- Die Vorgeschichte der Bauchschmerzen ist wichtig: Wie oft treten sie auf, was hilft, gibt es konkrete Auslöser, wie sind der Stuhlgang und das Urinieren? Ein **Schmerztagebuch** kann hier sehr hilfreich sein. Oft findet sich ein Rhythmus über die Zeit oder eine Abhängigkeit von der Nahrungsaufnahme oder dem Wochentag.
- Bauchschmerzen, die nur mit Hausmitteln verschwinden, sind meistens nicht organisch.
- Eine **Untersuchung des Bauchs** (durch Abtasten, Abhören und auch Beurteilung der umgebenden Nierenlager, Leisten und Genitale) durch den Arzt steht am Anfang jeder Diagnostik. Man erkennt zum Beispiel Darmbewegungen oder eine Verstopfung, aber vor allem auch Unterschiede des Schmerzempfindens durch Anspannung oder Gegenwehr beim Abtasten an verschiedenen Stellen des Bauches. Beschwerden am Magen oder den verschiedenen Abschnitten des Darms zeigen sich an verschiedenen Bereichen des Abdomens (Bauchs).
- Manchmal können Bauchschmerzen auch **Ausstrahlungsort von anderen Erkrankungen** sein, z. B. von Schmerzen aus den Hüftgelenken bei Entzündungen oder sogar von Lungenentzündungen. Bei Kleinkindern ist der Bauch ein wichtiger Schmerzpunkt auch bei leichten Erkrankungen, ohne dass der Bauch selbst die Ursache ist.
- Eine **Stuhl- und Urinuntersuchung** kann Infektionen des Darms oder der Harnwege ausschließen. Bei Verdacht auf Laktose- oder Fruktoseunverträglichkeit hilft ein **Atemtest**. Eine klassische Allergie auf Nahrungsmittel ist eher selten, jedoch sollte bei chronischen Bauchschmerzen immer **Zöliakie** (Glutenunverträglichkeit) ausgeschlossen werden.
- Ein **Ultraschall des Bauchs** kann ebenfalls sinnvoll sein, hier kann man z. B. eine Blinddarmentzündung oder schlicht zu viel Luft oder Stuhl im Darm erkennen. Weitere Bildgebung wie eine Magen- oder Darmspiegelung ist in aller Regel nicht notwendig, wird aber bei unklaren Befunden veranlasst.

Therapien

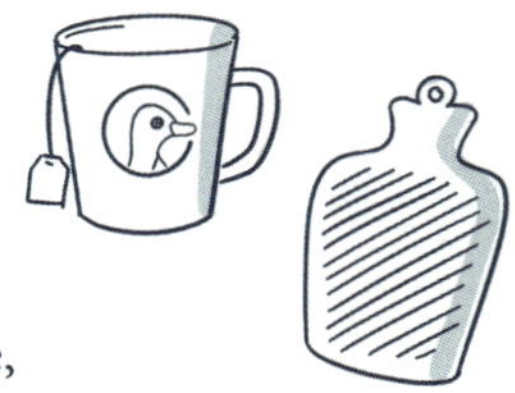

- Natürlich sind alle **Hausmittel** zur Linderung von Bauchschmerzen erlaubt: Warmer Tee, Wärmflasche, Streicheleinheiten und Ruhe. Was hilft, ist erlaubt.
- Vermittle deinem Kind, dass es weiter essen sollte. **Kleine, dafür häufigere Mahlzeiten** mit einer einfachen Schonkost verhindern eine Übersäuerung des Magens und ein dauerhaftes Hungergefühl, das wiederum mit Bauchschmerzen einhergeht.
- Bei **akuten Erkrankungen** wie Blinddarmentzündung oder Magen-Darm-Infektionen ist eine sofortige Behandlung nötig. Zu Magen-Darm-Infektionen siehe Seite 205.
- Funktionelle Bauchschmerzen benötigen eine **Kombination an Therapien**: Dazu gehören eine Ernährungsberatung, Stressbewältigungstechniken und eine Verhaltenstherapie, um einen möglichen Auslöser zu vermeiden bzw. besser mit ihm umzugehen, sowie gegebenenfalls der Einsatz von Medikamenten. So lassen sich etwa funktionelle Beschwerden sehr gut durch abführende Maßnahmen mit ballaststoffreicher Nahrung oder Macrogol lindern.

Bitte beachte

- Suche eine Arztpraxis auf, wenn dein Kind oder Teenager Bauchschmerzen hat, die ständig wiederkehren und den Alltag beeinträchtigen. Auch bei sehr starken Schmerzen oder Begleitsymptomen wie Fieber, Erbrechen, Durchfall, Schmerzen beim Harnlassen oder Blut im Stuhl solltest du ärztlichen Rat einholen. Ein Bauchschmerztagebuch bei wiederkehrenden Beschwerden hilft bei der Diagnostik.
- Kopf und Bauch sind eine Einheit. Bauchschmerzen können ein Zeichen für psychische Belastungen sein, ähnlich wie Kopfschmerzen. Man spricht daher auch von abdomineller Migräne.

Kopfschmerzen

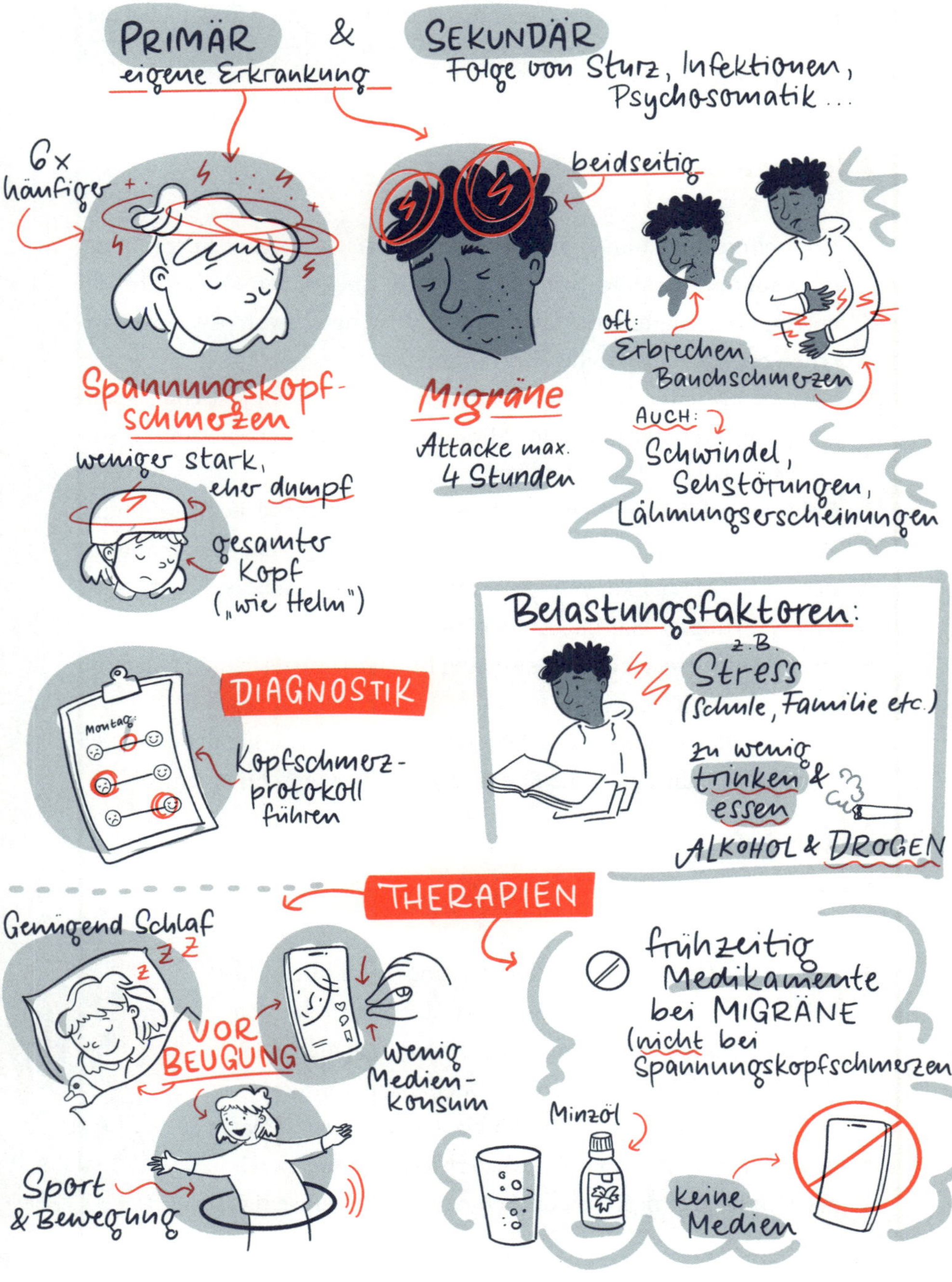
PRIMÄR & SEKUNDÄR
eigene Erkrankung
Folge von Sturz, Infektionen, Psychosomatik …
6x häufiger
beidseitig
oft: Erbrechen, Bauchschmerzen
Spannungskopf-schmerzen
Migräne
Attacke max. 4 Stunden
AUCH: Schwindel, Sehstörungen, Lähmungserscheinungen
weniger stark, eher dumpf
gesamter Kopf („wie Helm")
Belastungsfaktoren:
z.B. Stress (Schule, Familie etc.)
zu wenig trinken & essen
ALKOHOL & DROGEN
DIAGNOSTIK
Montag:
Kopfschmerz-protokoll führen
THERAPIEN
Genügend Schlaf
VORBEUGUNG
wenig Medien-konsum
Sport & Bewegung
frühzeitig Medikamente bei MIGRÄNE (nicht bei Spannungskopfschmerzen)
Minzöl
keine Medien

Auch Kinder und Jugendliche haben Kopfschmerzen, vor allem ab dem Schulalter nimmt die Häufigkeit zu. 78 Prozent aller Jugendlichen kennen Kopfschmerzen und 50 Prozent der unter Zehnjährigen. Wichtig ist es, Kopfschmerzen effektiv zu behandeln, die Auslöser zu finden und diese zu vermeiden.

Allgemeines

- Kopfschmerzen können **primär** auftreten, also als eigene Erkrankung, oder **sekundär** infolge von Stürzen oder Infektionen (Nebenhöhlenentzündung, Meningitis) oder als ein Teilsymptom von psychosomatischen oder psychiatrischen Erkrankungen.
- Bei dem primären Kopfweh unterscheiden Ärztinnen zwischen **Spannungskopfschmerzen** und **Migräne.** Kopfschmerzen vom Spannungstyp sind sechsmal häufiger.
- **Belastungsfaktoren** sind Schulstress (Leistungsdruck, Mobbing, Reizüberflutung), eine belastete Familiensituation, aber auch mangelnder Schlaf, Medienkonsum, zu wenig und unregelmäßige Flüssigkeits- und Nahrungsaufnahme, Alkohol und Drogen.
- **Positivfaktoren** sind viel Bewegung im Sport, ausreichend Schlaf und Entspannungsübungen.
- Eine **familiäre Häufung** bei Kopfschmerzen ist bekannt, bei vielen Patient:innen haben auch die Eltern regelmäßig Kopfschmerzen.

Symptome

- Bei einer **Migräne** klagen Kinder und Jugendliche über beidseitige Schmerzen im Kopf (an der Stirn oder den Schläfen), eine Attacke dauert meist maximal vier Stunden. Oft kommen Erbrechen oder Bauchschmerzen dazu. Kleinkinder sind mitunter blass, nach etwas Schlaf geht es ihnen oft besser. Bei wiederholten Episoden zeigen sich nach einiger Zeit die Schmerzen auch einseitig.

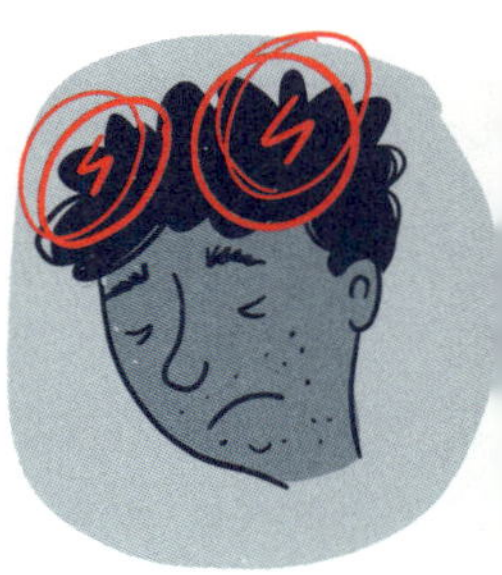

- **Nebensymptome** einer Migräne sind Schwindel, Sehstörungen, Lähmungserscheinungen und Bauchschmerzen. Beim sogenannten Cluster-Kopfschmerz entsteht ein schwerer einseitiger Kopfschmerz hinter einem Auge, oft mit Tränen und Schwindelgefühl.
- **Spannungskopfschmerzen** sind weniger stark und eher dumpf, Kinder spüren sie am gesamten Kopf (»wie ein Helm«). Zusätzliche Symptome entstehen meistens nicht, die Kopfschmerzen halten aber häufig länger an als bei der Migräne.

Ursachen

- Ein **Kopfschmerz-Protokoll** kann wichtige Informationen über Auslöser und Häufigkeit liefern. Ihr solltet jeden Tag die Stärke der Kopfschmerzen (z. B. auf einer Skala von 1 bis 10 oder mit verschiedenen Smileys) notieren. Außerdem, wo sie genau aufgetreten sind und was sie gelindert hat.
- **Frage deinen Teenager nicht** nach den Kopfschmerzen, sondern dokumentiere nur die Episoden, die dein Kind dir selbst nennt, oder wenn du deinem Kind anmerkst, dass es Kopfschmerzen hat.
- Eine **Augen- und HNO-ärztliche Untersuchung** kann erfolgen, um akute Erkrankungen wie z. B. eine Nebenhöhlenentzündung auszuschließen. Aber auch Zahnerkrankungen sollten ausgeschlossen werden.
- **Zusätzliche Untersuchungen** wie ein Elektroenzephalogramm (EEG) oder eine Bildgebung mittels MRT oder CT sind nur selten nötig (aber wichtig bei ungewöhnlich starken Symptomen oder neurologischen Problemen).

Therapien

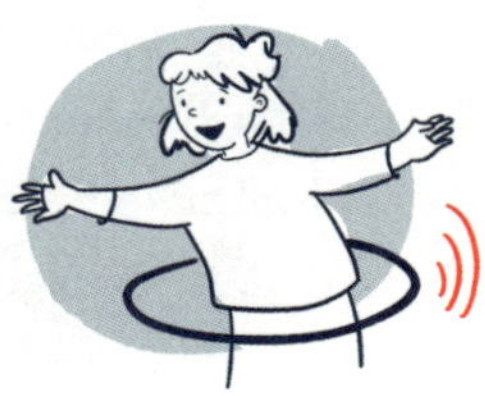

- **Vorbeugung**: Sorge für ausreichend Schlaf, wenig Medienkonsum und viel Bewegung an der frischen Luft. Sport außerhalb des Schulsports, möglichst zwei- oder dreimal in der Woche, ist eine gute Vorbeugung.

- **Hausmittel**: Während der Kopfschmerzphase ist alles erlaubt, was deinem Kind oder Teenager hilft: Bettruhe, Abdunkeln des Raums, ausreichend Flüssigkeit (keine Schwarztees oder Kaffee), Minzöl, Entspannungsübungen.
- **Medikamente**: Gib bitte frühzeitig ein Schmerzmittel (z. B. Ibuprofen) bei Migräneepisoden, um eine Kopfschmerzepisode zu unterbrechen. Warte nicht, »bis es nicht mehr geht«. Spannungskopfschmerzen mit dumpfem Charakter sollten nicht medikamentös behandelt werden. Es gibt auch Kopfschmerzen, die durch wiederholten Schmerzmittelkonsum ausgelöst werden.
- **Bildschirmkonsum:** Verzichtet während der Kopfschmerzphasen auf Handy, Tablet oder Fernsehen. Das ist bei Teenagern nicht einfach, aber wichtig.

Bitte beachte

- Kopfschmerzen, bei denen du häufiger als einmal pro Woche ein Schmerzmittel geben musst, solltest du in einer Kinder- und Jugendarztpraxis abklären lassen oder einen Termin bei einer Neurolog:in planen.
- Alarmzeichen bei Kopfschmerzen sind: Dauer über mehrere Tage, neurologische Auffälligkeiten wie Lähmungen, starkes Erbrechen oder Sehstörungen, nächtliche Kopfschmerzen mit Erbrechen. Gleiches gilt für plötzliche, heftige und neu auftretende und unbekannte Kopfschmerzen.
- Kopfschmerzen während einer Erkältungserkrankung sind häufig. Bei sehr heftigen Beschwerden, vor allem mit Fieber oder Nackenschmerzen oder einer Licht- und Geräuschempfindlichkeit, solltest du mit deinem Kind oder Jugendlichen eine Arztpraxis aufsuchen.

ADHS

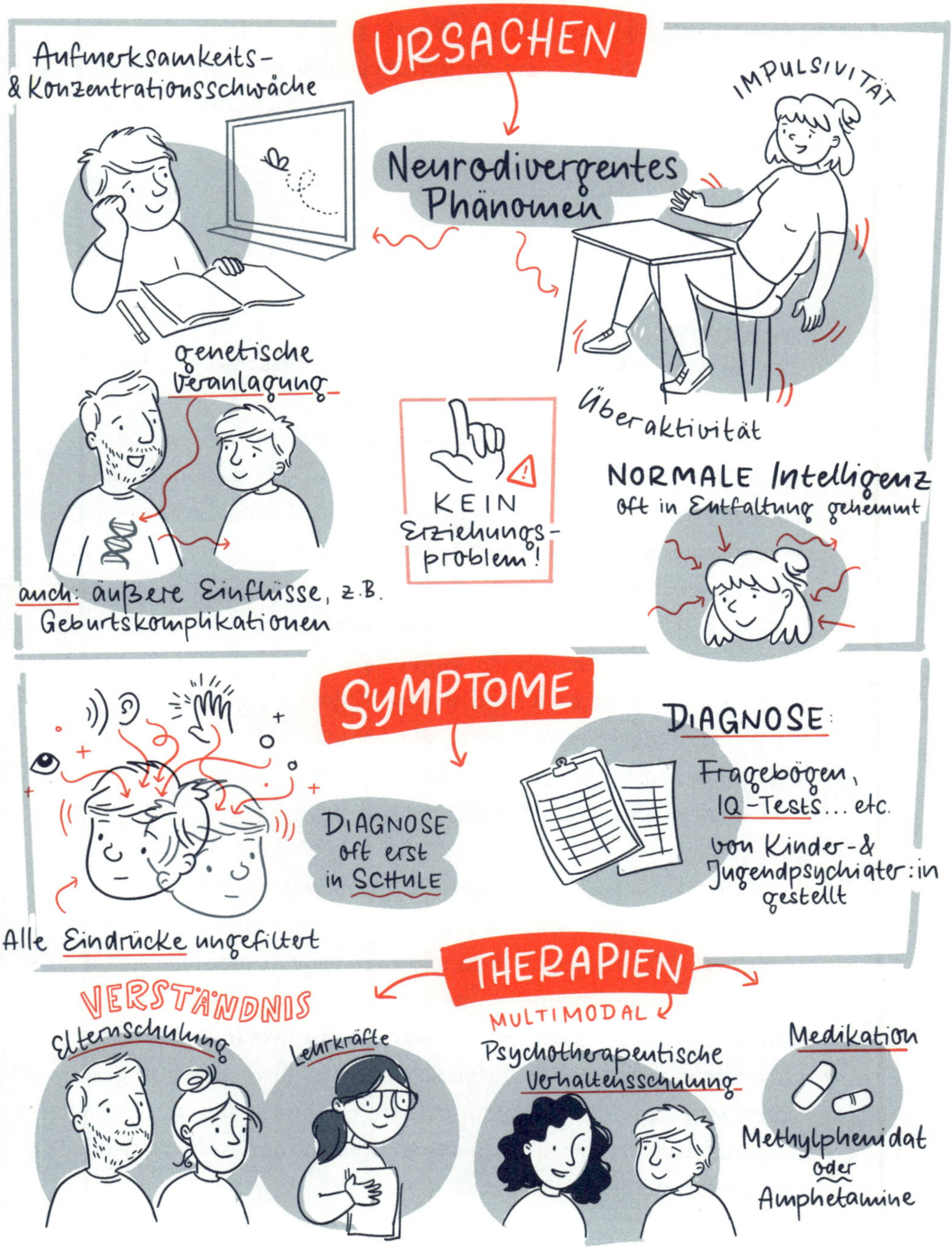
URSACHEN
Neurodivergentes Phänomen
Aufmerksamkeits- & Konzentrationsschwäche
IMPULSIVITÄT
Überaktivität
genetische Veranlagung
KEIN Erziehungsproblem!
NORMALE Intelligenz
oft in Entfaltung gehemmt
auch: äußere Einflüsse, z.B. Geburtskomplikationen
SYMPTOME
DIAGNOSE oft erst in SCHULE
Alle Eindrücke ungefiltert
DIAGNOSE:
Fragebögen, IQ-Tests… etc.
von Kinder- & Jugendpsychiater:in gestellt
THERAPIEN
MULTIMODAL
VERSTÄNDNIS
Elternschulung
Lehrkräfte
Psychotherapeutische Verhaltensschulung
Medikation
Methylphenidat
oder
Amphetamine

Das Aufmerksamkeitsdefizit-Syndrom (ADS), oft gekoppelt mit einer Hyperaktivität (ADHS), bezeichnet ein Vorkommen bestimmter Symptome, die bei Kindern wie Erwachsenen auftreten können. Heute versteht man ADHS als Neurodivergenz, als eine Charaktereigenschaft mit dem Stellenwert einer Erkrankung, wenn die Betroffenen darunter leiden. Wichtig ist, dass natürlich nicht jedes aufgeweckte Kind gleich konzentrationsgestört ist.

Ursachen

- Das ADHS ist ein neurodivergentes Phänomen, das typischerweise die Faktoren **Aufmerksamkeits- und Konzentrationsschwäche**, **Impulsivität** und oft **Hyper-**, also Über**aktivität** vereinigt.
- Die Ursachen des ADHS liegen in **genetischer Veranlagung** und äußerlichen Einflüssen wie Schwangerschafts- und Geburtskomplikationen (z. B. bei Frühgeborenen). Vermutet wird eine Veränderung in der Hirnreifung und -funktion sowie der Neurotransmitter (Botenstoffe) im Gehirn.

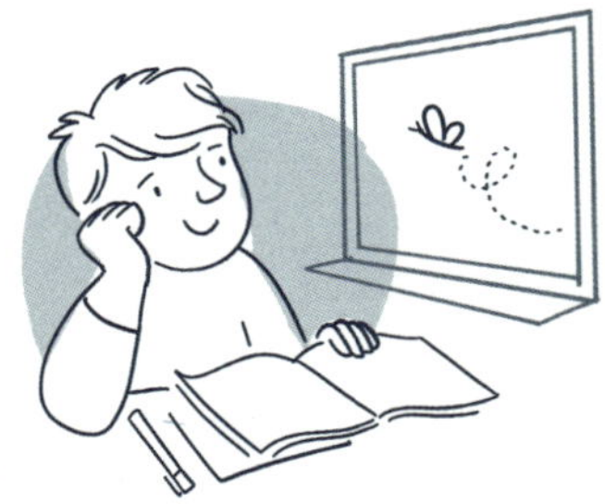

- Es handelt sich **nicht um ein Erziehungsproblem.** Sehr wohl kann aber der uninformierte Umgang mit den Betroffenen den Verlauf des ADHS sehr prägen. Insbesondere **die Schule** sollte Kinder dort abholen, wo sie sind, und das Kind sollte sich nicht der Schule anpassen müssen.
- Das ADHS ist **keine kategorische Erkrankung** wie ein Beinbruch oder ein Herzinfarkt, sondern zeigt extrem unterschiedliche Abstufungsgrade. Oft bestehen Co-Erkrankungen wie z. B. die Teilleistungsstörungen Lese-Rechtschreib- oder Rechenschwäche.
- ADHSler:innen haben eine **normal veranlagte Intelligenz**, die aber durch die eingeschränkte Aufmerksamkeit in ihrer Entfaltung gehemmt sein kann. Eine defizitorientierte Denkweise unserer Gesellschaft unterschätzt dabei die **positiven Ressourcen** wie Kreativität, Spontanität und Flexibilität.

Symptome

- Bei ADHS sind alle visuellen, akustischen, haptischen und **Gedankeneindrücke ungefiltert**, den Betroffenen fehlt die Fähigkeit, die wichtigen Dinge zu priorisieren.
- Die **ersten Symptome** zeigen sich oft schon im Kleinkindalter, eine endgültige Diagnose kann aber erst im Schulalter gestellt werden, da viele Kinder Bewältigungsstrategien entwickeln, die die Symptome abmildern.
- Die Aufmerksamkeitsstörung besteht **in allen Lebensbereichen** wie Familie, Sport, Schule, Freizeit, Musik und in Beziehungen.
- Jungen wird das Krankheitsbild häufiger zugeordnet, **Mädchen zeigen weniger Hyperaktivität** und sind in ihrer Unaufmerksamkeit eher still und träumerisch.
- Zur **Diagnostik** gehören Hör- und Sehtests, sowie eine genaue Anamnese mittels standardisierter Fragebögen, ein Intelligenztest, eine Selbsteinschätzung und das Erfassen von Co-Erkrankungen wie Teilleistungs- oder Schlafstörungen.
- Online gibt es viele Checklisten zu ADHS-Symptomen. Eine gute Diagnostik und Behandlung sollten immer **Kinder- und Jugendpsychiater:innen** durchführen, oft auch erfahrene Kinder- und Jugendärztinnen oder Psychotherapeut:innen.

Therapien

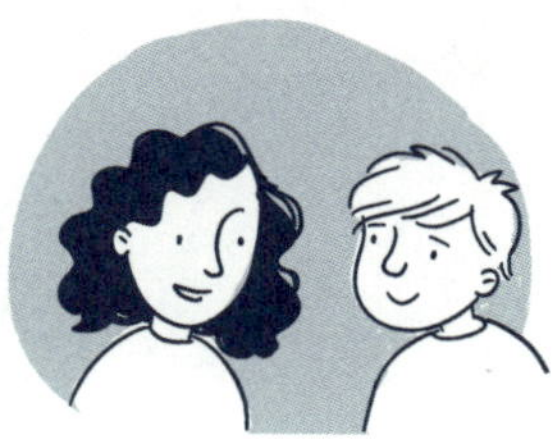

- Das Verständnis für ADHS ist ein entscheidender Faktor, damit die Kinder und Jugendlichen gut durchs Leben kommen: Sowohl **Patient:innen- als auch Elternschulungen** sowie eine **psychotherapeutische Verhaltensschulung** sind sehr wichtig. Lehrkräfte müssen sich mit dem ADHS ihrer Schüler:innen auseinandersetzen und diese unterstützen.
- Häufig eingesetzt werden Medikamente, die die Neurotransmitter kontrollieren, z. B. **Methylphenidat** oder **Amphetamine**.

- Die **multimodale Therapie** mit Medikamenten, Schulungen und Psychotherapie sollte frühzeitig eingeleitet werden, um den Leidensweg kurz zu halten und auch keine traumatisierenden Erfahrungen zu provozieren.
- Wie bei vielen Erkrankungen aus dem psychiatrisch-psychologischen Spektrum gibt es jedoch zu wenig Kapazitäten in Diagnostik und Therapie. Viele Eltern berichten von langen Wartezeiten.

Bitte beachte

- ADHS ist ein neurodivergentes Phänomen, also eine Variante einer normalen geistigen Entwicklung ohne Einschränkung der Intelligenz. Wir sollten eine Gesellschaft haben, die Kindern, Jugendlichen und Erwachsenen die Möglichkeit gibt, in ihr mit ADHS oder anderen neurodivergenten Phänomenen inklusiv zu leben.
- Ein ADHS durchläuft viele Varianten in der Entwicklung, es kann besser oder schlechter werden. Betroffene lernen, mit ihrer Aufmerksamkeitsstörung umzugehen.
- Eine Behandlung sollte früh einsetzen und nur erfolgen, wenn die Lebensqualität des ADHS-Kindes oder -Jugendlichen eingeschränkt ist.

Vorhautenge

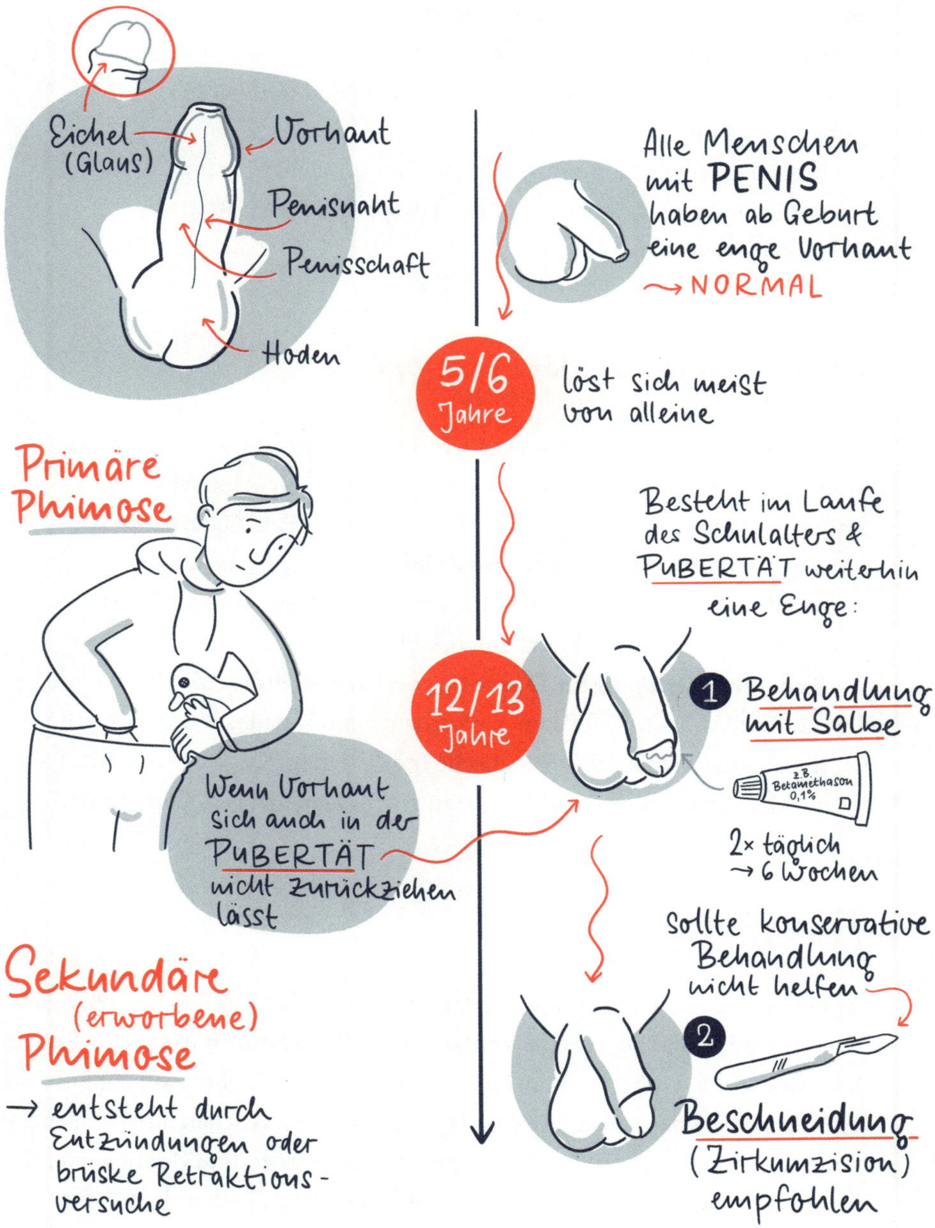

Alle Menschen mit Penis haben von Geburt an eine enge Vorhaut. Sie ist nicht über die Eichel rückstreifbar, in diesem Zustand bietet sie den besten Schutz vor Infektionen oder Verletzungen. Diese sogenannte **physiologische Vorhautenge** löst sich bei Jungen meist innerhalb der ersten fünf Lebensjahre von alleine, manchmal erst unter dem Hormoneinfluss in der Pubertät. Dies ist ganz normal und benötigt keinerlei Eingriff von außen.

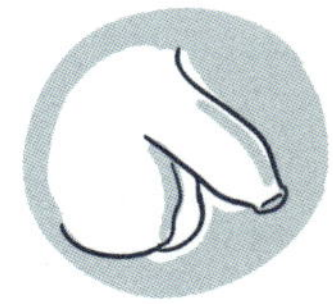

Jungen dürfen alleine ihre Vorhaut zurückziehen, wann immer sie mögen, sie wissen am besten, wann es wehtut, und wie weit das möglich ist.

Primäre und sekundäre Phimose

Von einer krankhaften »**primären Phimose**« sprechen wir daher erst, wenn auch in der Pubertät die Vorhaut nicht zurückziehbar ist. Das kommt aber nur bei 1 Prozent aller Menschen mit Penis überhaupt vor.

Eine **»sekundäre (erworbene) Phimose«** entsteht durch wiederholte Entzündungen (z. B. durch einen Lichen sclerosus) oder durch brüske Retraktionsversuche durch Eltern oder Ärzte.

Keine Indikationen für Operationen vor der Pubertät sind Verklebungen der Vorhaut, Aufblähen der Vorhaut beim Harnlassen, Smegma-Retentionszysten, ästhetisch-kosmetische Indikationen, Sorge um bessere Hygiene oder zur Krebsprävention (hierzu gibt es keinerlei gesicherte Daten).

Therapien

Besteht im Laufe des Schulalters oder der Pubertät unverändert eine Enge der Vorhaut, sollte zuerst eine **konservative Behandlung mit einer Salbe** erfolgen (z. B. Betamethason 0,1 Prozent oder Clobetasolpropionat 0,05 Prozent). Diese wird zweimal täglich für sechs Wochen aufgetragen, dabei muss die Vorhaut zur Reinigung zurückgezogen und damit weiterhin gedehnt werden, da es sonst zu einem Wiederauftreten der Phimose kommt. Eine Zweitbehandlung ist möglich.

Kann auch nach der konservativen Behandlung keine Beweglichkeit der Vorhaut erzielt werden, wird eine **Beschneidung (Zirkumzision)** empfohlen. Diese wird »sparsam« unter Erhaltung der Vorhaut oder »radikal« durchgeführt, bei der die Vorhaut vollständig reseziert wird.

Nach der **aktuellen Rechtsprechung** in Deutschland darf eine Zirkumzision nur bei einer medizinischen Indikation erfolgen. Der Gesetzgeber ermöglicht es Eltern aber, einer Beschneidung aus religiösen Gründen zuzustimmen. Dies sollte »nach den Regeln der ärztlichen Kunst« erfolgen (BGB §1631d,1), das bedeutet vor allem bei ausreichender Schmerzstillung und mindestens örtlicher Betäubung.

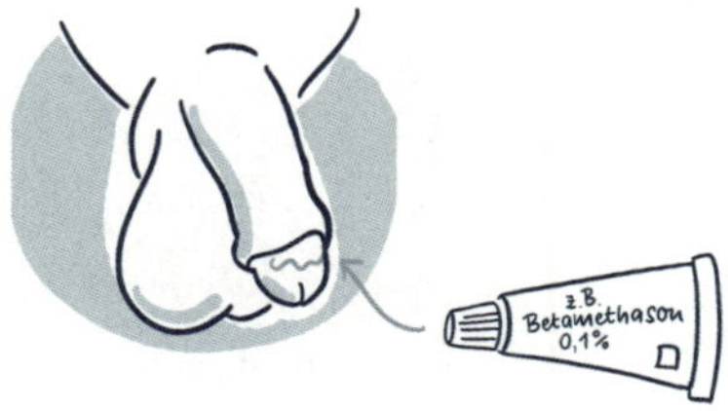

Lichen sclerosus

Diese **entzündliche Veränderung** kann bei Menschen aller Geschlechter vorkommen, meist in der Genitoanalregion. Bei Menschen mit Penis zeigt sich die Erkrankung durch weißliche Auflagerungen, die porzellanfarben abheilen und zu Verengungen des Harnröhreneingangs und der Vorhaut führen können, also zu einer sekundären Phimose.

Der Lichen wird mit Salben behandelt, in aller Regel muss aber hier eine Zirkumzision erfolgen, um alle Areale zu entfernen.

Broschüre für dich zum Download

»Mann, oh Mann!« – Broschüre für Eltern und Jungen zur normalen Anatomie des Penis und zur Vorbeugung von Krankheiten.

Bitte beachte

- Eine physiologische Phimose sieht man bei 96 Prozent aller Jungen. Diese löst sich bis zum Schulalter von alleine, spätestens bis zur Pubertät.
- Eine Therapie kann ab dem Schulalter mit Salben oder einer Operation erfolgen.
- Ohne gültige Einwilligung des Jungen ist die Zirkumzision im Grunde eine rechtswidrige Körperverletzung, allerdings gilt in der Rechtsprechung der Wille der Eltern bei Minderjährigen.
- Eine frühzeitige Zirkumzision vor der Pubertät hat keinen Schutzeffekt vor sexuell übertragbaren Erkrankungen oder einer Krebserkrankung.
- Ein Lichen sclerosus sollte bei einer sekundären Phimose immer ausgeschlossen werden.

Spezielle Krankheiten

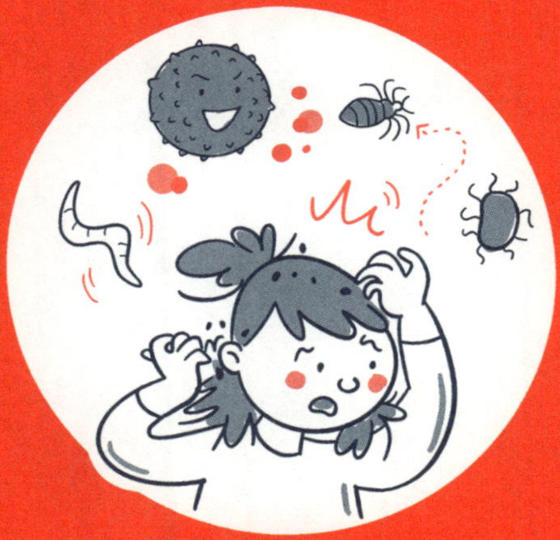

Ohrenschmerzen

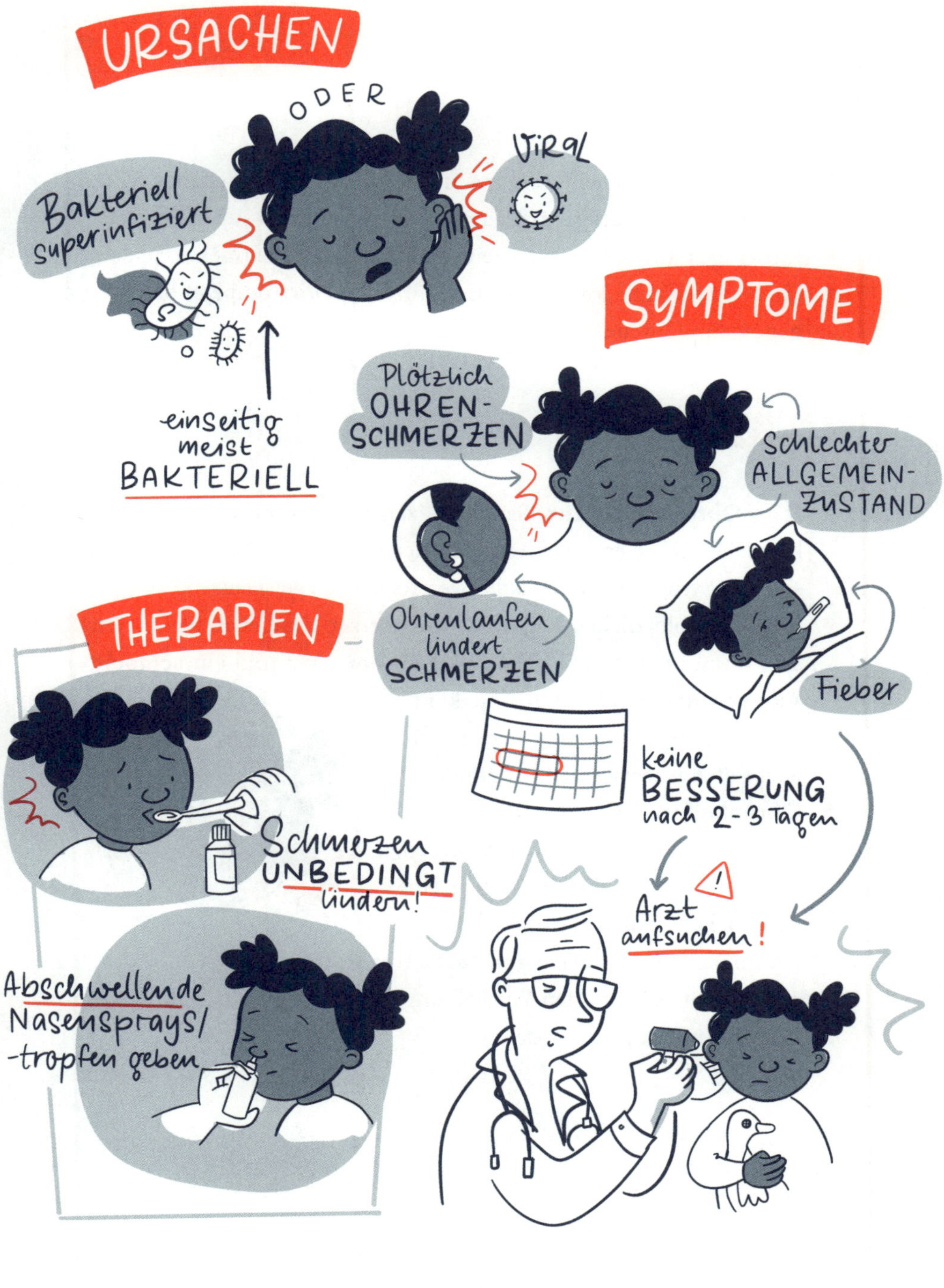
URSACHEN
ODER
Bakteriell superinfiziert
Viral
einseitig meist BAKTERIELL
SYMPTOME
Plötzlich OHREN-SCHMERZEN
Schlechter ALLGEMEIN-ZUSTAND
Ohrenlaufen lindert SCHMERZEN
Fieber
keine BESSERUNG nach 2-3 Tagen
Arzt aufsuchen!
THERAPIEN
Schmerzen UNBEDINGT lindern!
Abschwellende Nasensprays/-tropfen geben

Au weia. Vergeht überhaupt ein halber Tag in der Praxis ohne Vorstellung eines Kindes mit Ohrenschmerzen? Glücklicherweise sind die Ohren nicht immer schlimm entzündet.

Ursachen

- Die meisten Ohrenentzündungen sind – wie die begleitenden Erkältungen – viral bedingt, manchmal jedoch bakteriell superinfiziert.
- Einseitige Ohrenschmerzen zeigen meist bakterielle Infektionen an.
- Hintergrund: Die kürzere Tuba auditiva (= Ohrtrompete) beim Kind begünstigt Ohrenentzündungen.

Symptome

- Klar, **Ohrenschmerzen**. Säuglinge zeigen das auch nur durch unerklärliches Schreien oder Anfassen des Ohres. Das jedoch ist ein unsicheres Symptom, denn Säuglinge greifen sich gerne an die Ohren.
- Nach dem plötzlichen Beginn der Schmerzen (und eben nicht: »Greift sich immer mal ans Ohr«) kommt **Fieber** dazu und ein **schlechter Allgemeinzustand**. Fehlt das, kann das Ohr bei einer Erkältung gereizt sein, aber selten ist es wirklich entzündet.
- **Ohrenlaufen** (»Otorrhoe«) ist nicht schlimm, es lindert die Schmerzen, zeigt aber in den meisten Fällen eine bakterielle Entzündung an.

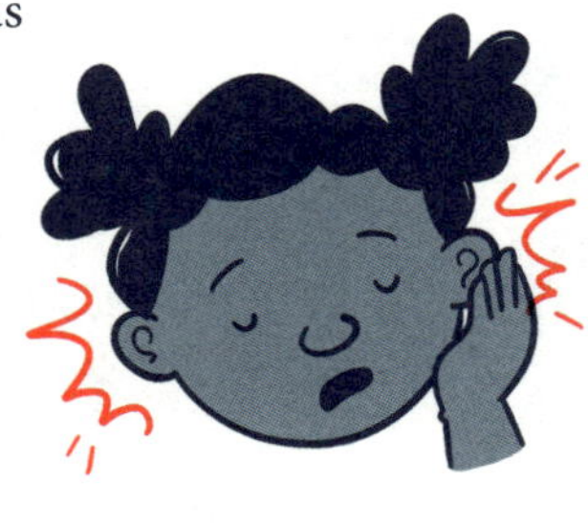

- Ärztinnen sehen dann ein **gerötetes Trommelfell** mit einer matten Vorwölbung, dies entsteht durch die Flüssigkeitsansammlung im Mittelohr.

Therapien

- Bitte lindert unbedingt die Schmerzen! Gebt **Paracetamol** oder **Ibuprofen** (als Zäpfchen oder Saft), bitte gebt keine homöopathischen Tropfen oder Globuli, es gibt keinen Nachweis für ihre Wirksamkeit. Bitte tropft auch kein Öl oder sonstige Hausmittel in das Ohr.
- Abschwellende **Nasentropfen oder -sprays** öffnen die Belüftung für das Ohr und lindern dadurch die Symptome. Außerdem erleichtern sie die Nasenatmung, was bereits bei Beginn der Erkältung einer Ohrenentzündung vorbeugt.
- **Antibiotika** sind selten vonnöten, auch nicht bei bakteriellen Ohrenentzündungen. Zum Einsatz kommen Amoxicillin oder Cephalosporine.

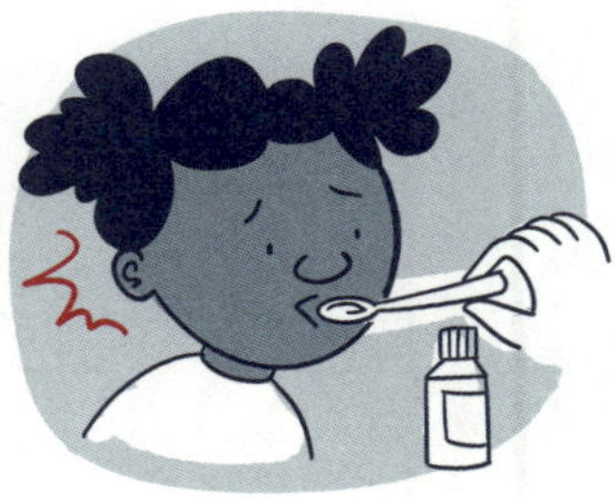

- Wir behandeln bis zum Abklingen aller Symptome, also dem Ohrenweh oder dem begleitenden Fieber. Meist reichen fünf Tage Behandlung aus.
- Bei gutem Befinden des Kindes kann auf Antibiotika verzichtet werden. Je jünger, desto eher werden wir jedoch behandeln, Faustformel: Ab dem 5. Lebensjahr kann man abwarten. Aber Vorsicht: Das empfohlene »**watchful waiting**« bedeutet eine Neubeurteilung alle zwei bis drei Tage durch die Eltern oder die Kinder- und Jugendärzte.

Probleme

- Unterschieden wird zwischen der klassischen Mittelohrentzündung und einer **Otitis externa**, also einer Entzündung des Gehörgangs (Hauptsymptom: Druckschmerz auf dem Tragus – das ist das Knorpelknubbelchen vorne vor dem Ohreingang). Letztere holt man sich gerne im Schwimmbad, sie wird immer mit antibiotischen Ohrentropfen behandelt.
- Ärztinnen sollten sich immer auch den Knochen hinter dem Ohr (das Mastoid) ansehen: Otitiden können in einer **Mastoiditis** (einer Ent-

zündung des Knochens) münden, oder eine Mastoiditis imitiert Ohrenschmerzen.

- Verschlechtern sich die Ohrenschmerzen oder kommt es trotz Antibiotika zu keiner Entfieberung, kann über die Nachbarschaft zum Gehirn eine **Meningitis** (Hirnhautentzündung) entstehen.
- Ohrenschmerzen können von **Fremdkörpern** herrühren oder als Ausstrahlungsort vom Rachen oder dem Hals auftreten.
- Interessant zu wissen: Passivrauchen erhöht das Risiko auf Mittelohrentzündungen ebenso wie Nichtstillen und fehlende Impfungen (Hämophilus influenzae, Pneumokokken, Grippe …)

Bitte beachte

- Schmerzen immer behandeln
- Abschwellende Nasensprays/-tropfen geben
- Bei kleinen Säuglingen, hohem Fieber und schlechtem Allgemeinzustand: Arzt aufsuchen
- Keine Besserung nach zwei bis drei Tagen: Arzt aufsuchen

Bindehautentzündung

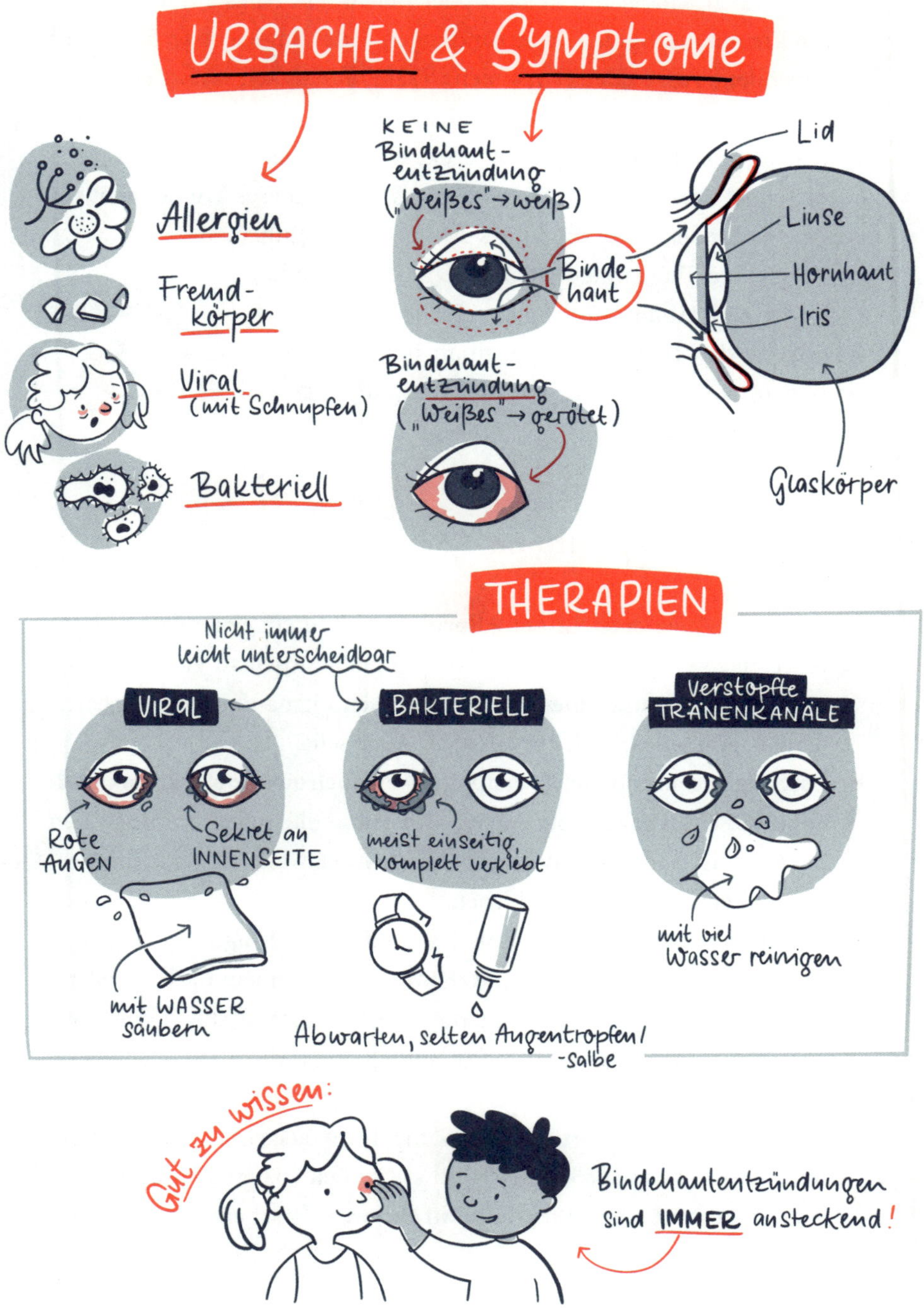

Einer der häufigsten Vorstellungsgründe in der Kinder- und Jugendarztpraxis ist **die Konjunktivitis, die Bindehautentzündung**. Häufiger kommen nur noch Kinder mit Husten oder Bauchweh. Ängste und viel Unwissen kreisen um Bindehautentzündungen. Jedes nur leicht gerötete oder verschwollene Auge oder etwas mehr Tränenflüssigkeit lassen eine Entzündung vermuten. Das ist aber oft nicht der Fall.

Die Bindehaut kann man nicht direkt sehen. Sie liegt unter den Augenlidern, endet aber im »Weißen« des Auges. Wenn dieses Weiße nicht rot ist, ist eine Bindehautentzündung sehr unwahrscheinlich.

Vermehrte Tränenflüssigkeit ist eine Mehrproduktion oder eine Abflussstörung der Tränen, weil beispielsweise der Tränenkanal verstopft ist. Klebrige Sekrete, oft als »Eiter« missgedeutet, sind nur eingetrocknete Tränen.

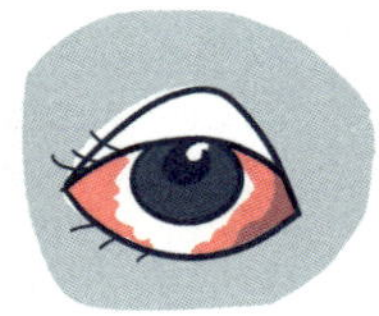

Ursachen und Symptome

- Ein rotes Auge entsteht bei **Allergien**, bei einem **Fremdkörper** im Auge, nach vermehrtem Wind, der »Zugluft«. Auch zu viel Sonne, zu viel die Augen zusammenkneifen oder wenn jemand ins Auge gegriffen hat, können Gründe für ein rotes Auge sein.
- Bei Säuglingen sind meist verstopfte, weil noch zu **enge Tränenkanälchen** die Ursache für rote Augen. Die Tränenflüssigkeit sammelt sich im Auge an und kann nicht gut abfließen. Die Tränen verschmieren, vertrocknen, die Augen verkleben.
- Kleinkinder haben häufiger eine Entzündung als Säuglinge. Sie haben mehr Kontakt mit anderen und damit auch allgemein **mehr Infekte**. Eine Erkältung ist viral bedingt, die Nase ist verstopft, die Tränen können (wie beim Säugling) schlecht abfließen. Ist die Nase wieder frei, werden die Augen besser.
- Gibt es jedoch keine Grunderkrankung, tränt tatsächlich nur ein Auge und schmiert es oder wird rot und kurze Zeit später auch das zweite Auge – dann ist eine **bakterielle Infektion** wahrscheinlich.

Therapien

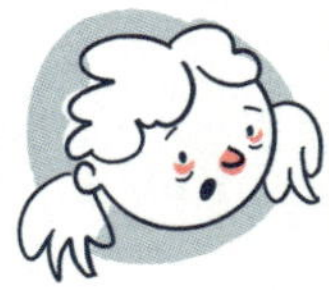

- **Virale Augenentzündungen**: Die Augen sind rot, das Sekret hängt vor allem an der Innenseite der Augen (wo sich der Tränenpunkt und damit die Abflussstelle zur Nase befindet). Hier behandelst du die verstopfte Nase mit Nasentropfen oder -spray und säuberst das Sekret in den Augen mit viel Wasser und einem weichen Waschlappen.
- **Bakterielle Augenentzündungen**: Meist einseitig, meist sehr schnell verklebtes Auge (komplettes Auge, nicht nur Augenwinkel) und Wimpern, oft findest du keine Grunderkrankung. Hier kannst du ebenfalls abwarten, denn eine bakterielle Konjunktivitis **heilt von alleine aus**. Trotzdem verkürzt es die Krankheitsdauer und die Symptome, wenn du mit Augentropfen oder -salbe behandelst. Typische Wirkstoffe sind Gentamicin, Azithromycin oder Ofloxacin. Augentropfen gibst du mindestens dreimal am Tag (besser häufiger) in beide Augen für mindestens fünf Tage.
- **Die verstopften Tränenkanälchen** beim Säugling säuberst du mit viel Wasser und einem weichen Waschlappen. Bitte benutze keine Kamille oder sonstige Zusätze. Irgendwelche Augentropfen, Muttermilch oder andere Flüssigkeiten haben keinen Sinn: Ein gestautes Gewässer fließt nicht besser ab, wenn du noch mehr Wasser hineinschüttest.

Probleme

- Die Unterscheidung zwischen viraler und bakterieller Augenentzündung ist nicht immer einfach, sie sollte unbedingt ärztlich erfolgen. Leider wird oft **zu schnell** nach antibiotischen Augentropfen gegriffen. Das Abwarten der Symptome von zwei oder drei Tagen ist immer vertretbar.
- **Bindehautentzündungen sind immer ansteckend**, egal ob viral oder bakteriell. Konjunktivitiden sind »Schmierinfektionen«, d. h. die Hände (oder der Schnodder an den Händen und Spielzeug) übertragen die Erreger, sie »fliegen« nicht. Damit sind die Bindehautentzündun-

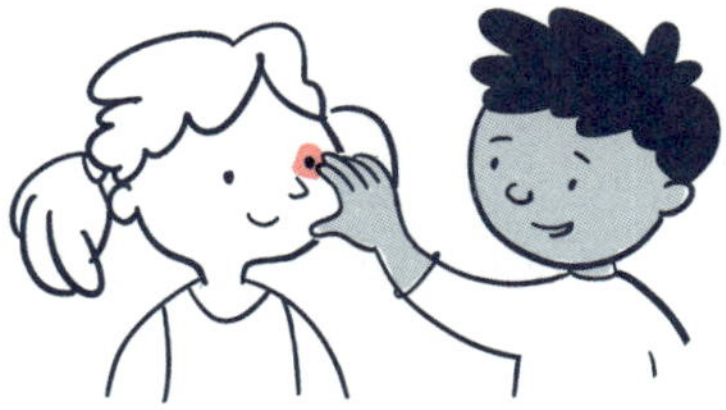

gen weniger ansteckend als der banale Schnupfen, der ihnen zugrunde liegt. Bitte also regelmäßig die Hände waschen, das Ins-Gesicht-fassen unterlassen und auch das Spielzeug regelmäßig desinfizieren.

- Eine seltene virale Konjunktivitis ist die sogenannte **Keratokonjunktivitis** durch das Adenovirus. Sie ist sehr ansteckend und kann zu Schäden am Auge führen, eine Behandlung sollte daher immer durch eine Augenärztin erfolgen.

Bitte beachte

- Bindehautentzündungen sind nicht gefährlich, aber sie sind ansteckend.
- Bindehautentzündungen werden oft übertherapiert.
- Ist das Weiße im Auge klar und nicht gerötet, liegt auch keine Entzündung vor.
- Über eine Behandlung sollte ein Arzt entscheiden. Frei verkäufliche »Augentrost«-Tropfen (aus der Heilpflanze Euphrasia) lindern nur die Beschwerden durch Anfeuchten, sie verkürzen, ebenso wie homöopathische Verdünnungen, die Krankheitsdauer nicht.

Magen-Darm-Infektionen

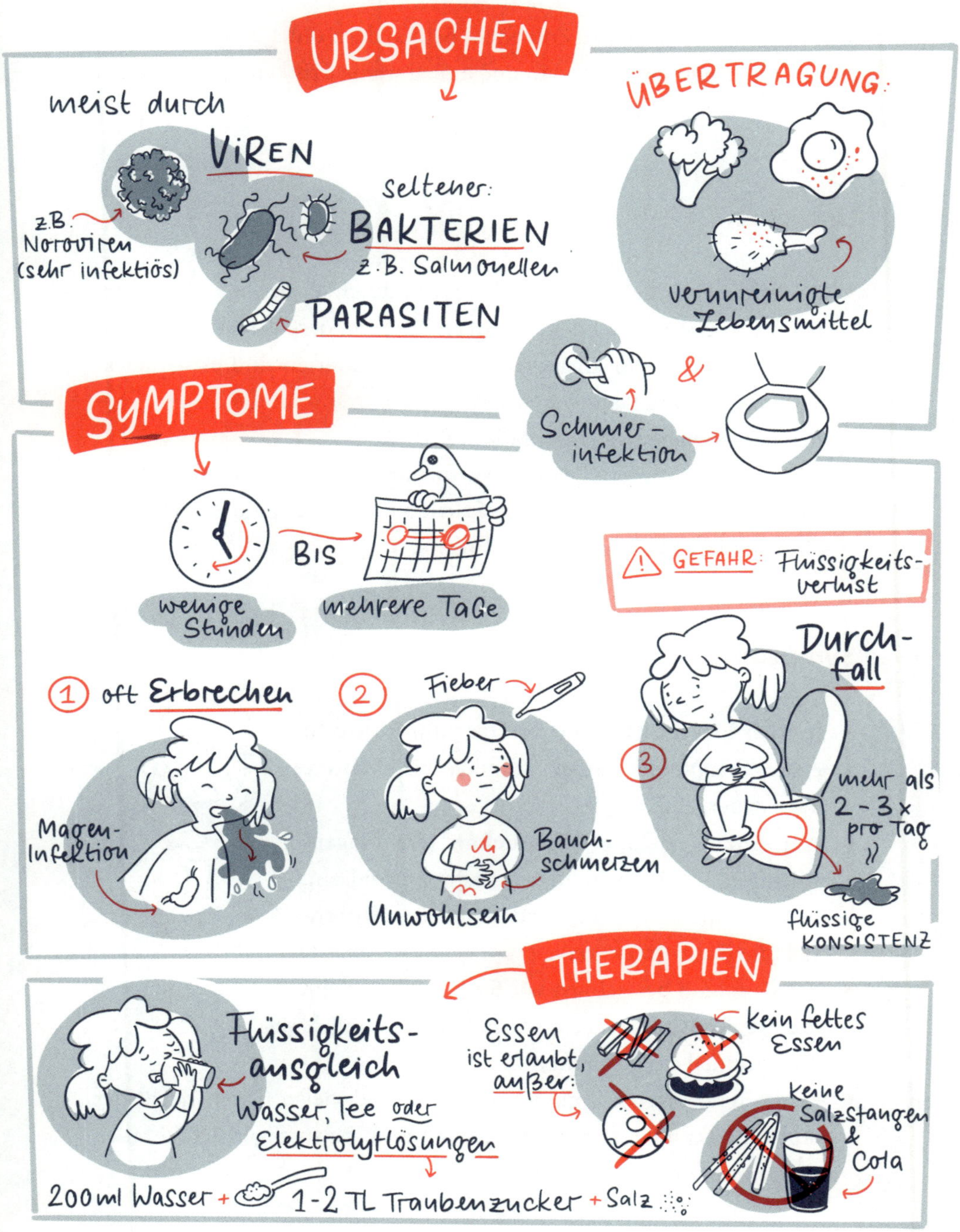

URSACHEN
meist durch
VIREN
z.B. Noroviren (sehr infektiös)
seltener:
BAKTERIEN
z.B. Salmonellen
PARASITEN
ÜBERTRAGUNG:
verunreinigte Lebensmittel
Schmier-infektion
&
SYMPTOME
wenige Stunden
BIS
mehrere Tage
GEFAHR: Flüssigkeits-verlust
1 oft Erbrechen
Magen-Infektion
2
Fieber
Bauch-schmerzen
Unwohlsein
3
Durch-fall
mehr als 2-3x pro Tag
flüssige KONSISTENZ
THERAPIEN
Flüssigkeits-ausgleich
Wasser, Tee oder Elektrolytlösungen
200 ml Wasser + 1-2 TL Traubenzucker + Salz
Essen ist erlaubt, außer:
kein fettes Essen
keine Salzstangen & Cola

Eine Magen-Darm-Infektion besorgt viele Eltern, weil sie viel gehört haben über Flüssigkeitsverlust, Krankenhausaufenthalte und Störungen der Darmflora. Dabei ist es gar nicht so schwer, eine Gastroenteritis zu behandeln oder ihre Gefahren zu erkennen. Bei Kindern unter einem Jahr solltest du allerdings vorsichtig sein und auf zu wenig Trinken oder zu hohen Flüssigkeitsverlust durch den Durchfall achten.

Ursachen

- Magen-Darm-Infektionen werden meist durch **Viren** ausgelöst, seltener durch **Bakterien** oder **Parasiten**. Insbesondere das Rota- und das Norovirus sind sehr ansteckend, bei den Bakterien sind es vor allem Salmonellen und Campylobacter. Auf Reisen u.a. in die Tropen können Lamblien heftige Durchfälle auslösen.
- Die Übertragung erfolgt über **verunreinigte Lebensmittel** (oft bei Salmonellen) und als **Schmierinfektion** über die Hände und Oberflächen (Toilettenbrillen und Türklinken).

Symptome

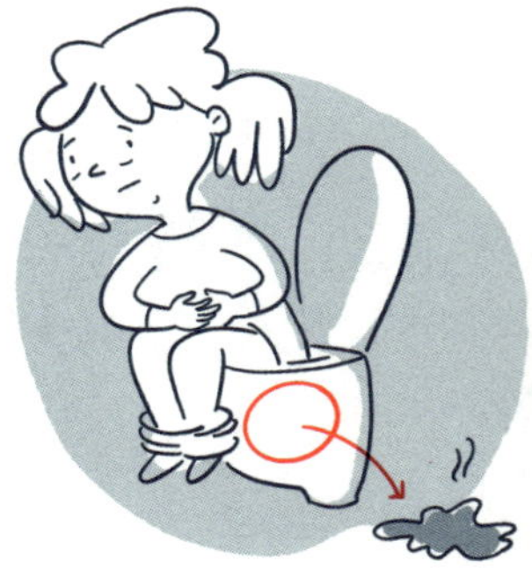

- Je nach Erreger kann die Zeit bis zum Auftreten erster Symptome wenige Stunden bis mehrere Tage dauern.
- Am Anfang steht oft **Erbrechen** (die Magen-Infektion), gefolgt von allgemeinem Unwohlsein, Fieber, Bauchschmerzen und schließlich **Durchfall** (die Darm-Infektion).
- Als Durchfall bezeichnen wir Stuhlgang, der eine flüssige Konsistenz aufweist und häufiger als zwei- oder dreimal am Tag auftritt.
- Durch den hohen Durchsatz im Darm und vielen Gasen riecht der Stuhl oft »krank«, er ist mitunter entfärbt, bei heftigen Durchfällen auch mit Blutfäden durchsetzt.

- Je höher die Stuhlfrequenz, je weniger die Patient:innen trinken, desto eher droht ein **Flüssigkeitsverlust**, außerdem eine Übersäuerung des Organismus.
- **Nachfolgende Symptome** können sein: Fieber (durch die Infektion und als Durstfieber), Müdigkeit bis zu Bewusstseinsverlust, schnelle Atmung bis hin zu Krampfanfällen durch Elektrolytentgleisungen im Säure-Basen-Haushalt. Soweit sollte es nicht kommen.

Therapien

- Das Wichtigste ist der **Flüssigkeitsausgleich** durch ausreichendes Trinken von Wasser oder klaren Flüssigkeiten wie Tees oder Elektrolytlösungen (von der WHO empfohlene Lösung: 200 ml Wasser mit 1 bis 2 Teelöffeln Traubenzucker und einer guten Prise Salz).
- Flüssigkeiten sind auch Wassereis, dünne Saftschorlen oder Obst wie Wassermelonen.
- Eine strenge **Schonkost oder gar Esspausen sind nicht empfehlenswert**, da sie dem Körper zu viele Nährstoffe vorenthalten. Trotzdem solltest du sehr fettreiche Mahlzeiten vermeiden.

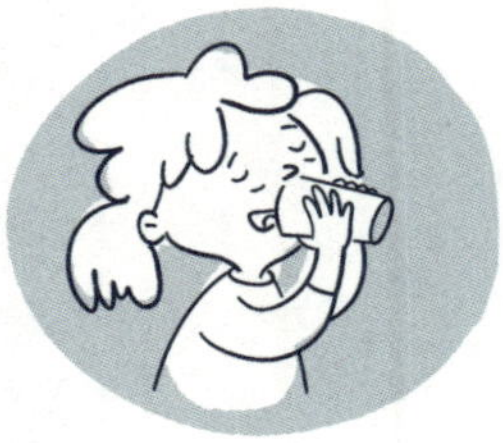

- Bei **Säuglingen** gilt: Alles, was gegessen und getrunken wird, ist erlaubt. Vor allem Muttermilch, auch normale Flaschenmilch.
- Bei wiederholtem Erbrechen kann **Traubenzucker** gegen die Übelkeit wirken. Lass dein Kind lieber häufiger kleine Mahlzeiten über den Tag zu sich nehmen.
- **Cola und Salzstangen** sind out, da sie zu viel Zucker und zu wenig Nährstoffe enthalten. Auch andere Durchfallmedikamente wie Loperamid oder Kohletabletten sind nicht vonnöten, im Kindesalter sogar komplett hinfällig.
- **Fieber darf gesenkt werden**, bedenke aber: Bei Erbrechen funktionieren Fiebersäfte nicht gut, bei Durchfall sind Zäpfchen nicht effektiv.
- Ein Arzt muss entscheiden, ob eine **Infusion** im Krankenhaus ggf. nicht besser ist. Sie entbindet dein Kind von der Verpflichtung zu trin-

ken und sorgt für einen schnellen Ausgleich der Dehydrierung. In der Praxis wird anhand der Schleimhäute und der Hautbeschaffenheit sowie dem allgemeinen Befinden deines Kindes beurteilt, ob bereits ein Flüssigkeitsmangel besteht, der eine Krankenhausbehandlung nötig macht.

Bitte beachte

- Nicht jeder dünne Stuhl ist ein Magen-Darm-Infekt. Insbesondere Säuglinge haben sehr dünnen spritzenden Stuhlgang, Kleinkinder oft breiigen Stuhl, vor allem, wenn sie viel Milch oder Fruchtsäfte trinken.
- Ein Säugling mit ungewöhnlich häufigem, dünnem und schlecht riechendem Stuhlgang sollte aber immer ärztlich untersucht werden, vor allem bei nachlassender Trinkleistung.
- Bei größeren Kleinkindern kannst du abwarten, vor allem, wenn sie gut trinken und kein Fieber haben.
- Nach einem Magen-Darm-Infekt verliert der Organismus viele »gute« Bakterien im Darm und manche Verdauungsenzyme. Es ist also normal, wenn auch danach der Stuhl für längere Zeit sehr breiig oder weich ist, vor allem bei Milchspeisen. Mediziner:innen bezeichnen das als »vorübergehende Laktoseintoleranz«, d.h. der Milchzucker wird nicht gut verdaut und sorgt weiterhin für dünnen Stuhl, obwohl der eigentliche Magen-Darm-Infekt bereits vorüber ist.
- Gute Mittel zum Wiederaufbau der Darmflora sind fermentierte Milchprodukte wie Kefir, Naturjoghurt oder Hartkäse. Dann klappt es auch wieder mit der Verdauung und die Konsistenz des Stuhls wird wieder fester.
- Denk an die Ansteckungsgefahr in der Familie und in Betreuungseinrichtungen: Händewaschen! Toiletten desinfizieren! Getrennte Toiletten benutzen!

Streptokokkenangina und Scharlach

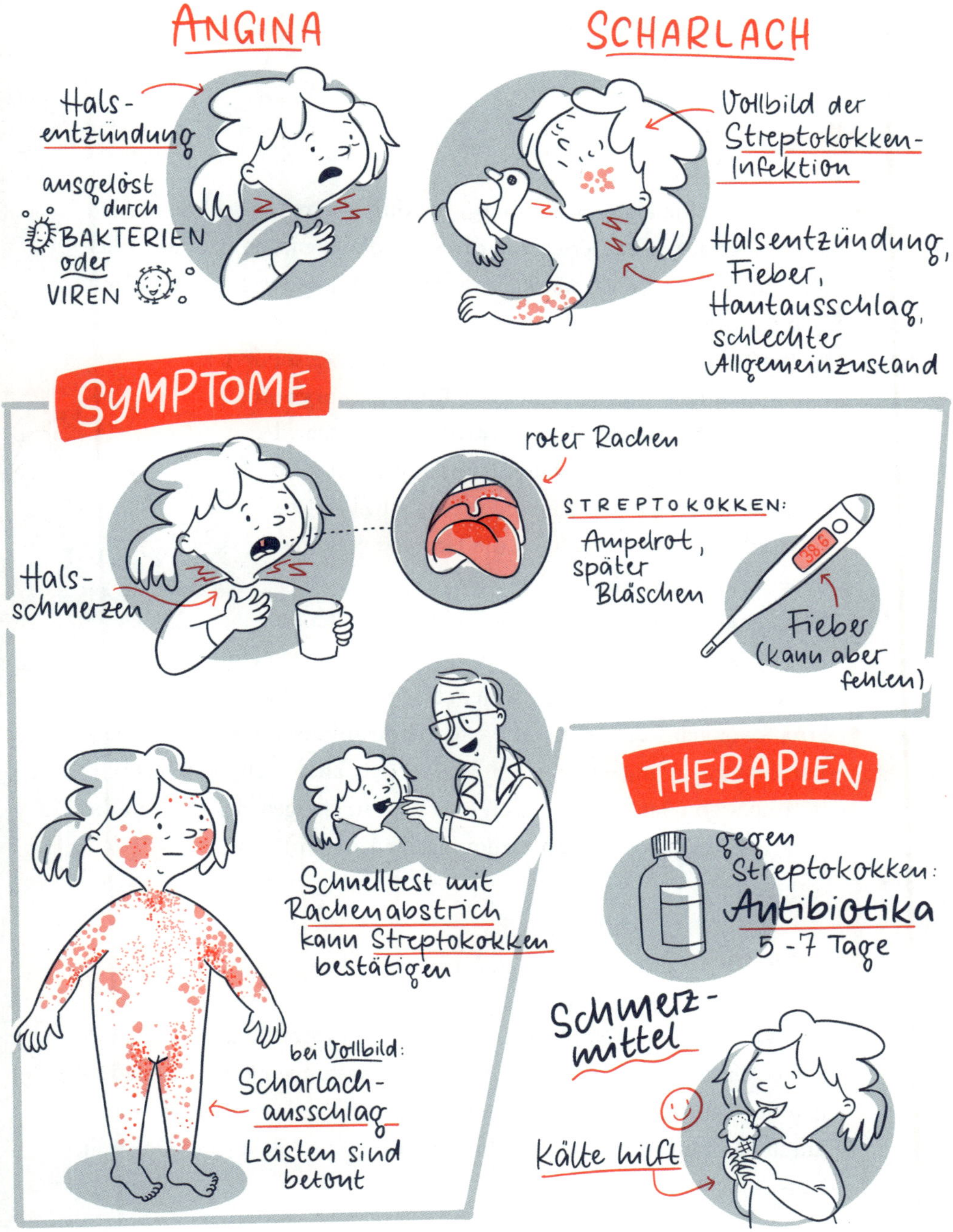

Dein Kind hat Halsweh? Und im Kindergarten gehen mal wieder die Streptokokken um? Oder war es doch Scharlach? Und ein anderes Kind hat Angina? Hier erfährst du, was die Unterschiede sind und was du gegen die Erkrankungen tun kannst.

Allgemeines

- Angina ist eine **Halsentzündung**, die durch Viren ausgelöst werden kann oder durch Bakterien wie die Streptokokken. Manchmal ist der Hals dann rot, manchmal kaum sichtbar entzündet, manchmal mit gelblich-weißem Eiter belegt, manchmal auch nur mit schmierigen klaren Belägen, die von den Schleimhäuten abgesondert werden. Ärztinnen sprechen von einer **Tonsillopharyngitis**.
- **Gruppe-A-Streptokokken (GAS)** verursachen die häufigsten bakteriellen Halsentzündungen im Kindergartenalter. Sie gehören zur normalen Flora auf unserer Haut, sind aber auch die Ursache verschiedener Erkrankungen.

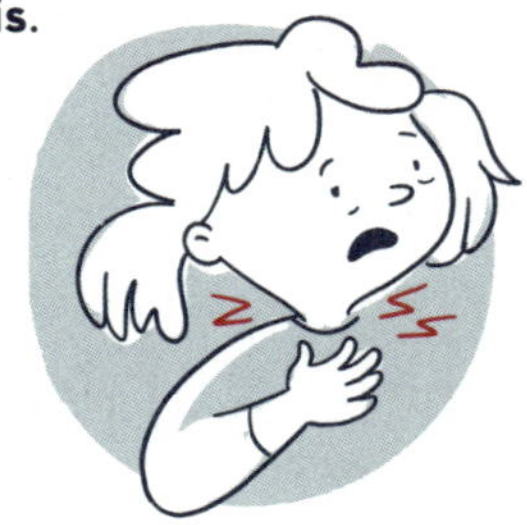

- Der **Scharlach** ist dabei das Vollbild der Streptokokken-Infektion mit Halsentzündung, Fieber, schlechtem Allgemeinzustand und meist einem typischen Hautausschlag.
- Streptokokken können noch weitere **Erkrankungen** auslösen, etwa Entzündungen im Genital- und Analbereich, aber auch die Eiterflechte (Impetigo contagiosa). Du erkennst sie an eitrigen Belägen um die Nase oder Lippen (sogenannte honiggelbe Krusten).

Symptome

- **Halsschmerzen** empfinden Kinder immer als sehr unangenehm, jedes Schlucken und Essen tut weh. Auch bei Erkältungen kann das natürlich der Fall sein. Die Nase ist verstopft, die Kinder atmen vermehrt durch den Mund, die Schleimhäute trocknen aus. Nicht jedes Halsweh ist gleich eine Angina.

- Der Rachen ist rot. **Bei Viruserkrankungen** sieht man eine Rötung der hinteren Rachenregion, die Kinder sind eher erkältet, husten und haben meist ein wenig Fieber. **Bei Streptokokkenerkrankungen** wird der Rachen leuchtend rot wie eine Ampel, die Konturen der Schleimhäute im Rachen sind kaum noch unterscheidbar, viele Kinder entwickeln zusätzlich eine belegte Zunge. Diese ist anfangs eher weißlich, später mit roten Bläschen versehen, ähnlich der Struktur von Himbeeren oder Erdbeeren. Schreitet die Halsentzündung fort, entstehen auf den Mandeln (Tonsillen) eitrige Flecken, sogenannte Stippchen.
- **Fieber** ist ein häufiges Begleitsymptom, kann aber auch fehlen. Bei einer ausgewachsenen Scharlacherkrankung sind die Kinder stets sehr krank und unleidig.
- Verbreitet sich die Streptokokkeninfektion im gesamten Körper, entsteht der typische **Scharlachausschlag**: Dies sind feine, einzelnstehende Punkte, wie Nadelstiche, vor allem am Körperstamm, und hier besonders an der unteren Bauchregion und den Leisten. Schaut man genau hin, ist die Mundpartie ausgespart zu den roten Wangen (»Milchbart« nannten das die Altvorderen).

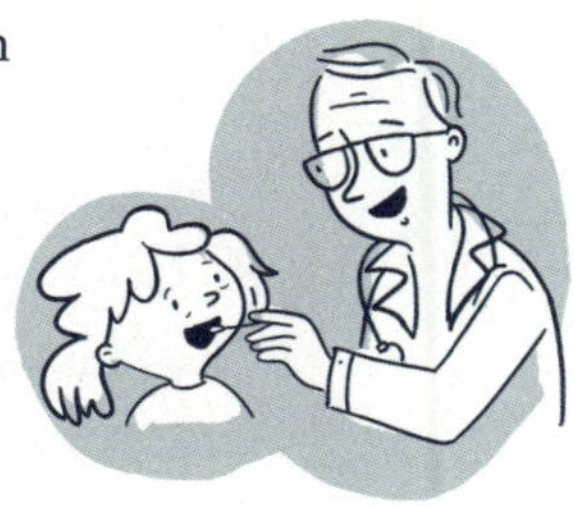

- Um entscheiden zu können, ob die Symptome für eine Streptokokken-Erkrankung sprechen, hat sich der »**McIsaac-Score**« bewährt: Bei Fieber, fehlendem Husten, geschwollenen Lymphknoten am Hals und der typischen Rachenrötung ist eine »GAS-Tonsillopharyngitis« (Gruppe-A-Streptokokken) sehr wahrscheinlich, vor allem, wenn das betroffene Kind zwischen 3 und 14 Jahre alt ist. Nun kann in der Kinderarztpraxis ein **Schnelltest** mit einem Rachenabstrich erfolgen, der den Verdacht bestätigt.

Therapien

- Streptokokken sind Bakterien, und gegen Bakterien wirken **Antibiotika**. Du bekommst sehr wahrscheinlich ein Rezept über ein einfaches Penicillin (z.B. Penicillin V), das sehr gut wirksam ist gegen Streptokokken. Resistenzen kommen kaum vor. Eine Alternative sind Makrolid-Antibiotika wie Clarithromycin. Wir behandeln fünf bis sieben Tage, nicht länger. Eine Kontrolle des Befundes ist nicht nötig, außer dem Kind geht es nicht besser.

- Halsschmerzen sind sehr unangenehm, und Kinder müssen keine Schmerzen aushalten. Deshalb gib ruhig **Schmerzmittel** wie Ibuprofen oder Paracetamol gegen das Fieber und Halsweh. Gut wirkt auch Kälte, also scheue dich nicht, dein Kind mit Eis zu verwöhnen. Zu essen gibts kalten Joghurt.

Bitte beachte

- Husten und Schnupfen ohne Fieber und mit Halsweh sprechen für eine Viruserkrankung. Streptokokken machen meist Fieber ohne Husten.
- Der Schnelltest für Streptokokken ist nur eine bestätigende Untersuchung. In einer Kindergartengruppe können 20 Prozent Streptokokken-Träger sein, ohne zu erkranken. Deshalb macht es wenig Sinn, jedes Kind mit Halsschmerzen mit einem Test zu ärgern. Zu viele falsch positive Kinder würden dann umsonst behandelt werden.
- Denke bei Halsentzündungen immer an die Schmerzstillung! Eisessen macht glückliche Kinder und hilft!
- Etwas zum Lutschen produziert mehr Spucke, sodass das Schlucken deutlich erleichtert wird.
- Eine Streptokokken-Erkrankung muss nicht immer mit einem Antibiotikum behandelt werden, vor allem, wenn es dem Kind gut geht. Allerdings ist das Kind dann weiter ansteckend, mit einem Antibiotikum hingegen nur noch ungefähr 48 Stunden nach Einnahmebeginn.

Hand-Fuß-Mund-Krankheit

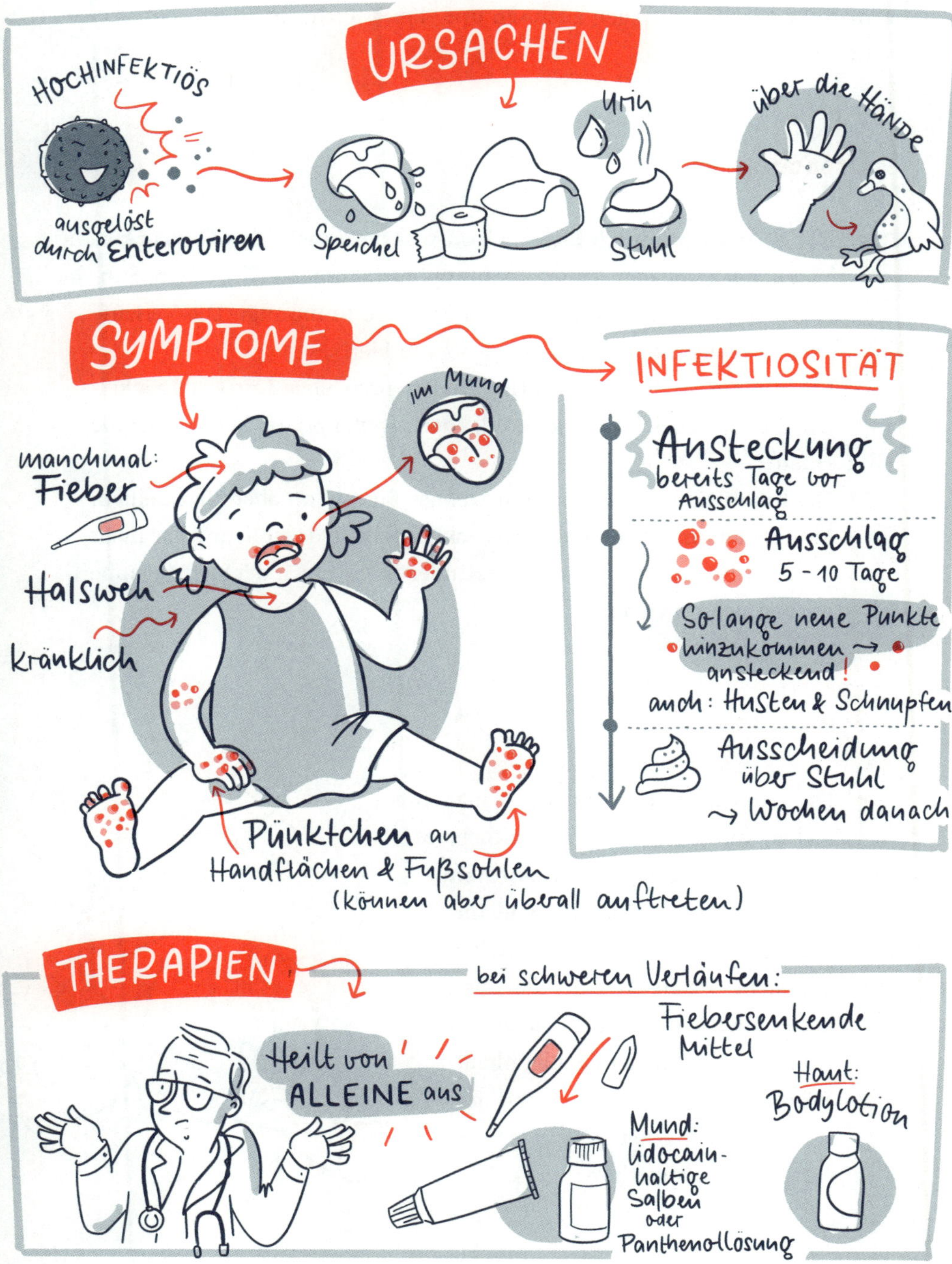

URSACHEN
HOCHINFEKTIÖS
ausgelöst durch Enteroviren
Speichel
Urin
Stuhl
über die Hände
SYMPTOME
im Mund
manchmal: Fieber
Halsweh
kränklich
Pünktchen an Handflächen & Fußsohlen
(können aber überall auftreten)
INFEKTIOSITÄT
Ansteckung bereits Tage vor Ausschlag
Ausschlag 5 - 10 Tage
Solange neue Punkte hinzukommen → ansteckend!
auch: Husten & Schnupfen
Ausscheidung über Stuhl
→ Wochen danach
THERAPIEN
Heilt von ALLEINE aus
bei schweren Verläufen:
Fiebersenkende Mittel
Mund: Lidocainhaltige Salben oder Panthenollösung
Haut: Bodylotion

Bei der Hand-Fuß-Mund-Krankheit (HFMK) denkt man sofort an »Maul-und-Klauen-Seuche« (diese kommt aber nur bei Rindern, Schweinen und Schafen vor). Es gibt wenige Erkrankungen, die so viele Sorgen in Gemeinschaftseinrichtungen auslösen und damit auch die Eltern sehr verunsichern.

Ursachen

- Die HFMK wird durch **Enteroviren** ausgelöst, meist den **Coxsackie-Viren**, noch genauer dem A16-Subtyp. Es kommen viele weitere Subtypen vor, deshalb gibt es keine lebenslange Immunität. Die Verläufe sind bei wiederholten Infektionen aber milder.
- Enteroviren sind **hochinfektiös** und werden über Körperflüssigkeiten, also Speichel, Urin und Stuhl, übertragen, und das heißt: Über die Hände!
- Die Inkubationszeit beträgt nur wenige Tage, kann aber bis zu einem Monat dauern, wodurch die Ansteckungsquelle dann häufig gar nicht mehr zu finden ist. Die meisten Kinder in einer Kindergartengruppe werden sich infizieren.

Symptome

- Die HFMK macht Halsweh, manchmal Fieber, die Kinder sind kränklich, es entsteht ein typisches **Enanthem** (rötlicher Ausschlag an den Schleimhäuten) im Mund, kleine Pünktchen auf dem Rachenbogen, die man leicht übersieht, die aber auch mit Aphthen (weißlichen Schleimhautreizungen) im gesamten Mund auftreten können. Kleinere Kinder sind entsprechend appetitlos.

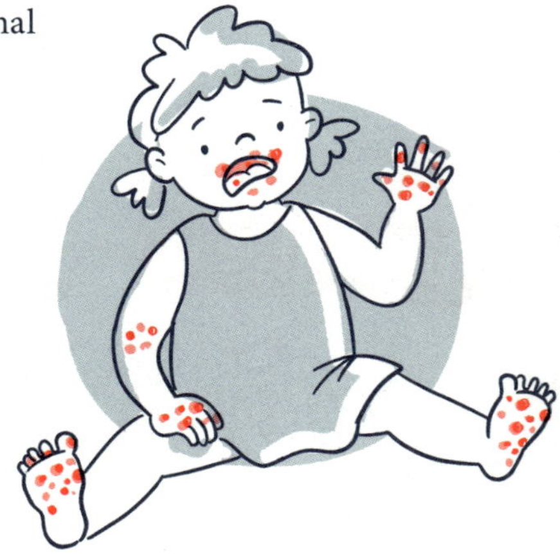

- Beim Vollbild kommen **Pünktchen an Handinnenflächen und Fußsohlen, außerdem um den Mund** dazu, letztendlich können sie an jeder Stelle der Haut auftreten. Typisch sind die Punkte auch am Gesäß und am äußeren Genitale.

Infektiosität

- Der Ausschlag dauert bis zu einer Woche, ganz selten auch zehn Tage. Solange noch neue Punkte hinzukommen, sind die Kinder **sehr ansteckend**, entsprechend krank und sollten zu Hause bleiben.
- Geht es ihnen aber besser, besteht kein Fieber mehr und keine Erkältungssymptome, können sie wieder die Gemeinschaftseinrichtungen besuchen, auch wenn noch Punkte zu sehen sind.
- Die Durchseuchung mit den Viren innerhalb einer Gruppe ist praktisch komplett – die Kinder sind **bereits vorher infektiös**, das Virus wird später noch **über Wochen im Stuhlgang** ausgeschieden. Das Robert-Koch-Institut bemerkt daher treffend auf seiner Website: »Aus epidemiologischer Sicht erscheint eine generelle Empfehlung zum Ausschluss von erkrankten Kindern aus Kinderbetreuungseinrichtungen oder Schulen wegen der hohen Zahl asymptomatischer Verläufe und, da die Viren noch für Wochen nach Symptomende ausgeschieden werden, als wenig zielführend.«
- Anders gesagt: **Kranke Kinder bleiben zu Hause**, Kinder mit leichtem Verlauf ohne Fieber, ohne Erkältungssymptome und nur wenigen Punkten **dürfen in den Kindergarten.** Im Grunde ist sowieso die ganze Gruppe bereits infiziert (80 Prozent zeigen übrigens gar keine Symptome).

Therapie

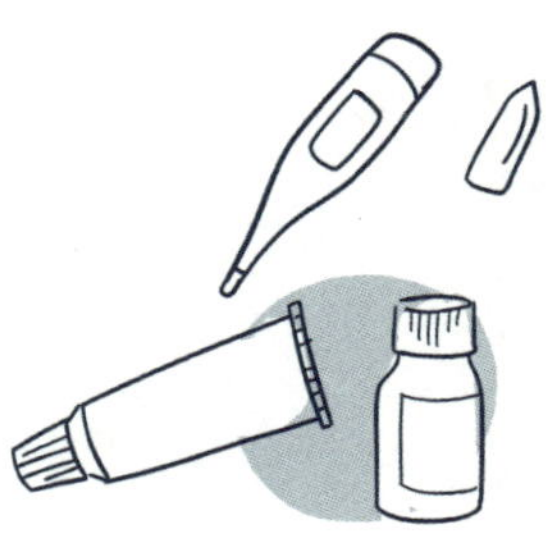

- Eine Therapie gibt es nicht, eine Impfung auch nicht. Die Erkrankung **heilt ganz von alleine aus**.

- Bei schweren Verläufen sind **fiebersenkende Mittel** immer in Ordnung, die Beschwerden durch den Ausschlag im Mund kannst du mit Lidocain-haltigen Salben oder einer Panthenollösung lindern, den Hautausschlag an Händen oder Füßen mit einer einfachen Bodylotion pflegen. Das nimmt den Juckreiz.
- Schwere Verläufe gibt es sehr selten, Kinder **mit Vorerkrankungen der Haut** (Neurodermitis) brauchen gute Pflege, aber das brauchen sie immer.

Bitte beachte

- Die Erreger der Hand-Fuß-Mund-Krankheit sind Enteroviren, meistens Coxsackie A16.
- Leichte Verläufe sind eine »Herpangina« (eine Rachenentzündung mit sichtbaren klaren Bläschen auf den Tonsillen) oder die »Sommergrippe«, bei klassischem Ausschlag entsteht das Bild der Hand-Fuß-Mund-Krankheit.
- Patient:innen sind vor dem Ausschlag bereits ansteckend und noch Wochen danach. In einer Kindergartengruppe sind wahrscheinlich alle infiziert. Deshalb ist das Isolieren einzelner Kinder mit wenig Krankheitsgefühl und wenig Ausschlag nicht zielführend, um eine Erkrankung anderer zu verhindern.

Zecken, FSME und Borreliose

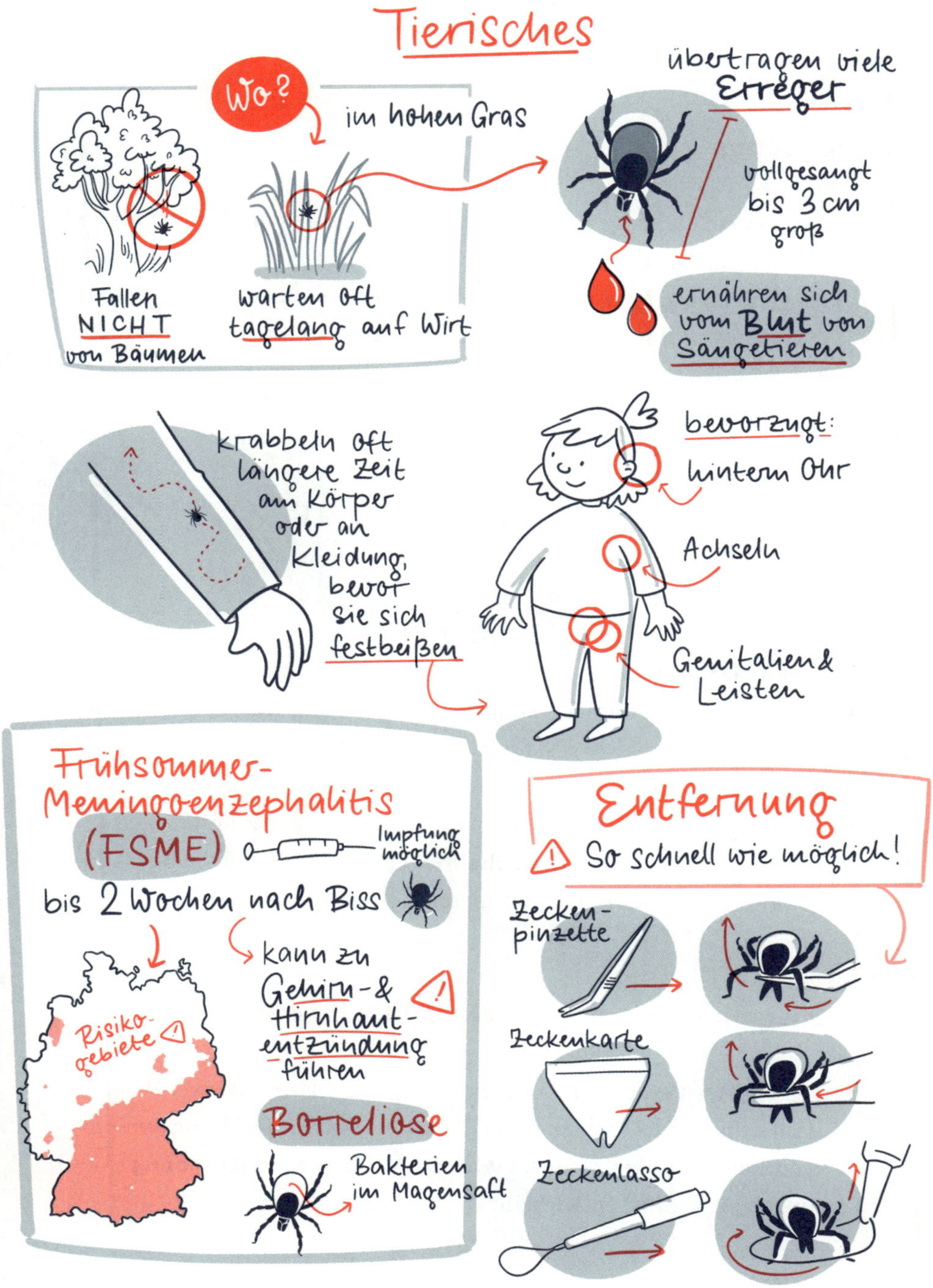

Zecken sind kleine Spinnentiere (keine Insekten!), die überall dort leben, wo es Pflanzen gibt. Du findest sie häufig im Wald, im Unterholz, im hohen Gras im Garten oder am Wegesrand. Sie können Krankheiten übertragen, daher solltest du Zecken schnell entfernen.

Tierisches

- **Zecken** sind winzige Blutsauger, die im vollgesaugten Zustand bis zu drei Zentimeter groß werden können. Sie ernähren sich vom Blut von Säugetieren wie Menschen, Hunden oder Rehen. In Deutschland, aber auch sonst in Europa, ist der Gemeine Holzbock (Ixodes ricinus) die am weitesten verbreitete Zeckenart.
- **Männchen** saugen nur kurz Blut, um sich selbst zu ernähren und fallen dann ab. **Weibchen** können unentdeckt Wochen am Körper verbleiben, weil sie das Blut für die Eibildung brauchen.

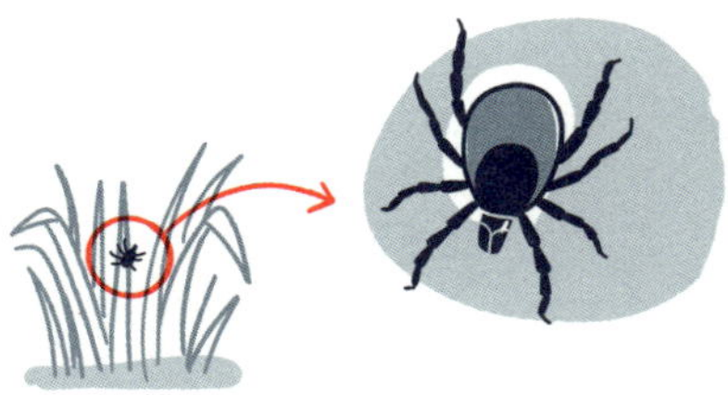

- Zecken warten oft tagelang auf Büschen oder Grashalmen auf einen Wirt. **Sie fallen nicht von Bäumen**.
- Zecken krabbeln oft noch längere Zeit an deinem Körper oder deiner Kleidung entlang, bevor sie sich festbeißen, bevorzugt an versteckten Stellen wie Achseln, Leisten, Genitalien oder hinter den Ohren.
- Zecken übertragen eine Vielfalt von Erregern. Die häufigsten sind die **Frühsommer-Meningoenzephalitis** (FSME-Virus) und die **Borreliose** (Borrelia burgdorferi und andere).

Frühsommer-Meningoenzephalitis (FSME)

- Die FSME ist eine Virus-Infektion, sie entsteht ein bis zwei Wochen nach einem Zeckenstich, verläuft mit einfachen Erkältungssymptomen, kann sich aber zu einer **Gehirn- und Hirnhautentzündung** (Meningoenzephalitis) entwickeln.

- Als **Risikogebiete** für FSME gelten inzwischen der gesamte süddeutsche Raum wie Baden-Württemberg und Bayern, der Süden von Thüringen und Sachsen, außerdem Österreich, die Schweiz und Tschechien. Hier sind bis zu 5 Prozent der Zecken mit FSME durchseucht. Aber auch andere Bundesländer haben lokale Risikogebiete. Eine Ausbreitung aufgrund der Klimaerwärmung weiter in den Norden ist zu erwarten.
- Pro Jahr werden in Deutschland ungefähr 400 bis 500 Menschen mit einer FSME-Erkrankung gemeldet.
- Das Virus befindet sich **im Speichelsekret** der Zecke und wird schon beim Stich direkt übertragen. Deshalb ist es wichtig, eine Zecke zeitnah zu entfernen.

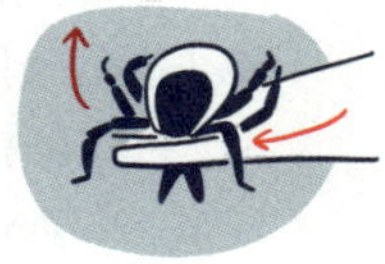

- Eine Behandlung der FSME gibt es nicht. Es gibt jedoch eine **Impfung**, die bei Kindern ab einem Jahr für die Risikogebiete empfohlen wird. Wir impfen in einem 2+1-Schema, also zwei Impfungen innerhalb eines Monats und einer dritten nach sechs bis zwölf Monaten. Nach drei Jahren wird aufgefrischt.

Borreliose (auch Lyme-Erkrankung)

- Borrelien sind **Bakterien**, die sich im Magensaft der Zecken befinden. Die Übertragung findet später statt als bei der FSME, eine Zecke sollte binnen 12 Stunden entfernt werden.
- Borrelien verursachen an der Stichstelle eine flächige Rötung, die sich kreisrund ausbreitet (**Wanderröte**, Erythema migrans). Dies kann erst nach drei bis vier Wochen auftreten, fehlt allerdings bei 50 Prozent der Infektionen.
- **Antibiotika** helfen gut bei dieser Hautborreliose. **Spätfolgen** einer Borrelien-Infektion wie Gelenkerkrankungen oder chronische Entzündungen sind selten.

Entfernen der Zecke

- Es gibt viele verschiedene Techniken, eine Zecke zu entfernen. Wichtig ist, dies zeitnah zu tun. In dringenden Fällen hilft der Fingernagel.
- Bei einer **Zeckenkarte** schiebst du die Zecke in einen Spalt der Karte und hebelst sie dann heraus. Mit einer **Zeckenpinzette** greifst du die Zange sehr tief an der Haut und ziehst sie mit leichten Hin- und Her-Bewegungen heraus. Drehen ist nicht nötig, Zecken haben kein Schraubgewinde. Bei einem **Zeckenlasso** liegt ein kleiner Faden um die Zecke, so wird sie herausgehebelt.
- Bleibt ein kleiner Rest der Zecke in der Haut, handelt es sich meist um das **Hypostom**, ein Saugwerkzeug mit kleinen Widerhaken. Das ist kein Problem. Desinfiziere die Stelle und beobachte sie die nächste Zeit.

Bitte beachte

- Beuge vor: Wenn ihr Waldspaziergänge macht oder durch Wiesen lauft, steckt die Hosen in die Strümpfe und lauft nicht barfuß. Auch Insektenschutzmittel wirken gut zur Abwehr von Zecken.
- Kinder abends absuchen: Überprüfe deine Kinder täglich auf Zecken und schüttle die Kleidung gut aus.
- Zecken selbst entfernen: Warte nicht auf eine Ärztin. Du kannst das! Es ist einfacher, als du denkst.
- Stichstelle markieren: Merke dir die Stelle und achte auf Anzeichen wie Wanderröte.
- Die Laboruntersuchung von Zecken ist unnötig, da eine Infektion nur nach 1 Prozent aller Zeckenstiche vorkommt, obwohl bis zu 30 Prozent der Zecken mit Borrelien durchseucht sind.

Heuschnupfen

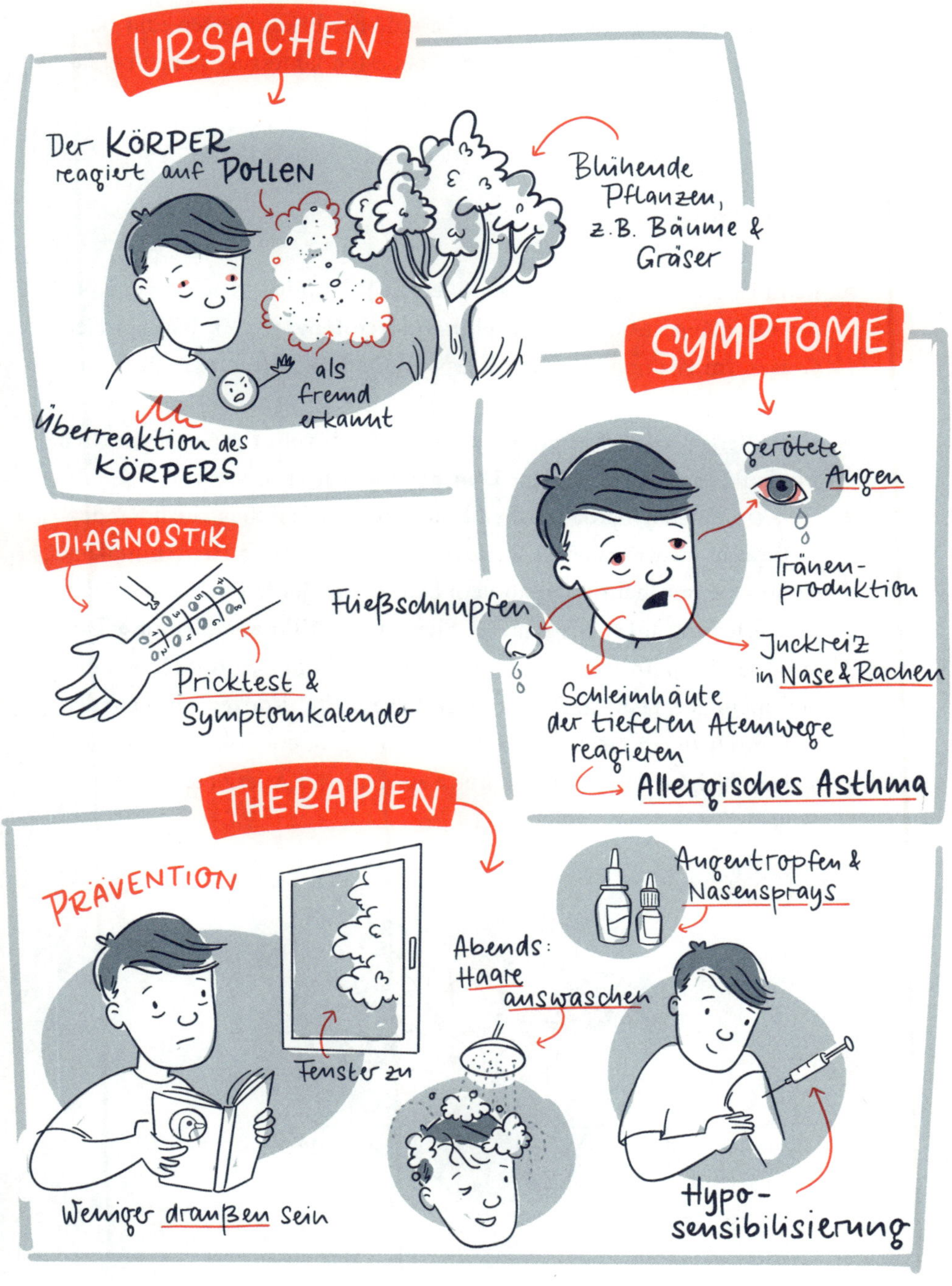

Allergien nehmen in den letzten Jahren zu. Typische körperliche Symptome sind Neurodermitis, Heuschnupfen und Asthma, auch schwerere Reaktionen wie eine Anaphylaxie, ein allergischer Schock, z. B. bei Insektenstichen. Der Heuschnupfen ist eine der bekanntesten und häufigsten allergischen Krankheiten, nach neuesten Untersuchungen beklagen 40 Prozent der Jugendlichen entsprechende Symptome.

Ursachen

- Beim Heuschnupfen (Pollinosis, allergische Rhinitis) reagiert der Körper vor allem auf die **Pollen blühender Pflanzen**, z. B. Bäume oder Gräser. Im Grunde kann der Körper auf alle Pflanzen eine Reaktion zeigen.
- Das Allergen wird als fremd erkannt und soll vom Körper abgewehrt werden. Eine Allergie ist eine **Überreaktion** des Körpers.
- Heuschnupfensymptome haben immer mehr Menschen, auch Kinder. 10 Prozent aller Kinder bis ins Jugendalter entwickeln Heuschnupfensymptome, am häufigsten ab dem Schulalter. Bei Erwachsenen steigt die Verteilung auf 15 Prozent. Dies liegt an der **Klimaerwärmung**: Der Wechsel der Jahreszeiten weicht auf, der Frühling beginnt früher, der Sommer dauert länger. Durch die gestiegene CO_2-Konzentration in der Luft produzieren viele Pflanzen mehr und größere Pollen. Zusätzlich steigern Schadstoffe wie Ozon und Feinstaub das Allergiepotenzial der Pollen.

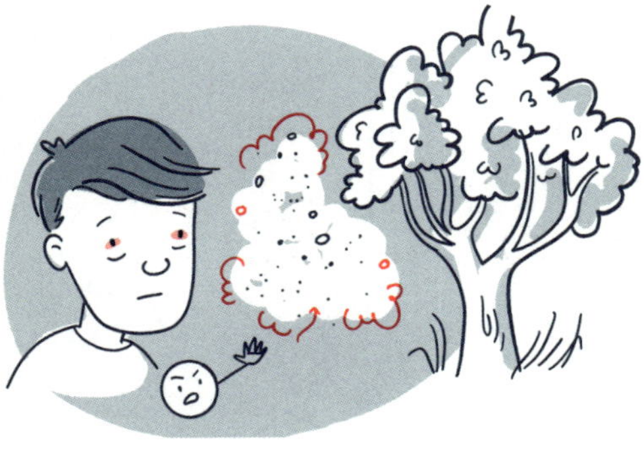

Symptome

- Beim Heuschnupfen reagieren vor allem die **Schleimhäute von Augen und Nase**, später auch des Rachens und der tieferen Atemwege in Luftröhre und Lunge. Dies wird als allergischer Marsch durch die Schleimhäute bis hin zum allergischen Asthma bezeichnet.
- Die Augen zeigen eine **Rötung** und eine **vermehrte Tränenproduktion**. Es entsteht ein Juckreiz und eine Schwellung der Bindehaut. Oftmals sieht man eine Rötung um die Augen und eine »doppelte« untere Lidfalte.
- Die Nase produziert einen lästigen **Fließschnupfen** mit klarem Sekret, sie juckt und es entsteht ein häufiger Niesreiz.
- Durch die permanente **Reizung der Schleimhäute** sind die Kinder oft unaufmerksam, schlafen schlecht, haben Kopfschmerzen und Sehstörungen.
- Viele klagen über einen zusätzlichen Juckreiz im Rachen, beim allergischen Asthma schließlich über **Atemnot und Husten** durch die engen Atemwege.
- Die Beschwerden beeinträchtigen die Lebensqualität der Kinder und schränken ihre schulischen und sozialen Aktivitäten ein.

Diagnostik

- Ein **Symptomkalender** während der Pollenflugzeit im Frühling und Sommer mit gleichzeitigem Abgleichen des regionalen Pollenfluges kann einen Hinweis auf die auslösenden Allergene geben.
- Zur sicheren Feststellung der Allergie erfolgt ein sogenannter **Pricktest** (Auftragen verschiedener Allergene auf den Unterarm und »Einpricken« unter die Haut) oder eine Blutabnahme zum Nachweis des spezifischen Immunglobulins E (Antikörper).

Therapien

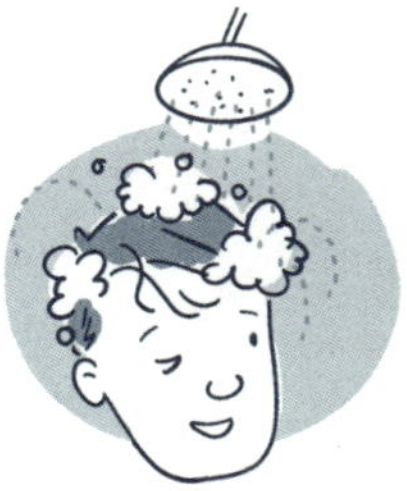

- **Prävention** ist Teil der Therapie: Weniger Aufenthalt draußen, kein Lüften in der Nacht, Auswaschen der Haare am Abend, kein Lüften der Bettwäsche am offenen Fenster.
- **Antiallergische Augentropfen und Nasensprays**: Sie blockieren Rezeptoren an Schleimhäuten für das Histamin (der Botenstoff für Allergien), sodass die Allergie gar nicht so explosiv stattfindet.
- **Antihistaminika zum Einnehmen**: Sie lindern die allergischen Symptome, indem sie die entsprechenden Rezeptoren blockieren.
- **Kortison-Nasenspray**: Es beruhigt die chronische Entzündung in der Nase.
- **Hyposensibilisierung**: Dabei wird über mindestens drei Jahre das auslösende Allergen mit Spritzen oder Tabletten zugeführt, um den Körper an die Pollen zu gewöhnen, sodass er nicht mehr stärker in der Natur reagiert.

Bitte beachte

- Bei Heuschnupfen bestehen oft Kreuzallergien zu Nahrungsmitteln. So reagieren Birkenpollenallergiker oft nach Genuss von Äpfeln, Gräserallergiker auf Tomaten oder Sellerie.
- Medikamente möglichst bereits morgens einnehmen, um den Allergiesymptomen vorzubeugen.
- Konsequente Therapie ist wichtig, um dem allergischen Marsch zum Asthma vorzubeugen.
- Antiallergische Nasensprays sind wichtiger als abschwellende Nasentropfen oder -sprays, die nur kurzzeitig (maximal eine Woche) eingesetzt werden sollten.

Asthma

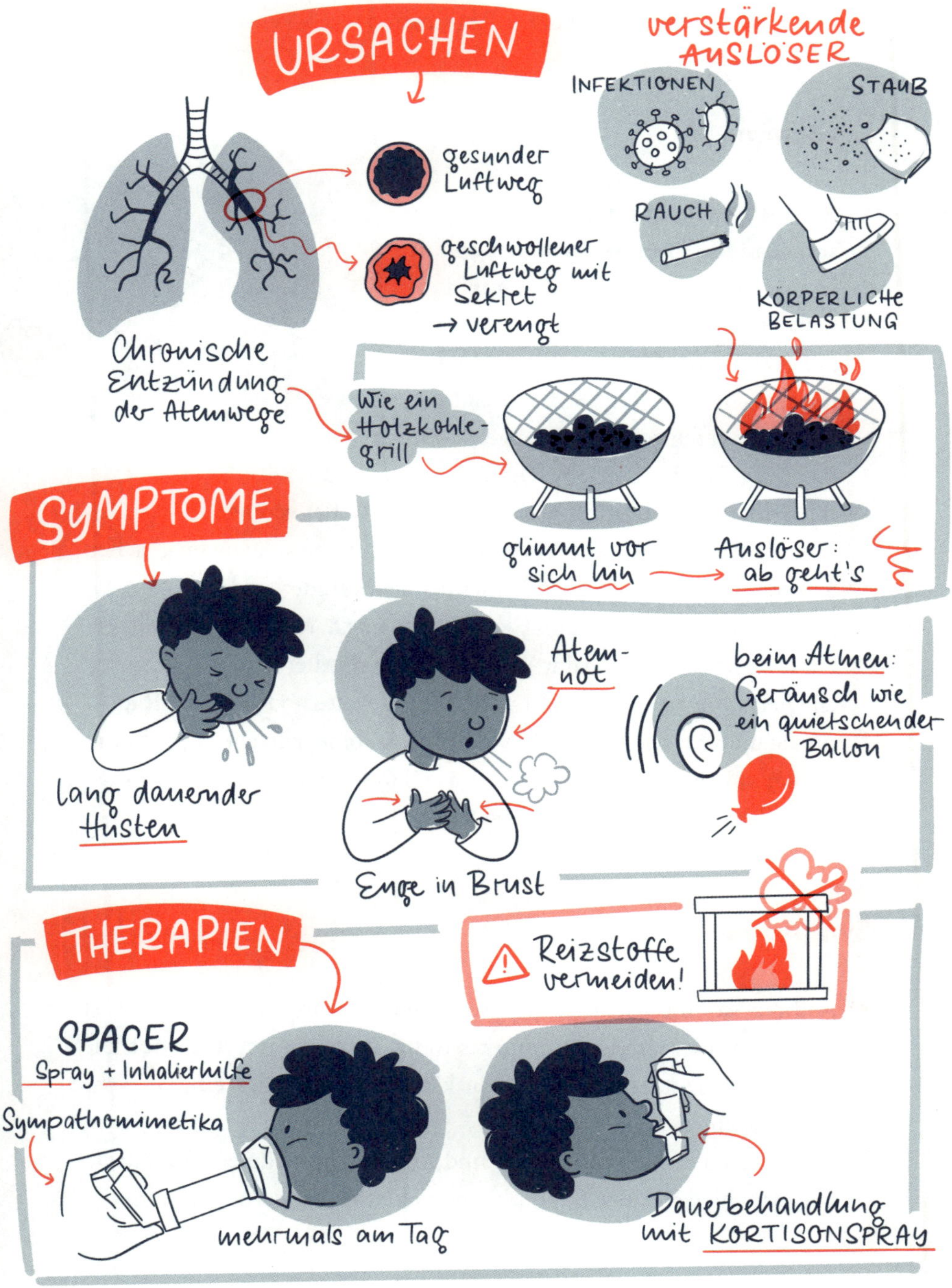
URSACHEN
verstärkende AUSLÖSER
INFEKTIONEN
STAUB
gesunder Luftweg
geschwollener Luftweg mit Sekret → verengt
RAUCH
KÖRPERLICHE BELASTUNG
Chronische Entzündung der Atemwege
Wie ein Holzkohlegrill
glimmt vor sich hin
Auslöser: ab geht's
SYMPTOME
Atemnot
beim Atmen: Geräusch wie ein quietschender Ballon
lang dauernder Husten
Enge in Brust
THERAPIEN
Reizstoffe vermeiden!
SPACER
Spray + Inhalierhilfe
Sympathomimetika
mehrmals am Tag
Dauerbehandlung mit KORTISONSPRAY

Asthma ist eine häufige, chronische Erkrankung bei Kindern und Jugendlichen. Dabei handelt es sich um eine dauerhafte Einschränkung der Lungenleistung, die oft zu Episoden mit Atemnot führt, ausgelöst durch Allergien, körperliche Belastung oder Infektionen.

Ursachen

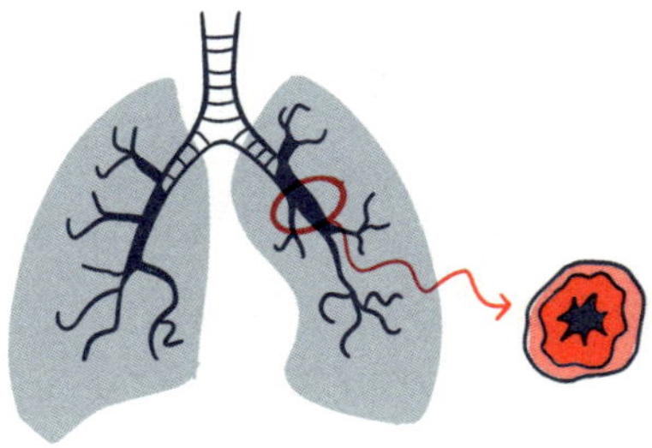

- Als Asthma bezeichnet man eine **chronische Entzündung der Atemwege**, die zu ihrer Verengung und Überempfindlichkeit führen kann.
- Bei einer Bronchitis und einem Asthma bronchiale sind die Schleimhäute der Luftwege geschwollen und engen dadurch den Weg für die Luft ein. Die Atemwege sind mit Schleimsekret gefüllt, was den Luftweg weiter verengt.
- Asthma ist oft **genetisch bedingt**, viele Eltern berichten von gleichen Symptomen. Ungefähr 10 Prozent aller Schulkinder sind betroffen.
- Die chronische Entzündung kann sich durch **Auslöser** verstärken. Diese sind virale oder bakterielle Infektionen, Allergien oder körperliche Belastung, aber auch Giftstoffe wie Zigaretten oder andere Rauch- und Staubpartikel. Asthma ist wie ein Holzkohlegrill: Die Glut glimmt immer vor sich hin, aber wenn etwas Öl (oder in diesem Fall ein Auslöser) darauf tropft, geht's richtig los.

Symptome

- Asthma ist eine wiederholte, also chronische Bronchitis, deshalb ist lang dauernder **Husten** ein starkes Indiz. Dazu kommt **Atemnot**, die bei kleinen Kindern so stark sein kann, dass sie nicht einmal mehr husten können.
- Hör genau hin: Beim Ausatmen und Abhören hörst du ein **Geräusch**, wie ein quietschender Ballon, manchmal ein Blubbern, wie wenn je-

mand mit einem Strohhalm in ein Wasserglas pustet.

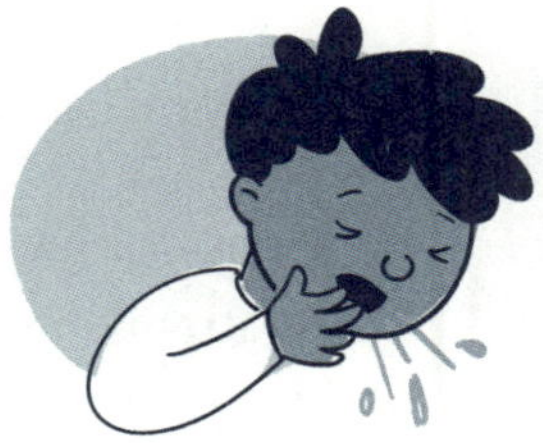

- Bei schweren Symptomen erhöht sich die **Atemfrequenz** und man sieht zwischen den Rippen oder oberhalb des Brustbeins, wie die Haut eingezogen wird.
- Ältere Kinder berichten von einer **Enge in der Brust**, besonders bei Anstrengung.
- Eine Diagnose stellen Ärztinnen anhand sich ständig wiederholender Bronchitiden, beim Abhören und bei älteren Kindern durch eine **Lungenfunktionsuntersuchung**, bei der die Leistung der Lunge gemessen wird, eventuell unter Belastung und nach Medikamentengabe. Manchmal werden auch Allergietests gemacht.

Therapien

- Eine Akuttherapie ist das Öffnen der Luftwege durch Inhalationen mittels »**Sympathomimetika**«. Sie wirken nur Stunden, sodass sie mehrmals am Tag eingesetzt werden müssen. Heute inhalieren alle Kinder mit »Trockeninhalationen«, also mit einem Spray und einer Inhalierhilfe, einem sogenannten **Spacer**. Kochsalzinhalationen über elektrisch betriebene Vernebler werden kaum noch eingesetzt, da die Inhalatoren ein Reservoir an Krankheitserregern sind. Außerdem mögen viele Kleinkinder die Maschinen nicht, da die Prozedur sehr lang dauert und ihnen der feuchtkalte Nebel Angst macht.
- Bei einer chronischen Erkrankung wie Asthma benötigt man meist eine **Dauerbehandlung**, auch wenn keine akuten Symptome vorliegen. Daher verordnen die Ärzte **Kortisonsprays**, die dauerhaft inhaliert werden. Hierdurch wird die »Glut« der chronischen Entzündung im Zaum gehalten, sodass keine akuten Symptome (»das Feuer«) entstehen können. Dabei wird das Kortison um ein Vielfaches geringer dosiert als z. B. bei Tabletteneinnahme, es gibt praktisch keine Nebenwirkungen, auch bei langdauernder Verwendung.
- **Andere Medikamente** zur Beherrschung des Asthmas sind »Leukotrienrezeptorantagonisten« wie Montelukast, das eine ähnlich entzün-

dungshemmende Wirkung hat wie Kortison oder Anticholinergika wie Ipratropiumbromid, die ebenfalls die Bronchien erweitern.

- Wenn Allergien das Problem sind, helfen **Antiallergika** und das Vermeiden von Allergenen.
- **Asthmaschulungen** sind großartig, um dich und dein Kind fit im Verständnis und Umgang mit der Krankheit zu machen. Angeboten werden sie von Spezialambulanzen und Kinderlungenfachärztinnen.

Bitte beachte

- Vermeide alle Reizstoffe: Kein Zigarettenrauch und am besten auch keine Lagerfeuer-Romantik oder Holzkohlegrill!
- Bewegung ist gut: Sport und körperliche Bewegung sind Schutzfaktoren für Asthma, solange die Medikation stimmt. Es gibt viele Spitzensportler, die Asthma haben und trotzdem tolle Leistungen erbringen.
- Allergien und Asthma verändern sich während der Lebenszeit. Ein Kleinkindasthma wächst sich manchmal aus. Andererseits kann eine allergische Neurodermitis über einen Heuschnupfen zu einem Asthma wechseln. Wichtig ist die Behandlung einer möglichen Allergie und die Kontrollen in der Arztpraxis.

Würmer

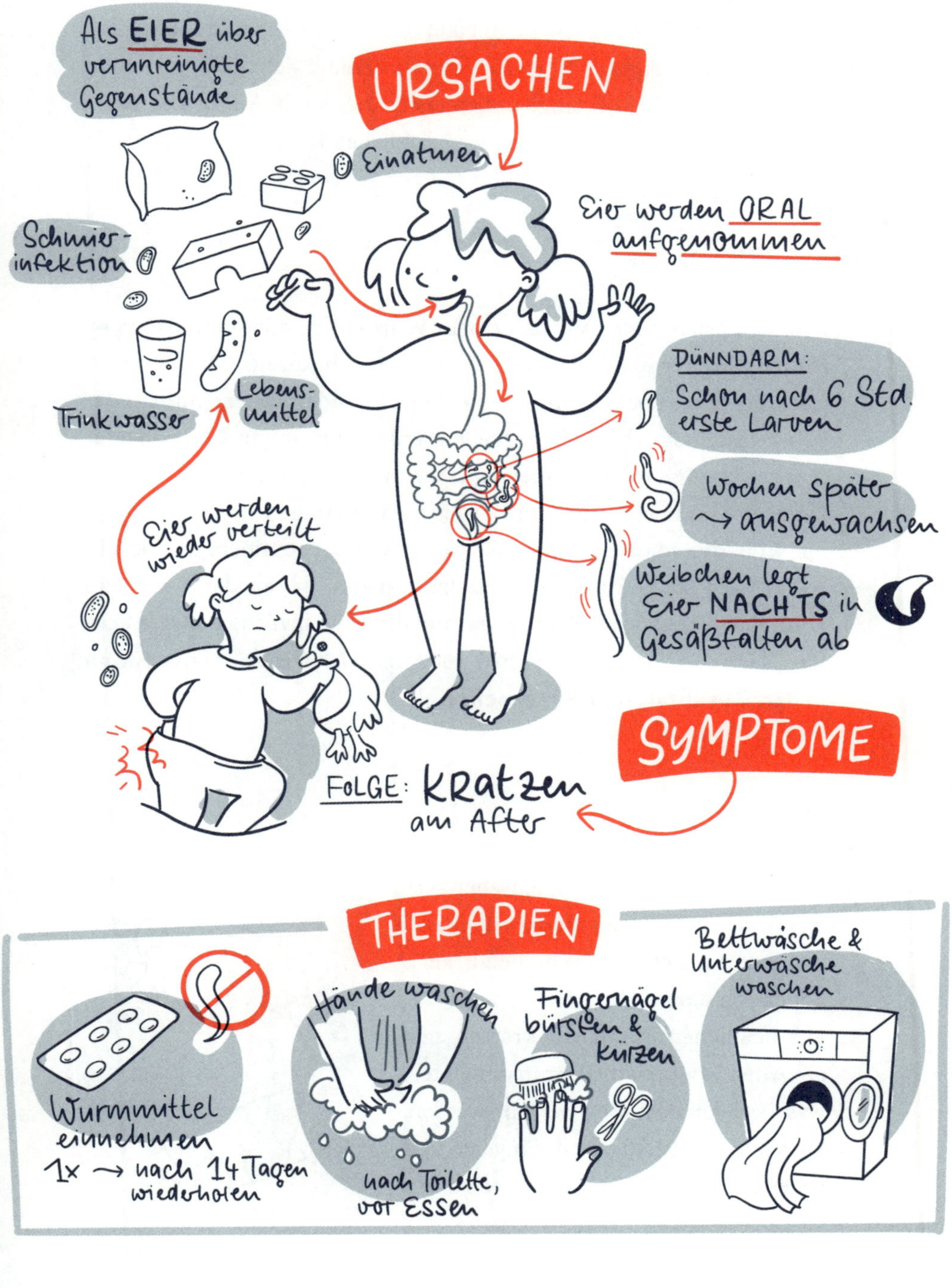

Als EIER über verunreinigte Gegenstände
URSACHEN
Einatmen
Eier werden ORAL aufgenommen
Schmierinfektion
Trinkwasser
Lebensmittel
DÜNNDARM: Schon nach 6 Std. erste Larven
Wochen später → ausgewachsen
Weibchen legt Eier NACHTS in Gesäßfalten ab
Eier werden wieder verteilt
SYMPTOME
FOLGE: Kratzen am After
THERAPIEN
Wurmmittel einnehmen
1x → nach 14 Tagen wiederholen
Hände waschen
nach Toilette, vor Essen
Fingernägel bürsten & kürzen
Bettwäsche & Unterwäsche waschen

Parasiten sind etwas, das Eltern verständlicherweise ungern an ihren Kindern sehen. Trotzdem sind Würmer im Kindesalter ein häufiger Vorstellungsgrund in der Arztpraxis. Eingefangen werden sie im Alltag: In der Kinderbetreuung, beim Essen, beim Hautkontakt mit anderen Menschen, sogar auf dem Spielplatz. Ein Wurmbefall erzeugt sehr unangenehme Symptome, bleibt aber oft lange unbemerkt. Aber keine Angst: Die Würmer übertragen darüber hinaus keine zusätzlichen Krankheitserreger.

Ursachen

- Am häufigsten finden sich bei einem Wurmbefall die **Madenwürmer** (Enterobius vermicularis, auch als Oxyuren bekannt). Diese nimmt man als Eier über verunreinigte Gegenstände, Lebensmittel oder Trinkwasser zu sich. Andere Quellen sind verunreinigte Toiletten oder Spielsachen und das Einatmen von Wurmeiern im Haushalt.
- Haustiere sind bei Madenwürmern keine Überträger.
- Die **Eier der Madenwürmer** werden oral aufgenommen, entwickeln schon nach sechs Stunden die ersten **Larven**, die an der Wand des Dünndarms leben. Wochen später sind die Madenwürmer ausgewachsen. Das Weibchen legt zwischen 5000 und 17000 **Eier nachts außen in den Gesäßfalten des Menschen** ab.

Symptome

- Die Bewegungen der erwachsenen Würmer empfinden Kinder als **Juckreiz**, manchmal kommt bei massivem Befall auch Bauchweh dazu.
- Die befallenen Menschen kratzen sich am After, wodurch die Eier in der Unterwäsche oder dem Bett verteilt werden. Durch das Anhaften an Fingern und unter den Fingernägeln kann es zu einer

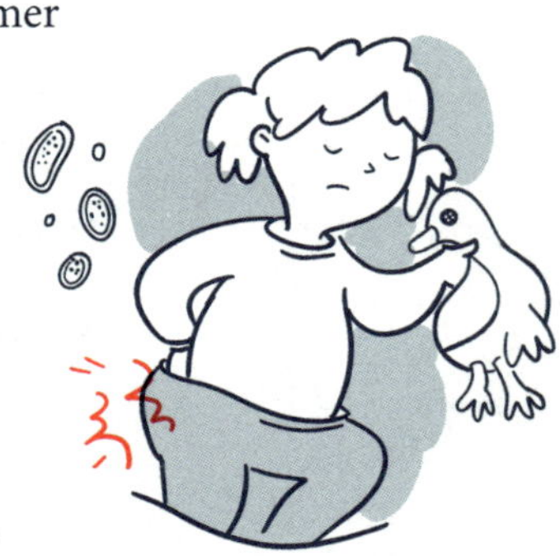

Selbstwiederinfektion (Autoinfektion) kommen und zu einer Übertragung auf Gegenstände.

- Der **nächtliche Juckreiz am After** sollte immer an Würmer denken lassen. Wer genau aufpasst, sieht die Würmer im Stuhlgang, in der Unterwäsche oder am After.
- Mittels eines Klebestreifens, der zwei oder dreimal um die Analregion abgeklatscht wird, werden Wurmeier unter dem Mikroskop sichtbar.

Therapien

- Wir Ärzte verordnen **Anthelminthika** (Wurmmittel wie Mebendazol oder Pyrantel, als Kautabletten oder Saft), die man einmalig einnimmt, manchmal auch drei Tage am Stück, je nach Medikament. Eine **Nachbehandlung** nach vierzehn Tagen hat sich bewährt.
- **Händewaschen** nach dem Toilettengang und vor dem Essen oder bevor das Essen zubereitet wird, ist selbstverständlich.
- **Kürzen und Abbürsten der Fingernägel** (Autoinfektion durch Kratzen am After) und regelmäßiges Waschen des Anogenitalbereiches. Kein Nägelkauen!

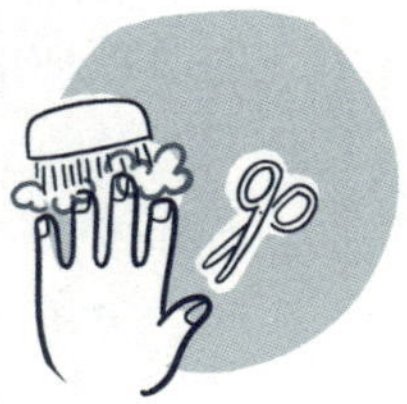

- Das Abziehen und **Waschen** von Bettwäsche, Unterwäsche und der benutzten Waschlappen bei mindestens 40 Grad verhindert die Reinfektion durch die versprengten Eiablagen.
- Sind mehrere Familienmitglieder betroffen, sollten sie gleichzeitig behandelt werden.

Bitte beachte

- Die Übertragung von Würmern hat nichts mit Hygiene zu tun, eher mit dem engen Kontakt zu anderen Menschen.
- Entscheidend ist die konsequente Behandlung mit den von der Ärztin empfohlenen Mitteln.
- Wurmbefall ist zwar nicht meldepflichtig, sollte aber den Betreuenden in Gemeinschaftseinrichtungen mitgeteilt werden. So können andere Eltern auf ähnliche Symptome bei ihren Kindern achten und eine mögliche Behandlung einleiten.
- Nach einer einmaligen Behandlung mit Wurmmitteln darf ein Kind den Kindergarten wieder besuchen. Eine »Gesundschreibung« ist nicht notwendig.
- In Mitteleuropa gibt es seltener auch den Befall durch Spul- oder Bandwürmer. Diese werden über den Verzehr von kontaminierten Lebensmitteln (Rohkost und Obst, aber auch Fleisch und Fisch) aufgenommen, mitunter auch über Haustiere. Die Symptome können von lang dauerndem Bauchweh über Übelkeit und Erbrechen sehr vielfältig sein. Diese Würmer lassen sich sehr gut in einer Stuhlprobe nachweisen und mit einem Wurmmittel erfolgreich behandeln.

Läuse

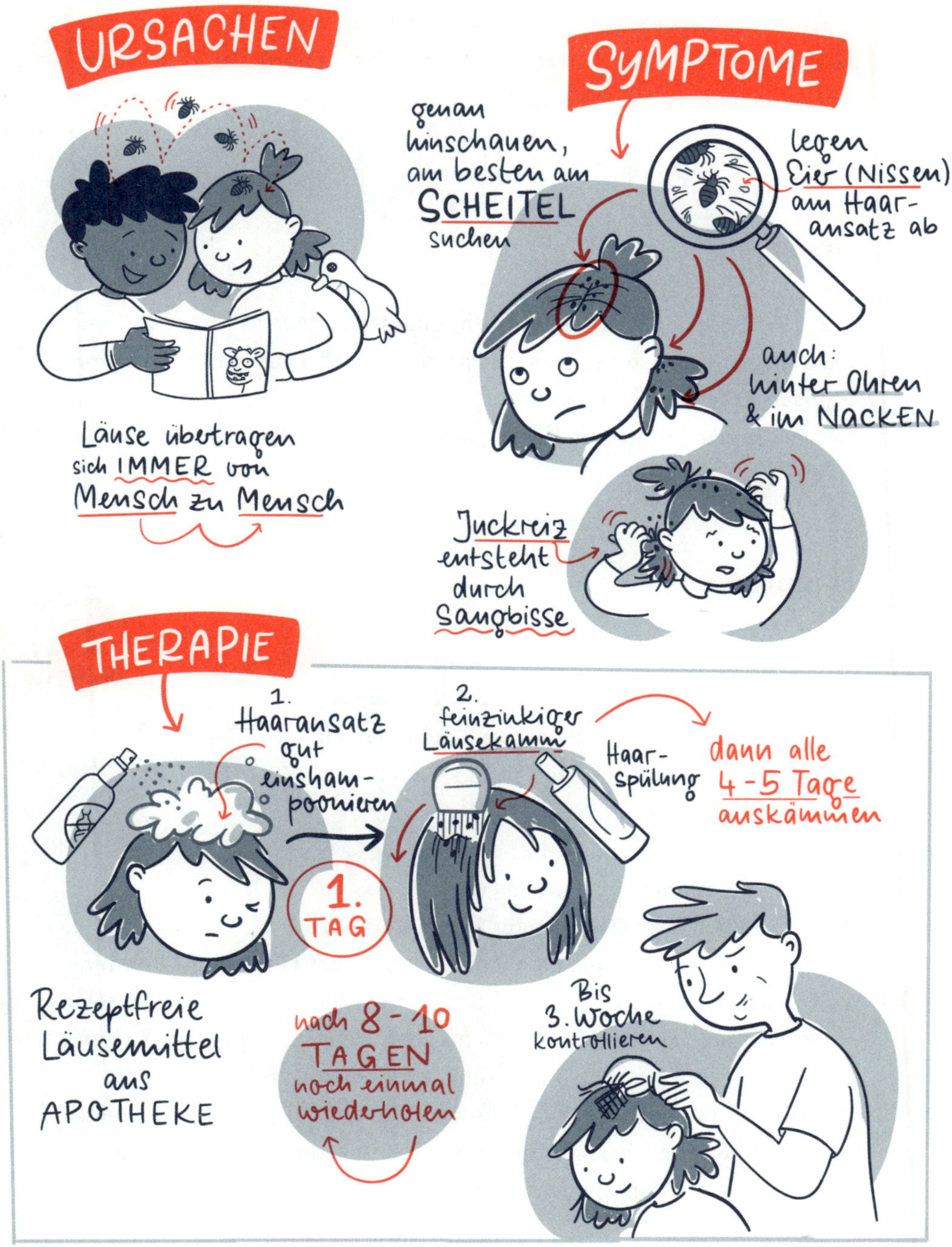
URSACHEN
Läuse übertragen sich IMMER von Mensch zu Mensch
SYMPTOME
genau hinschauen, am besten am SCHEITEL suchen
legen Eier (Nissen) am Haaransatz ab
auch: hinter Ohren & im NACKEN
Juckreiz entsteht durch Saugbisse
THERAPIE
1. Haaransatz gut einshampoonieren
2. feinzinkiger Läusekamm
Haarspülung
dann alle 4 - 5 Tage auskämmen
1. TAG
Rezeptfreie Läusemittel aus APOTHEKE
nach 8 - 10 TAGEN noch einmal wiederholen
Bis 3. Woche kontrollieren

Auch Läuse sind Parasiten, bei denen alle Eltern hoffen, dass sie davon verschont bleiben. Sie kommen aber recht häufig vor und werden im Alltag eingefangen: In der Kinderbetreuung, beim Essen, beim engen Kontakt mit anderen Menschen, auch auf dem Spielplatz. Da der Mensch der einzige Wirt von Läusen ist, gehört der Läusebefall zum normalen Zusammenleben dazu und ist keine Frage der Hygiene. Läuse sind lästig, übertragen aber keine Krankheiten.

Ursachen

Für die Menschenlaus (Pediculus humanus capitis) sind unsere Köpfe die einzigen Lebensorte. Deshalb übertragen sich Läuse immer nur **von Mensch zu Mensch**, vor allem dort, wo die Köpfe eng zusammengesteckt werden: In der Familie, im Kindergarten, in der Schule, in Wohneinrichtungen.

Symptome

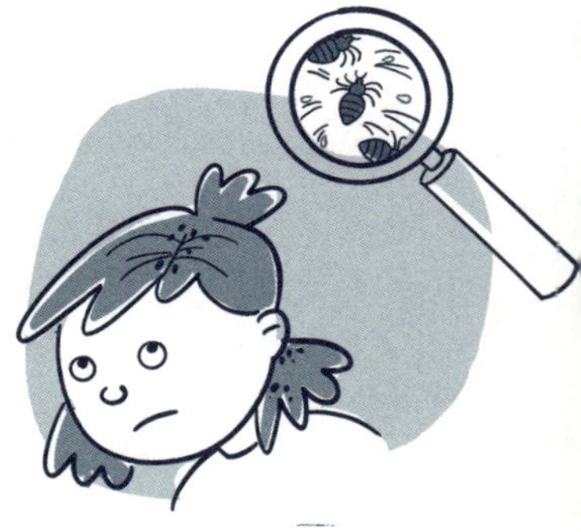

- In aller Regel siehst du Läuse, wenn du genau hinschaust. Sie sehen aus **wie Obstfliegen**, fliegen aber nicht, sondern sind sehr schnell krabbelnd unterwegs. Man sucht sie am besten am Scheitel oben am Kopf.
- **Juckreiz** entsteht durch die Saugbisse der Läuse, am häufigsten im Nackenbereich.
- Läuse legen Eier (Nissen) am Haaransatz unmittelbar an der Kopfhaut ab, überwiegend **am Hinterkopf und hinter den Ohren**. Nissen sehen schwarz-gräulich aus und kleben sehr fest an den Haaren. Nach sechs bis zehn Tagen schlüpfen die Larven, die nach weiteren zehn Tagen zur erwachsenen Laus heranwachsen.
- **Nissen**, die weit weg vom Haaransatz gefunden werden, sind meist leere und damit harmlose Eier. Sie wachsen mit den Haaren heraus (ca. 1 cm pro Monat) und zeigen eine alte Infektion an.

Therapien

- Heutige Läusemittel sind rezeptfrei und auch in der Drogerie erhältlich. **Dimeticon (Silikonöl)** verstopft die Atemwege der Parasiten, man kann die toten Tiere dann auswaschen. Die Eier bleiben durch die Behandlung jedoch verschont, du kannst sie nur durch das regelmäßige Kämmen der Haare entfernen. Wichtig ist, nur die durch das Umweltbundesamt als wirksam zugelassene Mittel zu verwenden. Pseudobehandlungen mit Teebaum- oder Kokosöl und inhaltslosen Shampoos haben keinen Effekt, sondern machen nur saubere Läuse.
- Stärkere Mittel mit **Permethrin oder Pyrethrumextrakt** verwenden wir inzwischen seltener oder als Reservemittel, wenn Dimeticon nicht hilft. Leider gibt es hier viele Resistenzen.
- Wichtig ist, vor allem **den Haaransatz** gut einzushampoonieren. Verbrauche nicht das ganze Mittel in den langen Haaren, wo sowieso keine Läuse sitzen. Bitte halte dich genau an die Anwendungsempfehlungen des Herstellers. Das Haar sollte nicht zu nass sein, sonst verdünnt das die Wirkstoffe zu sehr.
- Am ersten Tag nach der Behandlung und dann alle 4 bis 5 Tage solltest du Strähne für Strähne mit einem **feinzinkigen Läusekamm und einer Haarspüllösung** von den festklebenden Eiern befreien (»Nass auskämmen«).

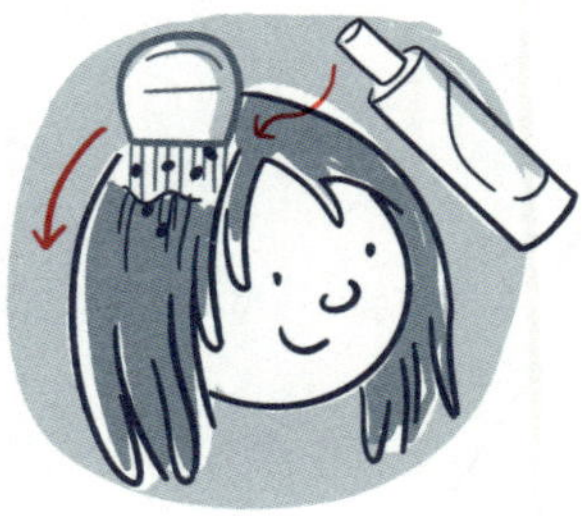

- Nach acht bis zehn Tagen behandelst du das betroffene Kind noch einmal mit dem Läusemittel, damit die bis dahin noch geschlüpften Tiere erwischt werden.
- **Kontrolliere** die Haare deines Kindes bis in die dritte Woche nach der Erstbehandlung durch nasses Auskämmen.
- Die **Mitbehandlung der Familie** ist nur bei Befall notwendig, jedoch solltest du sehr genau nachsehen.
- Fällt eine Laus vom Kopf, trocknet sie binnen Stunden aus, da sie eine regelmäßige Blutmahlzeit braucht. Eine Übertragung durch Mützen oder die Bettwäsche ist eher unwahrscheinlich, ein Waschen oder Tieffrieren, auch der Kämme und Bürsten, ist aber empfehlenswert, um eine indirekte Übertragung zu vermeiden.

Bitte beachte

- Die Übertragung von Läusen hat nichts mit Hygiene zu tun, eher mit dem engen Kontakt zu anderen Menschen.
- Entscheidend ist die konsequente Behandlung mit empfohlenen und zur Behandlung von Läusen zugelassenen Mitteln.
- Eltern sind verpflichtet, den Läusebefall den Erzieher:innen und Lehrer:innen in den Gemeinschaftseinrichtungen mitzuteilen (§34, Abs. 5 des Infektionsschutzgesetzes), nur so kann eine weitere Ausbreitung der Infektion verhindert werden. Wer verheimlicht, gefährdet andere. Eine Meldepflicht an das Gesundheitsamt wiederum besteht für die Betreuungseinrichtungen.
- Nach einer einmaligen Behandlung mit Läusemitteln darf ein Kind den Kindergarten oder die Schule am nächsten Tag wieder besuchen. Eine »Gesundschreibung« ist nicht notwendig.

Fieberkrampf

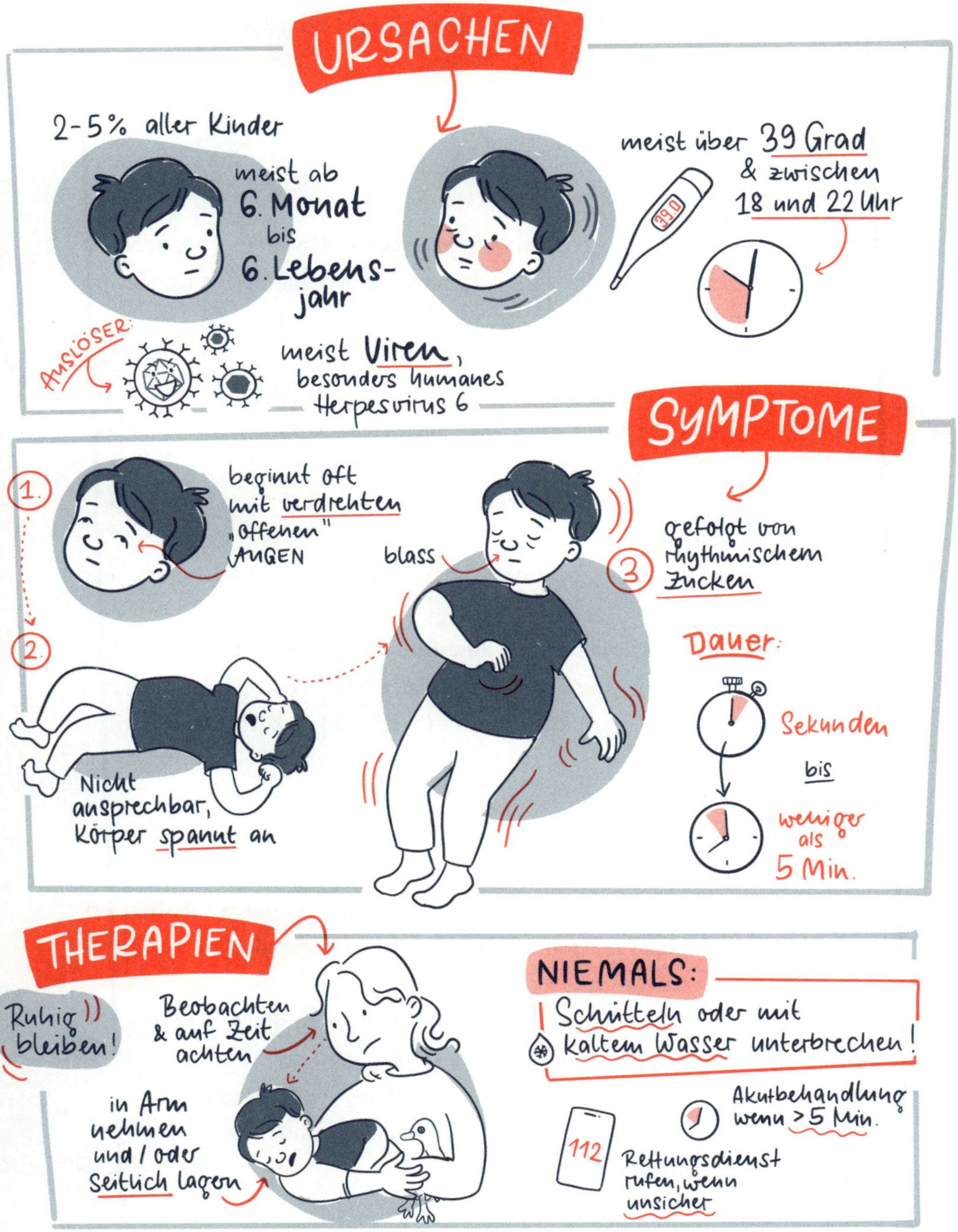

Wenn Kinder beim Kranksein fiebern, ist eine der Hauptängste junger Eltern, dass ihr Kind einen Fieberkrampf bekommen könnte. Für uns Mediziner:innen ist ein Fieberkrampf jedoch gar nicht so besorgniserregend, wir werten ihn eher als eine sehr starke Fieberreaktion, die wir von neurologischen Krampfanfällen unterscheiden.

Ursachen

- Fieberkrämpfe treten bei **2 bis 5 Prozent aller Kinder** auf, vor allem ab dem 6. Lebensmonat bis zum 6. Lebensjahr. Am häufigsten sind sie im 2. Lebensjahr, Jungen sind öfter betroffen als Mädchen.
- 75 Prozent der Kinder mit Fieberkrampf haben Fieber über 39 Grad, meist treten Fieberkrämpfe zwischen 18 und 22 Uhr auf.
- Zwei Drittel der Kinder haben nur einen Fieberkrampf in ihrem Leben, bei einem Drittel treten weitere Fieberkrämpfe auf.
- **Häufigste Auslöser sind Viren**, vor allem das humane Herpesvirus 6 (beim Drei-Tage-Fieber).
- Fieberkrämpfe nach Impfungen sind mit 4 von 100 000 Kindern sehr selten.
- Ein Drittel der Kinder haben eine **familiäre Vorbelastung** (20 Prozent Risiko, wenn ein älteres Geschwister bereits Fieberkrämpfe hatte, 33 Prozent Risiko, wenn die Eltern in der Kindheit betroffen waren).

Symptome

- Zu einem Fieberkrampf kommt es zumeist während einer **Auffieberphase**, wenn das Fieber am Steigen ist, jedoch nicht ab einer bestimmten Fiebertemperatur.
- Oft beginnt dieser Krampf mit einem **Verdrehen der offenen Augen**. Die Kinder sind nicht ansprechbar und der Körper spannt sich im Ganzen an (»**tonische Phase**«), oft gefolgt von einem rhythmischen Zucken der Arme und Beine (»**klonische Phase**«).

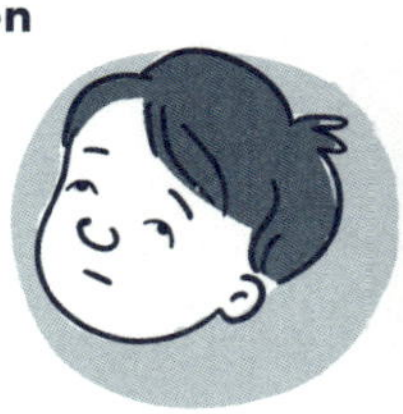

- Die Kinder sind dabei blass, selten tritt eine Blaufärbung im Bereich der Lippen (Zyanose) auf, weil die Atmung unregelmäßig wird.
- Manchmal sehen die Eltern auch einen gänzlichen Verlust der Körperspannung (Schlaffheit des gesamten Körpers: »**atonische Phase**«).
- Der überwiegende Teil dieser einfachen Fieberkrämpfe dauert sehr kurz (**Sekunden bis weniger als fünf Minuten**) und hört von alleine wieder auf.
- In seltenen Fällen dauert ein Fieberkrampf auch länger, manchmal bis zu fünfzehn Minuten. Mediziner:innen sprechen dann von einem **komplizierten Fieberkrampf**, auch wenn Fieberkrämpfe wiederholt bei den nächsten Erkrankungen auftreten. In diesen Fällen muss der Fieberkrampf durch Medikamente gestoppt werden.

Therapien

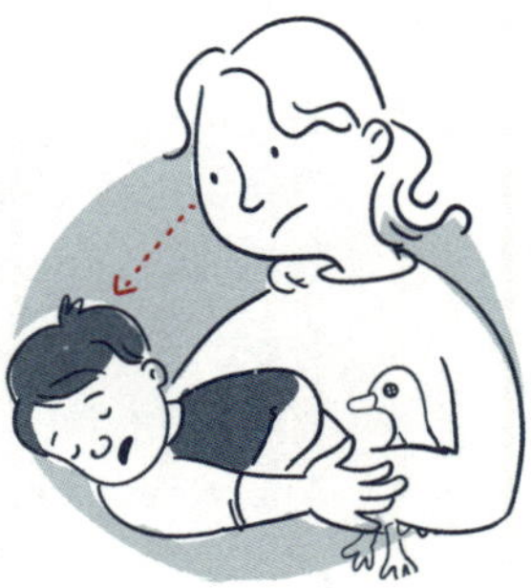

- **Bitte bleibe ruhig** und beobachte dein Kind, nimm es in den Arm und sprich ruhig auf es ein. Achte darauf, dass es sich nicht verletzt. Lagere dein Kind auf die Seite, damit Wasser oder Erbrochenes aus dem Mund fließen können.
- **Niemals solltest du dein Kind schütteln** und auch niemals versuchen, den Krampfanfall mit kaltem Wasser zu unterbrechen.
- Beobachte den Anfall (Wie beginnt er? Ist er symmetrisch oder einseitig?) und achte auf die Zeit.
- Du kannst den **Rettungsdienst 112** rufen oder nach einem ersten Fieberkrampf in eine Kinderklinik fahren. Das ist völlig in Ordnung und hilft dir zur Beruhigung. Du kannst bei einem einfachen Fieberkrampf aber auch in deiner Kinder- und Jugendarztpraxis um Rat fragen, z. B. am nächsten Tag.
- Beim ersten Fieberkrampf ist eine **stationäre Beobachtung in der Regel nicht nötig**, Ausnahmen sind kleine Säuglinge oder sehr besorgte Eltern.

- Eine **Blutuntersuchung** ist nicht erforderlich, wenn die Fieberursache klar ist. Eine Lumbalpunktion (Nervenwasserpunktion) kann notwendig sein bei Säuglingen, lange dauerndem Fieberkrampf (auch beim ersten Fieberkrampf), ungenügend geimpften oder antibiotisch vorbehandelten Kindern. Ein EEG oder MRT werden beim einfachen Fieberkrampf nicht empfohlen.
- **Fiebersenkung** verhindert nicht das Auftreten von Fieberkrämpfen.
- Eine **Akutbehandlung** wird nur bei langdauerndem Krampf (> 5 Minuten) empfohlen: Gabe von Diazepam rektal, Dosierung je nach Körpergewicht (5mg < 15 kg, 10mg > 15 kg).

Bitte beachte

- Wir werten einen Fieberkrampf als starke Fieberreaktion, ein Fieberkrampf zeigt keine Epilepsie an. Wiederholte Fieberkrämpfe können aber ein Hinweis auf ein zugrundeliegendes Krampfleiden sein, es wird dann ein EEG durchgeführt (eine Messung der Hirnströme).
- Alle Empfehlungen zur Senkung des Fiebers ab 38,5 Grad sind seit Jahren überholt. Eine frühe Senkung des Fiebers führt eher zu häufigerem Auffiebern und damit evtl. zu einem Krampftrigger. Eltern sind dann oft verunsichert, weil »sie doch alles getan haben«, und das Kind trotzdem krampft.
- Keine Sorge: Den meisten Kindern geht es nach einem ersten Fieberkrampf trotzdem gut. Sie brauchen viel Zuspruch und Beruhigung, deshalb ist die elterliche Begleitung das Allerwichtigste. Eine weitere Abklärung und Besprechung kann in aller Ruhe auch später in der Kinder- und Jugendarztpraxis stattfinden.

Pseudokrupp

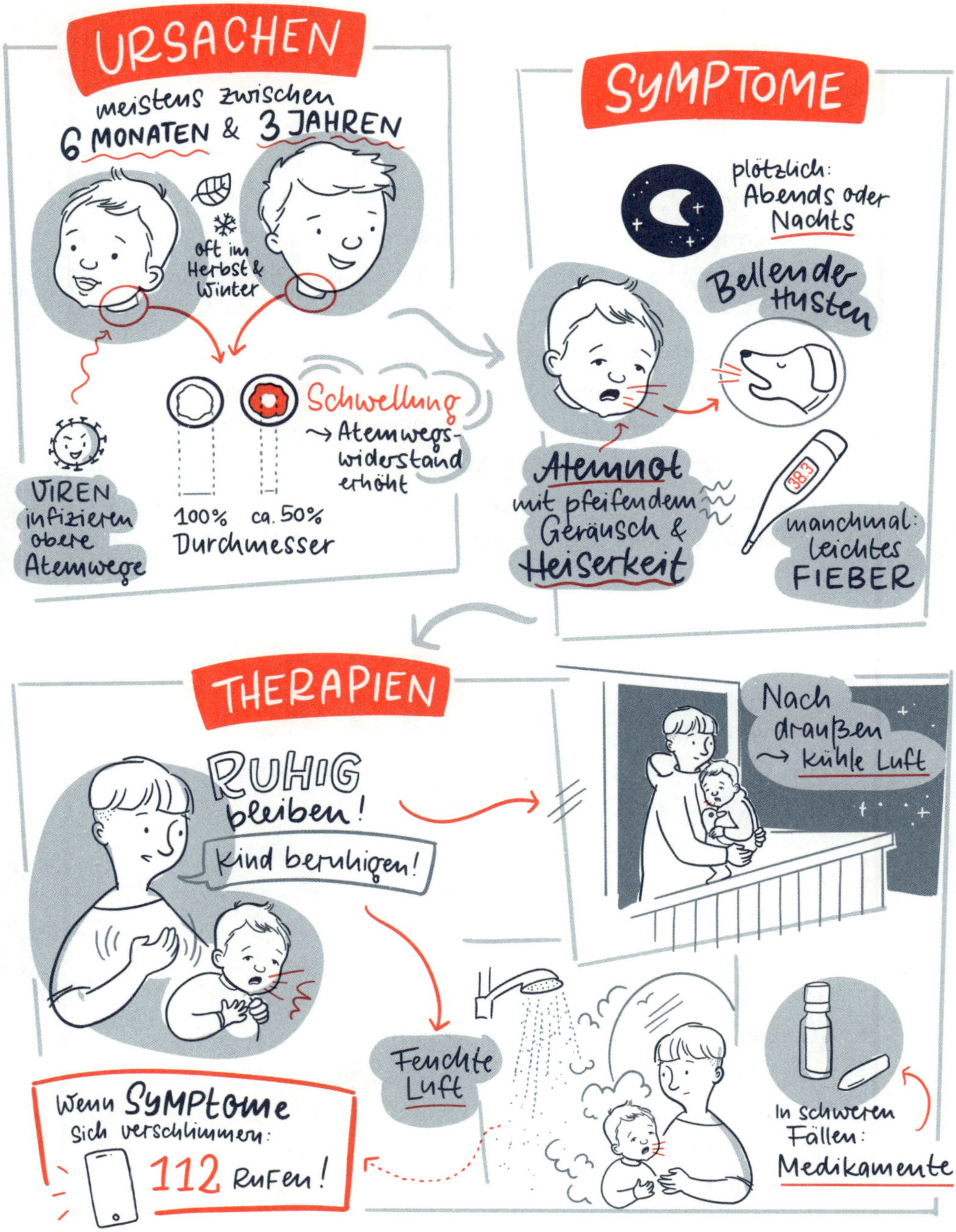
URSACHEN
meistens zwischen
6 MONATEN & 3 JAHREN
oft im Herbst & Winter
Schwellung
→ Atemwegswiderstand erhöht
VIREN infizieren obere Atemwege
100% ca. 50%
Durchmesser
SYMPTOME
plötzlich: Abends oder Nachts
Bellender Husten
38,3
Atemnot
mit pfeifendem Geräusch & Heiserkeit
manchmal: leichtes FIEBER
THERAPIEN
RUHIG bleiben!
Kind beruhigen!
Nach draußen → kühle Luft
Feuchte Luft
In schweren Fällen: Medikamente
Wenn Symptome sich verschlimmern:
112 rufen!

Der Pseudokrupp (als Krupphusten bezeichnete man früher die Diphtherie) ist für viele Eltern ein Ereignis, von dem sie schon viel gehört haben, weil es recht häufig bei Kleinkindern auftritt. Der Husten klingt sehr beängstigend und ganz anders als der Husten, den ihr bis dahin von Kindern gehört habt.

Ursachen

- Pseudokrupp wird in der Regel durch **Viren** verursacht, die die oberen Atemwege infizieren. Meistens handelt es sich um das Parainfluenza-Virus, aber im Grunde können alle Viren die Symptomatik auslösen.
- Die **Laryngotracheitis**, wie die Mediziner:innen den Pseudokrupp nennen, ist eine entzündliche Erkrankung der oberen Atemwege, vor allem des Kehlkopfes und der darunterliegenden Stimmbänder. Sie betrifft vor allem Kleinkinder im Alter von sechs Monaten bis drei Jahren, kann aber auch noch bei Schulkindern auftreten. Sie ist häufiger in den kalten Monaten, typischerweise im Herbst und Winter.

Symptome

- **Bellender Husten**: Das auffälligste Symptom von Pseudokrupp ist ein rauer Husten, der oft wie das Bellen eines Hundes klingt. Dieser Husten kann sehr beängstigend sein, sowohl für das Kind als auch für die Eltern.
- **Nachts**: Typisch ist der Pseudokrupp in den späten Abendstunden, er entwickelt sich oft plötzlich aus völliger Gesundheit am vorhergehenden Tag.

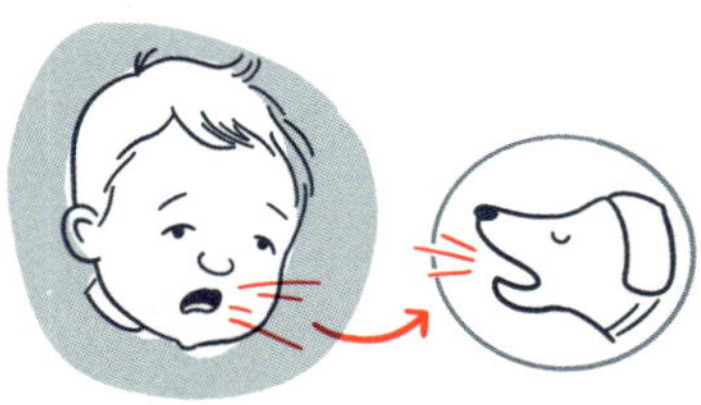

- **Atemnot**: Das Kind kann Schwierigkeiten beim Atmen haben und nach Luft schnappen. Dies kann zu einem pfeifenden Geräusch führen, wenn es versucht, Luft durch die verengten Atemwege zu ziehen. Ältere Kinder haben ein **Kloßgefühl** im Hals.

- **Heiserkeit**: Die Stimme des Kindes kann heiser klingen, und es kann Schwierigkeiten haben, zu sprechen oder zu weinen.
- **Fieber**: Ein leichter Anstieg der Körpertemperatur ist möglich, jedoch nicht immer vorhanden.

Therapien

- **Bleib ruhig**: Obwohl die Symptome beängstigend sein können, ist es wichtig, ruhig zu bleiben, um das Kind nicht weiter zu verängstigen.
- Versuche, dein Kind zu **beruhigen**: Wenn dein Kind ängstlich ist, kann dies zu einer Verschlimmerung der Symptome führen. Beruhige es sanft und spreche leise mit ihm.
- **Kühle Luft**: Sehr oft hilft es, mit deinem Kind nach draußen zu gehen, um die **frische Nachtluft** einzuatmen. Die kalte Luft reduziert die Schwellung in den Atemwegen.
- **Feuchte Luft**: Du kannst mit deinem Kind im Badezimmer die Dusche mit nicht heißem (!) Wasser laufen lassen, damit es die feuchte Luft einatmen kann. Dies kann die Atemwege öffnen und den Husten lindern.

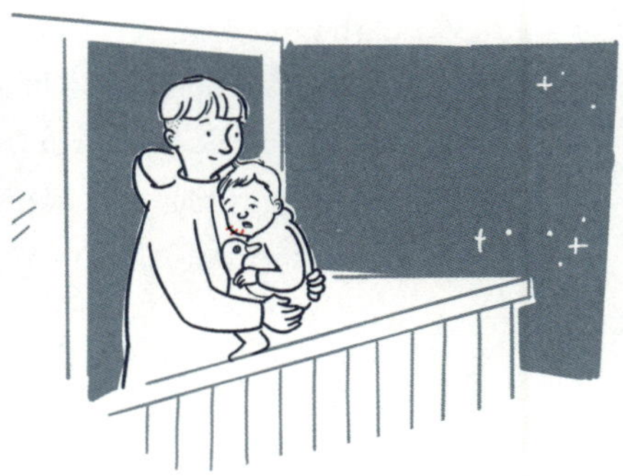

- Medikamente: In schwereren Fällen kann deine Kinderärztin Medikamente verschreiben, die die Schwellung der Atemwege reduzieren und die Atmung erleichtern. Dabei handelt es sich meist um **Cortison in Zäpfchen oder Saftform**, die du am folgenden Abend geben kannst, um auf eine neue Episode zu reagieren.
- Suche eine Arztpraxis oder die Notfallambulanz eines Krankenhauses auf, wenn dein Kind **bläuliche Lippen oder bläuliche Haut** hat, oder die Atemnot so schwer ist, dass dein Kind Schwierigkeiten hat zu sprechen oder zu trinken. Auch, wenn dein Kind apathisch wird und das Bewusstsein verliert.

- Zögere nicht, den **Rettungsdienst 112** zu rufen, insbesondere wenn die Symptome trotz der oben genannten Maßnahmen nicht besser werden oder sich verschlimmern.
- Kinder unter einem Jahr sollten immer einem Arzt vorgestellt werden.
- Meist sind die Symptome in der ersten Nacht am schlimmsten, länger als zwei oder drei Tage hört man den Husten nicht.
- Wie bei vielen Atemwegserkrankungen verschlimmert sich auch der Pseudokrupp beim Einatmen von Zigarettenrauch, trockener und zu warmer Heizungs- oder Kaminluft.

Bitte beachte

- Bewahre Ruhe bei einem Pseudokrupp, das beruhigt auch dein Kind.
- Gehe mit dem Kind für eine halbe Stunde auf den Balkon oder Garten in die frische Nachtluft, das wirkt Wunder.
- Wird der Pseudokrupp-Husten nicht besser und dein Kind bleibt unruhig und kann nicht schlafen, zögere nicht, in eine Kindernotfall-Ambulanz zu fahren.

Anhang

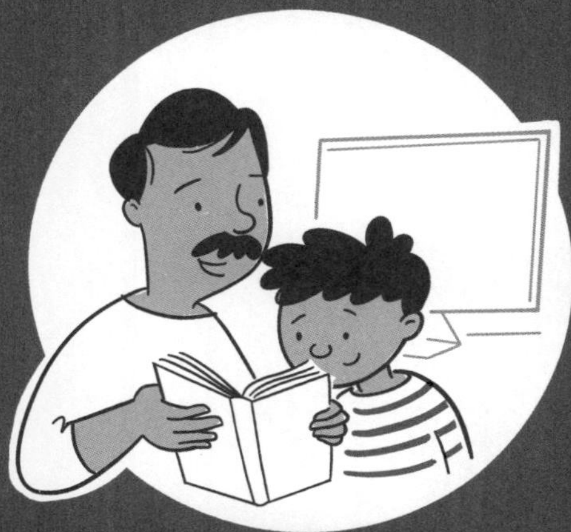

Buchempfehlungen

Babor, Dr. med. Florian/Naomi, Dr. med. Nibras: *High Five – Die fünf Säulen einer gesunden und glücklichen Kindheit,* München: dtv 2023 (als Taschenbuch: Kompass Kindermedizin – Alles, was Eltern wissen müssen, München: dtv 2024)

Cammarata, Patricia: *Dreißig Minuten, dann ist aber Schluss! Mit Kindern tiefenentspannt durch den Mediendschungel,* Köln: Eichborn 2020

Fegeler, Ulrich/Jäger-Roman, Elke/Rodens, Klaus: *Praxishandbuch der pädiatrischen Grundversorgung,* München: Elsevier 2017

Hauch, Dr. med. Michael: *Kindheit ist keine Krankheit. Wie wir unsere Kinder mit Tests und Therapien zu Patienten machen,* Frankfurt am Main: Fischer 2015

Imlau, Nora: *Meine Grenze ist dein Halt. Kindern liebevoll Stopp sagen,* Weinheim: Beltz 2022

Kinderdok, Dr.: *Babyrotz & Elternschiss.* Aus der Sprechstunde eines Kinderarztes, Köln: Eichborn 2013

Klün, Dr. med. Nikola: *Ist das normal? Fragen zur Gesundheit und Entwicklung von Babys & Kleinkindern,* München: südwest 2023

Meier, Larissa: *Erste Hilfe für dein Kind,* Weinheim: Beltz 2023

Mierau, Susanne: *Auf Augenhöhe durch die Kleinkindzeit – 60 Praxiskarten für den Elternalltag,* Weinheim: Beltz 2023

Rausch, Till/Sannwaldt, Dr. med. Benedict-Douglas: *Verknackst, verschluckt, verbrannt. Wie ihr euren Kids zu Hause helft und wann ihr in die Klinik solltet,* Hamburg: Leben & erziehen 2022

Renz-Polster, Dr. med. Herbert/Menche, Dr. med. Nicole/Schäffler, Dr. med. Arne: *Gesundheit für Kinder. Kinderkrankheiten verhüten, erkennen, behandeln,* München: Kösel 2004

Rieth, Dr. med. Katharina: *Fit für den Kindernotfall. Von Fieber bis Reanimation,* Heidelberg: medhochzwei 2022

Roßa, Nadine: *Sketchnotes. Die große Symbol-Bibliothek.* Bände 1+2. Stuttgart: frechverlag 2020/2022

Vogt, Johannes/Horstschäfer, Felicitas: *Aua! Ein Buch über den Körper, Verletzungen und Gesundwerden,* Weinheim: Beltz & Gelberg 2022

Links im Netz

Kindergesundheit im Alltag

Kindergesundheit-info. Ihr Portal zur Kindergesundheit. Bundeszentrale für gesundheitliche Aufklärung: www.kindergesundheit-info.de

Kinder schützen – Unfälle verhüten, Broschüre zum Download, Bundeszentrale für gesundheitliche Aufklärung: https://shop.bzga.de/pdf/11050000.pdf

Paulinchen – Initiative für brandverletzte Kinder e. V.: www.paulinchen.de

Mein Kind hat Fieber, Broschüre zum Download der DGKJ: www.dgkj.de/fileadmin/user_upload/images/Elternseite/Elterninformationen/DGKJ_Fieber_18.pdf

Fieber-App, Universität Witten/Herdecke: www.feverapp.de/fieber/empfehlungen-bei-fieber

Kinderernährung. Gesunde Ernährung von Anfang an, Universitätsklinikum der Ruhr-Universität Bochum: www.klinikum-bochum.de/fachbereiche/kinder-und-jugendmedizin/forschungsdepartment-kinderernaehrung.html

Säuglinge

Früherkennung und Vorsorge für Ihr Kind. Gesundheitsuntersuchungen für Kinder von 0–6 Jahren, Broschüre zum Download (verschiedene Sprachen), Bundeszentrale für gesundheitliche Aufklärung: https://shop.bzga.de/pdf/11120800-22022023_1700.pdf

Checklisten rund um die Geburt (Vor der Geburt und nach der Geburt), Familienportal.de, Bundesministerium für Familie, Senioren, Frauen und Jugend: https://familienportal.de/familienportal/lebenslagen/schwangerschaft-geburt/checklisten

Prävention des Plötzlichen Säuglingstodes, AWMF-online Leitlinie 2023: register.awmf.org/assets/guidelines/063-002l_S1_Praevention-des-Ploetzlichen-Sauuglingstods_2022-12_01.pdf

Die optimale Schlafumgebung für Ihr Baby, GEPS Gemeinsame Elterninitiative Plötzlicher Säuglingstod e. V.: www.geps.de//wp-content/uploads/DieOptimaleSchlafumgebungFuerIhrBaby_Broschuere.pdf

Impfungen für Kinder – Schutz vor Infektionskrankheiten. Broschüre zum Download. Impfinfo.de: https://shop.bzga.de/pdf/11128027.pdf

Impfkalender Deutschland, empfohlene Standardimpfungen für Säuglinge, Kinder, Jugendliche und Erwachsene: Robert-Koch-Institut, 1/2024, wird regelmäßig aktualisiert: www.rki.de/DE/Content/Kommissionen/STIKO/Empfehlungen/Aktuelles/Impfkalender.pdf

Impfkalender Österreich: www.sozialministerium.at/dam/jcr:41b79244-8501-4710-8837-e4cfa56878de/240514_Impfplan-Tabelle-2024_2-Version_A3_pdfUA.pdf

Impfkalender Schweiz: www.bag.admin.ch/dam/bag/de/dokumente/mt/i-und-b/richtlinien-empfehlungen/neue-empfehlungen/schweizerischer-impfplan.pdf.download.pdf/schweizerischer-impfplan-de.pdf

Ist mein Kind ein Schreibaby? Info-Broschüre der DGKJ: www.dgkj.de/fileadmin/user_upload/images/Elternseite/Elterninformationen/DGKJ_SCHREIBABY_19.pdf

Tutorials zum Binden eines Babytragetuches: www.didymos.de/anleitungen/tutorials-babytragetuch/

Hodenhochstand »Maldeszensus testis« AWMF-Leitlinie, Stand 8/2016 (wird derzeit überarbeitet): https://register.awmf.org/assets/guidelines/006-022l_S2k_Hodenhochstand_Maldescensus-testis_2018-08-abgelaufen.pdf

Kinder

Familienergotherapie, Dr. Rupert Dernick: https://familienergo.de

Sprachentwicklung, Deutscher Bundesverband für Logopädie e. V.: www.dbl-ev.de/kinder-und-jugendliche/sprachentwicklung

Tipps zur Stifthaltung: https://haus-der-schulfaehigkeit.de/wp-content/uploads/2023/04/Impuls-Artikel-Stifthaltung-foerdern.pdf

Gesunde Zähne für mein Kind, Info-Broschüre der DGKJ: www.dgkj.de/fileadmin/user_upload/images/Elternseite/Elterninformationen/DGKJ_GesundeZähne_22.pdf

Kariesprävention im Säuglings- und frühen Kindesalter, Handlungsempfehlungen des bundesweiten Netzwerks Gesund ins Leben: Monatsschrift Kinderheilkunde 2021 (169): www.gesund-ins-leben.de/fileadmin/resources/files/PDFs/0250_2407_web.pdf

Das Sehen von Kindern und Jugendlichen, Kuratorium Gutes Sehen e. V.: www.sehen.de/sehen/kind-und-sehen

Junge Augen schützen, Augeninfo.de, Berufsverband der Augenärzte Deutschlands e. V.: www.augeninfo.de/offen/index.php?thema=104

Chronische Verstopfung und Stuhlinkontinenz bei Kindern, Knopf im Bauch e. V.: https://knopf-im-bauch.com

»Durchblickt!«, Programm zur Schulung der Medienkompetenz von Lehrkräften und Eltern, von der BARMER Ersatzkasse: www.durchblickt.de

»Schau hin!«, Medienprojekt des Bundesministeriums für Familie, Senioren, Frauen und Jugend: (www.schau-hin.info.de) und Infos unter www.bmfsfj.de/bmfsfj/themen/kinder-und-jugend/medienkompetenz/medienkompetenz-staerken-75350

Pädiatrische Empfehlungen für Eltern zum achtsamen Bildschirmmediengebrauch: www.kinderaerzte-im-netz.de/fileadmin/pdf/Empfehlungen_zum_Bildschirmmediengebrauch/alt/Flyer-Bildschirmmedien_27_02_2018.pdf

Jugendliche

Funktionelle (nicht-organische) Obstipation und Stuhlinkontinenz im Kindes- und Jugendalter, AWMF-Leitlinie https://register.awmf.org/assets/guidelines/069-019l_S2k_Funktionelle-nicht-organische-Obstipation-Stuhlinkontinenz-im-Kindes-und-Jugendalter_2022-04.pdf

Meine Bauchstelle, Funktionelle Bauchschmerzen, Deutsches Kinderschmerzzentrum Datteln: https://meine-bauchstelle.com

Das ADHS-Infoportal, Prof. Dr. Manfred Döpfner, Universitätsklinikum Köln: www.adhs.info

»Achte auf deine Nüsse« – Broschüre für Jungen zur Selbstuntersuchung auf Hodenerkrankungen: www.kinderaerzte-im-netz.de/fileadmin/pdf/bvkj/achte-auf-deine-nuesse.pdf

»sex'n'tipps« – Broschüren-Reihe der Bundeszentrale für gesundheitliche Aufklärung zur Sexualentwicklung und -aufklärung: https://shop.bzga.de/sex-39-n-39-tipps-broschueren-gruppe-379/

Phimose und Paraphimose bei Kindern und Jugendlichen, AWMF Leitlinie, Deutsche Gesellschaft für Kinderchirurgie (Hrsg.): https://register.awmf.org/assets/guidelines/006-052l_S2k_Phimose-Paraphimose-Kinder-Jugendliche_2022-03_02.pdf

»Mann oh Mann!« Das geht unter die Gürtellinie! Informationen für Jungen und ihre Eltern, um die Intaktheit des Penis zu bewahren und Krankheiten vorzubeugen. Berufsverband der Kinder- und Jugendärzte: www.kinderaerzte-im-netz.de/fileadmin/pdf/kin/oh-mann.pdf

Spezielle Krankheiten

Antibiotische Therapie in der ambulanten Pädiatrie 2024, Deutsche Gesellschaft für Pädiatrische Infektiologie, Berufsverband der Kinder- und Jugendärzt:innen, Projekt Antibiotische Therapie in Bielefeld: https://dgpi.de/empfehlungen-zur-antibiotischen-standardtherapie-haeufiger-infektionskrankheiten-in-der-paediatrischen-praxis/

Kopfläuse, Robert-Koch-Institut: https://www.rki.de/DE/Content/Infekt/EpidBull/Merkblaetter/Ratgeber_Kopflausbefall.html

Kopfläuse, Kindergesundheit-info.de: https://www.kindergesundheit-info.de/themen/krankes-kind/kopflaeuse/diagnose-kopflaeuse/

Fieberkrämpfe im Kindesalter, AWMF-Leitlinie: https://register.awmf.org/de/leitlinien/detail/022-005

Mein Kind hatte einen Fieberkrampf, Broschüre der DGKJ: https://www.dgkj.de/fileadmin/user_upload/images/Elternseite/Elterninformationen/DGKJ_Fieberkrampf_18.pdf (abgerufen 24.8.2024)

Wichtige Anlaufstellen

Wichtige Telefonnummern und Adressen für Notfälle und (medizinische) Beratung

Notrufzentrale für lebensbedrohliche Notfälle	112
Eure Kinder- und Jugendarztpraxis	
Nächste Notfallambulanz für Kinder und Jugendliche	
Patientenservice – Notfallnummer der Kassenärztlichen Vereinigung	bundesweit 116 117
Apotheken-Notruf (mit der aktuellen Dienstapotheke in deiner Nähe)	0800 00 22833 (vom Handy 22833)
Giftnotzentralen	
Berlin/Brandenburg	030 192 40 giftnotruf@charite.de
Nordrhein-Westfalen	0228 192 40 gizbn@ukbonn.de
M.-Vorpommern/Sachsen/Sachsen-Anhalt/Thüringen	0361 730 730 ggiz@ggiz-erfurt.de
Baden-Württemberg	0761 192 40 Giftinfo@uniklinik-freiburg.de
Bremen/Hamburg/Niedersachsen/ Schleswig-Holstein	0551 192 40 Giznord@giz-nord.de
Hessen/Rheinland-Pfalz/Saarland	06131 192 40 mail@giftinfo.uni-mainz.de
Bayern	089 192 40 tox@mri.tum.de
Österreich/Wien	+43 140 64343 Viz@goeg.at
Schweiz/Zürich	+41 44 251 51 51 Info@toxinfo.ch
Nummer gegen Kummer: Elterntelefon Für Eltern und andere Erwachsene, die sich um Kinder sorgen (Montag bis Freitag: 9 bis 17 Uhr Dienstag und Donnerstag: 9 bis 19 Uhr)	0800 111 0 550

Nummer gegen Kummer: Kinder- und Jugendtelefon Das Kinder- und Jugendtelefon der Nummer gegen Kummer ist anonym und kostenlos vom Handy und Festnetz erreichbar (Mo bis Sa von 14 bis 20 Uhr).	116 111
Hotline für vermisste Kinder An den Verein können sich Menschen wenden, die ein Kind vermissen. Die Initiative unterstützt bei der Suche und leitet Meldungen ggf. auch an die Polizei weiter.	116 000
Hilfe-Portal und Hilfe-Telefon Sexueller Missbrauch bundesweite, kostenfreie und anonyme Anlaufstelle für Jugendliche und Erwachsene, die Entlastung, Beratung und Unterstützung suchen, die sich um ein Kind sorgen, die einen Verdacht oder ein »komisches Gefühl« haben, die unsicher sind und Fragen zum Thema stellen möchten.	0800 22 55 530
Hilfetelefon Gewalt gegen Frauen	116 016
Hilfetelefon Schwangere in Not	0800 40 40 020
Telefonseelsorge der Kirchen	0800 111 0 111 und 0800 111 0 222
Sorgentelefon Oskar vom Bundesverband Kinderhospiz Unterstützungsangebot für Familien und Betroffene, wenn es um die Diagnose einer unheilbaren Krankheit bei einem Kind geht, die Begleitung im akuten Sterbeprozess oder die Trauerbewältigung nach dem Tod eines Kindes.	0800 8888 4711
Medizinische Kinderschutzhotline für medizinisches Fachpersonal, Angehörige der Kinder- und Jugendhilfe und Familiengerichte bei Verdachtsfällen von Kindesmisshandlung, Vernachlässigung und sexuellem Kindesmissbrauch.	0800 19 210 00
Netzwerk sexualisierte Gewalt Bundesweites Netzwerk »Aus unserer Sicht« von Betroffenen für Betroffene von sexualisierter Gewalt in Kindheit und Jugend.	https://aus-unserer-sicht.de